Manual de Condutas em Cardio-oncologia

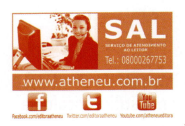

Manual de Condutas em Cardio-oncologia

EDITORES

Ludhmila Abrahão Hajjar

Doutora em Ciências pela Universidade de São Paulo (USP). Livre-docente da USP. Professora Associada da disciplina de Cardiologia do Departamento de Cardiopneumologia da Faculdade de Medicina da Universidade de São Paulo (FMUSP). Diretora do Corpo Clínico do Instituto do Coração (InCor) do Hospital das Clínicas da Faculdade de Medicina da Universidade de São Paulo (HCFMUSP). Coordenadora da Unidade de Terapia Intensiva Cirúrgica do InCor do HCFMUSP. Coordenadora da Unidade de Terapia Intensiva Geral do Instituto do Câncer da FMUSP. Coordenadora da Unidade de Terapia Intensiva Cardiológica e de Insuficiência Cardíaca do Hospital Sírio-Libanês. Diretora do Serviço de Cardio-oncologia do Instituto do Câncer de São Paulo (ICESP) do HCFMUSP.

Roberto Kalil Filho

Doutor em Ciências pela Universidade de São Paulo (USP). Livre-docente da USP. Pós-doutor pela Johns Hopkins University. Professor Titular no Departamento de Cardiopneumologia da Faculdade de Medicina da Universidade de São Paulo (FMUSP). Presidente do Conselho Diretor e Membro da Comissão Complementar do Programa de Pós-graduação. Diretor Geral do Centro de Cardiologia do Hospital Sírio-Libanês.

Paulo Marcelo Gehm Hoff

Doutor em Ciências pela Universidade de São Paulo (USP). Livre-docente da USP. Pós-doutor pela University of Texas Medical School at Houston. Professor Titular de Oncologia da Faculdade de Medicina da Universidade de São Paulo (FMUSP). Diretor Geral do Instituto do Câncer do Estado de São Paulo (ICESP) do Hospital das Clínicas da Faculdade de Medicina da Universidade de São Paulo (HCFMUSP). Presidente de Comitê Executivo do ICESP. Vice-presidente do Conselho Diretor do ICESP. Membro do Conselho Diretor da American Society of Clinical Oncology. Presidente da comissão científica da Agência Nacional de Vigilância Sanitária (Anvisa). Membro Titular da Academia Nacional de Medicina.

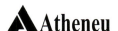

EDITORA ATHENEU

São Paulo	—	Rua Jesuíno Pascoal, 30 Tel.: (11) 2858-8750 Fax: (11) 2858-8766 E-mail: atheneu@atheneu.com.br
Rio de Janeiro	—	Rua Bambina, 74 Tel.: (21) 3094-1295 Fax.: (21) 3094-1284 E-mail: atheneu@atheneu.com.br
Belo Horizonte	—	Rua Domingos Vieira, 319 – conj. 1.104

PRODUÇÃO EDITORIAL: Carol Vieira

CAPA: Equipe Atheneu

CIP-BRASIL. CATALOGAÇÃO NA PUBLICAÇÃO
SINDICATO NACIONAL DOS EDITORES DE LIVROS, RJ

M251

Manual de condutas em cardio-oncologia / editores Ludhmila Abrahão Hajjar, Roberto Kalil Filho, Paulo Gehm Marcelo Hoff. - 1. ed. - Rio de Janeiro : Atheneu, 2018.
   : il.

Inclui bibliografia
ISBN 978-85-388-0846-6

   1. Cardiologia - Oncologia. 2. Coração - Câncer - Manuais, guias etc. 3. Sistema cardiovascular - Câncer - Manuais, guias etc. I. Hajjar, Ludhmila Abrahão. II. Kalil Filho, Roberto. II. Hoff, Paulo Gehm Marcelo. III. Título.

17-45220	CDD: 616.1 CDU: 616.1

02/10/2017 04/10/2017

HAJJAR L.A., KALIL FILHO R., HOFF P.G.M.
Manual de Condutas em Cardio-oncologia

© *Direitos reservados à EDITORA ATHENEU – São Paulo, Rio de Janeiro, Belo Horizonte, 2018.*

Coeditores

Carolina Maria Pinto Domingues de Carvalho e Silva

Residência Médica em Cardiologia pela Faculdade Medicina de São José do Rio Preto (FAMERP). Especialista em Cardiologia pela Sociedade Brasileira de Cardiologia (SBC). Especialista em Pesquisa Clínica pela Harvard Medical School. Doutoranda em Cardiologia pela Faculdade de Medicina da Universidade de São Paulo (FMUSP). Supervisora do Programa de Especialização em Cardio-oncologia do Instituto do Coração/Instituto do Câncer da FMUSP. Médica Cardiologista do Instituto do Câncer do Estado de São Paulo (ICESP) do Hospital das Clínicas da Faculdade de Medicina da Universidade de São Paulo (HCFMUSP).

Cristina Salvadori Bittar

Residência Médica em Cardiologia pelo Instituto do Coração (InCor) do Hospital das Clínicas da Faculdade de Medicina da Universidade de São Paulo (HCFMUSP). Especialista em Cardiologia pela Sociedade Brasileira de Cardiologia (SBC). Especialista em Medicina Intensiva pela Associação de Medicina Intensiva Brasileira (AMIB). Doutoranda em Cardiologia pela Faculdade de Medicina da Universidade de São Paulo (FMUSP). Médica Cardiologista do Hospital Sírio-Libanês. Médica Cardiologista do Instituto do Câncer do Estado de São Paulo (ICESP) do HCFMUSP.

Giovanni Henrique Pinto

Residência Médica em Cardiologia pela Universidade Federal de São Paulo (Unifesp). Especialista em Cardio-oncologia pela Unifesp. Médico Cardiologista do Instituto do Câncer do Estado de São Paulo (ICESP) do Hospital das Clínicas da Faculdade de Medicina da Universidade de São Paulo (HCFMUSP).

Isabela Bispo Santos da Silva Costa

Residência Médica em Cardiologia pelo Instituto Dante Pazzanese de Cardiologia. Especialista em Cardiologia pela Sociedade Brasileira de Cardiologia (SBC). Especialista em Tomografia e Ressonância Magnética Cardíaca pelo Instituto Dante Pazzanese de Cardiologia. Médica Cardiologista do Instituto do Câncer do Estado de São Paulo (ICESP) do Hospital das Clínicas da Faculdade de Medicina da Universidade de São Paulo (HCFMUSP).

Marcio Sommer Bittencourt

Residência Médica em Cardiologia pelo Instituto do Coração (InCor) do Hospital das Clínicas da Faculdade de Medicina da Universidade de São Paulo (HCFMUSP). Mestre em Saúde Pública pela Harvard University. Doutor em Cardiologia pelo InCor do HCFMUSP. Pós-doutor em Pesquisa Cardiovascular pelo Brigham and Womens Hospital da Harvard University. Médico Cardiologista do Instituto do Câncer do Estado de São Paulo (ICESP) do HCFMUSP e do Hospital Universitário da USP.

Marília Harumi Higuchi dos Santos

Especialista em Cardiologia pelo Instituto do Coração (InCor) do Hospital das Clínicas da Faculdade de Medicina da Universidade de São Paulo (HCFMUSP). Doutora em Ciências Farmacêuticas (Fisiopatologia e Toxicologia) pela Universidade de São Paulo (USP). Especialista em Cardio-oncologia pela Vanderbilt University. Médica Cardiologista do Instituto do Câncer do Estado de São Paulo (ICESP) do HCFMUSP. Coordenadora do Serviço de Cardio-oncologia do Hospital Sírio-Libanês.

Silvia Moulin Ribeiro Fonseca

Especialista em Cardiologia pelo Instituto do Coração (InCor) do Hospital das Clínicas da Faculdade de Medicina da Universidade de São Paulo (HCFMUSP). Médica Cardiologista do Hospital Sírio-Libanês. Médica Cardiologista do Instituto do Câncer do Estado de São Paulo (ICESP) do HCFMUSP.

Colaboradores

Ana Cristina Dalarmelina Almança

Residência Médica em Clínica Médica no Hospital das Clínicas da Universidade de Mogi das Cruzes. Residência Médica em Cardiologia no Hospital Regional da Universidade do Vale do Sapucaí. Residente de Cardio-oncologia pelo Instituto do Coração (InCor) do Hospital das Clínicas da Faculdade de Medicina da Universidade de São Paulo (HCFMUSP).

Aline Sabrina Holanda Teixeira Moraes

Residência Médica em Clínica Médica pela Irmandade Santa Casa de Misericórdia de São Paulo (ISCMSP). Residência Médica em Cardiologia pelo Hospital Sírio-Libanês. Preceptora da Residência de Cardiologia do Hospital Sírio-Libanês. Residente em Cardio-oncologia pelo Instituto do Coração (InCor) do Hospital das Clínicas da Faculdade de Medicina da Universidade de São Paulo (HCFMUSP).

Ana Carolina Noronha Campos Berbel

Residência Médica em Clínica Médica pela Irmandade Santa Casa de Misericórdia de São Paulo (ISCMSP). Residência Médica em Cardiologia pelo Instituto do Coração (InCor) do Hospital das Clínicas da Faculdade de Medicina da Universidade de São Paulo (HCFMUSP). Especialista em Cardiologia pela Sociedade Brasileira de Cardiologia (SBC). Residente de Cardio-oncologia pelo InCor do HCFMUSP.

André Neder Ramires Abdo

Residência Médica em Hematologia pelo Hospital das Clínicas da Faculdade de Medicina da Universidade de São Paulo (HCFMUSP). Médico Assistente da disciplina de Hematologia do HCFMUSP. Médico Assistente do Ambulatório de Leucemia Mieloide Crônica do Instituto do Câncer do Estado de São Paulo (ICESP) do HCFMUSP.

Antônio Fernando Lins de Paiva

Médico Radiologista. Especialista em Radiologia Torácica e Cardiovascular pelo Hospital das Clínicas da Faculdade de Medicina da Universidade de São Paulo (HCFMUSP). Coordenador da Radiologia Cardíaca do Instituto do Câncer do Estado de São Paulo (ICESP) do HCFMUSP. Coordenador do Aperfeiçoamento em Radiologia do Instituto do Coração (InCor) do HCFMUSP.

Bruna Morhy Borges Leal Assunção

Médica Assistente do Setor de Ecocardiografia do Instituto do Câncer do Estado de São Paulo (ICESP) da FMUSP. Médica Assistente do Setor de Ecocardiografia do Hospital Sírio Libanês. Doutoranda em Cardiologia pela Universidade Federal de São Paulo (Unifesp).

Bruna Piovezani

Graduação em Educação Física pela Escola de Educação Física de Assis. Especialista em Atividade e Exercícios Físicos para Prevenção de Doenças. Promoção de Saúde pela Faculdade Israelita de Ciências da Saúde Albert Einstein.

Carlos Eduardo Negrão

Professor Titular do Departamento de Biodinâmica do Movimento do Corpo Humano da Escola de Educação Física e Esporte da Universidade de São Paulo (USP), com vínculo subsidiário ao Departamento de Cardiopneumologia da Faculdade de Medicina da Universidade de São Paulo (FMUSP). Doutor em Fisiologia do Exercício na University of Wisconsin. Pós-doutor pela University of California. Diretor da Unidade de Reabilitação Cardiovascular e Fisiologia do Exercício do Instituto do Coração (InCor) do Hospital das Clínicas da Faculdade de Medicina da Universidade de São Paulo (HCFMUSP).

Cecília Beatriz Bittencourt Viana Cruz

Especialista em Ecocardiografia pelo Instituto do Coração (InCor) do Hospital das Clínicas da Faculdade de Medicina da Universidade de São Paulo (HCFMUSP). Residência Médica em Cardiologia pelo InCor do HCFMUSP. Médica Assistente do Serviço de Ecocardiografia do InCor do HCFMUSP. Médica Ecocardiografista do Hospital Sírio-Libanês. Coordenadora do Serviço de Ecocardiografia do Instituto do Câncer do Estado de São Paulo (ICESP) do HCFMUSP.

Daniela Torres Carvalho

Médica Especialista em Cardiologia e Ecocardiografia pela Sociedade Brasileira de Cardiologia (SBC).

Dayenne Hianaê de Paula Souza

Especialista em Cardiologia pelo Instituto do Coração (InCor) do Hospital das Clínicas da Faculdade de Medicina da Universidade de São Paulo (HCFMUSP). Médica Assistente da Unidade de Terapia Intensiva Cirúrgica do InCor do HCFMUSP. Médica Assistente da Unidade de Terapia Intensiva Cardiológica do Hospital Sírio-Libanês.

Diogo Assed Bastos

Oncologista Clínico do Grupo de Tumores Genito-urinários do Instituto do Câncer do Estado de São Paulo-FMUSP e do Hospital Sírio-Libanês.

Fernanda Scussel

Residência Médica em Cardiologia pelo Hospital das Clínicas da Universidade Federal do Paraná (UFPR). *Fellow* de Insuficiência Cardíaca e Transplante Cardíaco pelo Instituto do Coração (InCor) do Hospital das Clínicas da Faculdade de Medicina da Universidade de São Paulo (HCFMUSP).

Filomena Regina Barbosa Gomes Galas

Livre-docente em Medicina na área de Anestesiologia pela Faculdade de Medicina da Universidade de São Paulo (FMUSP). Professora Associada da disciplina de Anestesiologia da FMUSP. Supervisora da Unidade de Terapia Intensiva Cirúrgica e do Serviço de Anestesiologia do Instituto do Coração (InCor) do Hospital das Clínicas da Faculdade de Medicina da Universidade de São Paulo (HCFMUSP). Supervisora do Programa de Complementação Especializada em Unidade de Terapia Intensiva Cirúrgica Cardíaca e Pediátrica do InCor do HCFMUSP. Orientadora do Programa de Pós-graduação em Anestesiologia da FMUSP. Anestesiologista do Hospital Sírio-Libanês.

Gisele Queiroz de Oliveira

Residência Médica em Nefrologia pelo Hospital das Clínicas da Faculdade de Medicina da Universidade de São Paulo (HCFMUSP). Especialista em Medicina Intensiva pela Associação de Medicina Intensiva Brasileira (AMIB). Médica Assistente da Unidade Terapia Intensiva do Instituto do Câncer do Estado de São Paulo (ICESP) do HCFMUSP.

Gustavo dos Santos Fernandes

Residência Médica em Hematologia pelo Hospital das Clínicas da Faculdade de Medicina da Universidade de São Paulo (HCFMUSP). Residência Médica em Oncologia Clínica pelo Hospital Sírio-Libanês. Diretor técnico do Centro de Oncologia do Hospital Sírio-Libanês – Unidade Brasília. Presidente da Sociedade Brasileira de Oncologia Clínica (SBOC), biênio 2015/2017.

José Lázaro de Andrade

Professor Livre-docente de Cardiologia da Universidade Federal de São Paulo (Unifesp). Diretor do Serviço de Ecocardiografia do Instituto de Radiologia do Hospital das Clínicas da Faculdade de Medicina da Universidade de São Paulo (HCFMUSP). Responsável pelo Laboratório de Ecocardiografia do Hospital Sírio-Libanês.

Juliano Pinheiro de Almeida

Médico Especialista em Anestesiologia e Terapia Intensiva. Doutor em Ciências pela Universidade de São Paulo (USP). Médico Assistente da Unidade Terapia Intensiva do Instituto do Câncer do Estado de São Paulo (ICESP) do Hospital das Clínicas da Faculdade de Medicina da Universidade de São Paulo (HCFMUSP).

Laura Testa

Oncologista do grupo de Mama do Instituto do Câncer do Estado de São Paulo (ICESP) do Hospital das Clínicas da Faculdade de Medicina da Universidade de São Paulo (HCFMUSP).

Márcia Rodrigues Sundin Dias

Médica Cardiologista e Intensivista da Unidade de Terapia Intensiva Cirúrgica do Instituto do Coração (InCor) do Hospital das Clínicas da Faculdade de Medicina da Universidade de São Paulo (HCFMUSP). Médica Cardiologista e Intensivista da Unidade de Terapia Intensiva Cardiológica e Unidade Avançada de Insuficiência Cardíaca do Hospital Sírio-Libanês.

Maria Alice Estrada Gaiane

Especialista em Cardiologia pelo Instituto do Coração (InCor) do Hospital das Clínicas da Faculdade de Medicina da Universidade de São Paulo (HCFMUSP). Médica Assistente da Unidade de Terapia Intensiva Cirúrgica do InCor do HCFMUSP. Médica Assistente da Unidade Avançada de Insuficiência Cardíaca do Hospital Sírio-Libanês.

Maria Carolina Feres de Almeida Soeiro

Especialista em Ecocardiografia pelo Instituto do Coração (InCor) do Hospital das Clínicas da Faculdade de Medicina da Universidade de São Paulo (HCFMUSP). Médica Assistente do Setor de Ecocardiografia do Instituto do Câncer do Estado de São Paulo (ICESP) do HCFMUSP. Médica Assistente do Setor de Ecocardiografia do InCor do HCFMUSP.

Mônica Avila Grinberg

Especialista em Cardiologia pela Sociedade Brasileira de Cardiologia (SBC). Especialista em Transplante Cardíaco pelo Instituto do Coração (InCor) do Hospital das Clínicas da Faculdade de Medicina da Universidade de São Paulo (HCFMUSP). Médica Cardiologista do Núcleo de Transplante Cardíaco do InCor do HCFMUSP. Médica Cardiologista da Equipe do Transplante Cardíaco do Hospital Sírio-Libanês.

Orlando Ferreira Dias Neto

Médico Hematologista do Hospital Brigadeiro. Médico Hematologista do Centro Paulista de Oncologia (CPO)/Oncoclínicas.

Rafael Alves Franco

Médico Assistente da Unidade de Terapia Intensiva do Instituto do Câncer do Estado de São Paulo (ICESP) do Hospital das Clínicas da Faculdade de Medicina da Universidade de São Paulo (HCFMUSP). Médico Assistente da Unidade de Terapia Intensiva Cardiológica do Hospital Sírio-Libanês. Médico Assistente da Unidade de Terapia Intensiva Cirúrgica do Instituto do Coração (INCOR) do HCFMUSP. Doutorando em Cardiologia pela FMUSP.

Rodrigo Batista Rocha

Residência Médica em Clínica Médica pelo Hospital Ipiranga. Residência Médica em Cardiologia pelo Hospital Albert Einstein. Residente de Cardio-oncologia pelo Instituto de Coração (InCor) do Hospital das Clínicas da Faculdade de Medicina da Universidade de São Paulo (HCFMUSP).

Roger Chammas

Livre-docente pela Universidade de São Paulo (USP). Doutor em Ciências Biológicas (Bioquímica) pela USP. Pós-doutor pela University of California System. Professor Titular de Oncologia Básica. Coordenador do Centro de Investigação Translacional em Oncologia, Unidade de Pesquisa Básica e Translacional do Instituto do Câncer do Estado de São Paulo (ICESP). Presidente do Conselho Diretor ICESP.

Stéphanie Itala Rizk

Residência Médica em Clínica Médica pela Santa Casa de Misericórdia de Vitória. Residência Médica em Cardiologia pelo Hospital Sírio-Libanês. *Fellow* do Projeto Coração Novo da Filantropia do Hospital Sírio-Libanês.

Suellen Rodrigues Rangel Siqueira

Residência Médica em Clínica Médica pelo Hospital Central da Polícia Militar do Rio de Janeiro. Residência Médica em Cardiologia pelo Instituto Nacional de Cardiologia. *Fellow* de Insuficiência Cardíaca e Transplante Cardíaco pelo Instituto de Coração (InCor) do Hospital das Clínicas da Faculdade de Medicina da Universidade de São Paulo (HCFMUSP).

Thamara Carvalho Morais

Residência Médica em Cardiologia pelo Instituto Dante Pazzanese de Cardiologia. Especialista em Cardiologia pela Sociedade Brasileira de Cardiologia (SBC). Especialista em Tomografia e Ressonância Cardíaca pelo Instituto de Coração (InCor) do Hospital das Clínicas da Faculdade de Medicina da Universidade de São Paulo (HCFMUSP). Doutoranda em Radiologia pelo Instituto de Radiologia (InRad) do HCFMUSP.

Veridiana Pires de Camargo

Especialista em Cancerologia Clínica pela Sociedade Brasileira de Cancerologia Clínica. Médica Assistente do Grupo de Sarcoma, Melanoma e Gliomas do Instituto do Câncer do Estado de São Paulo (ICESP) do Hospital das Clínicas da Faculdade de Medicina da Universidade de São Paulo (HCFMUSP). Oncologista do Hospital Sírio-Libanês.

Veridiana Schulz Casalechi

Médica Intensivista do Hospital Sírio-Libanês. Especialista em Cuidados Paliativos pelo Hospital Sírio-Libanês. Médica Preceptora da Residência Médica de Terapia Intensiva do Hospital Sírio-Libanês.

Dedicatória

Dedicamos esta obra aos nossos pacientes.
Eles são a nossa maior motivação.

Prefácio

O Instituto do Câncer do Estado de São Paulo (ICESP) do Hospital das Clínicas da Faculdade de Medicina da Universidade de São Paulo (HC/FMUSP), fundado em 2008, tem o objetivo de ser um centro de excelência no ensino, pesquisa e assistência em oncologia. Atualmente, o ICESP é reconhecido como o maior e mais importante centro de atendimento médico e hospitalar em oncologia da América Latina.

O Serviço de Cardio-oncologia do ICESP iniciou suas atividades em 2008, simultaneamente à inauguração do instituto. Sua missão é atender com eficiência as necessidades dos pacientes com câncer relacionadas à prevenção, diagnóstico e manejo das doenças cardiovasculares, promovendo saúde e qualidade de vida. O objetivo maior do cuidado cardiológico desses pacientes é permitir que o tratamento oncológico seja realizado em sua plenitude (e idealmente sem interrupções), respeitando as premissas de segurança cardiovascular.

Atualmente, o Serviço de Cardio-oncologia do ICESP realiza cerca de 400 atendimentos ambulatoriais por mês. Esses atendimentos são dedicados à prevenção e ao tratamento da cardiotoxicidade, bem como ao manejo dos eventos cardiovasculares durante o tratamento oncológico. São realizados, também, atendimentos de interconsultas para unidades de internação e Unidade de Terapia Intensiva. Todo esse fluxo de atendimentos conta com um moderno centro de diagnóstico em imagem cardiovascular.

Assim, surgiu a concepção do Centro de Cardio-oncologia, formado pelas seguintes instituições: ICESP, Instituto do Coração da Faculdade de Medicina da USP (InCor/FMUSP) e Hospital Sírio-Libanês. Esse centro surgiu da intensa colaboração e troca de experiências entre essas instituições, e resultou na produção da I Diretriz Brasileira de Cardio-oncologia, na realização do I e II Simpósios Internacionais de Cardio-oncologia, no desenvolvimento de linhas de pesquisa e teses na área, além do intenso intercâmbio acadêmico e assistencial.

Como consequência de todo este trabalho, em 2017, criamos o Programa de Especialização em Cardio-oncologia, oferecido pela comissão de ensino do InCor. O programa recebe estagiários de todo o país, tendo como princípio a formação de profissionais qualificados para disseminar o conhecimento da área, transformando a ciência em resultados positivos para a vida dos pacientes.

Após nove anos de atuação, decidimos produzir este manual, para reunir evidências, discutir condutas e difundir a experiência acumulada. O conteúdo do *Manual de Condutas em Cardio-oncologia* reflete o trabalho, o estudo, a dedicação e o intenso crescimento e troca com as demais especialidades ao longo desses anos. Esta obra tem como objetivo tornar mais prático, uniforme e eficiente o atendimento do paciente com câncer (ou sobrevivente) que apresente complicações cardiológicas, e tornou-se realidade graças à parceria entre oncologistas, hematologistas e demais colaboradores do instituto, além do apoio dos profissionais do InCor e do Hospital Sírio-Libanês.

O *Manual de Condutas em Cardio-oncologia* trata dos temas mais frequentes na prática diária dos profissionais envolvidos no atendimento dos pacientes com câncer. Buscamos apresentar esse conhecimento com base nas evidências atuais e na nossa experiência. Procuramos ainda expor o conteúdo de forma clara e objetiva, devidamente ilustrado por gráficos, figuras e desenhos didáticos, que tornam a leitura agradável e de fácil compreensão.

O manual foi dividido em três partes. A primeira, *Cardiotoxicidade: fisiopatologia, diagnóstico e manejo*, aborda as complicações cardiológicas causadas pelos tratamentos do câncer, dando enfoque especial em como conduzir o diagnóstico e a terapêutica. A segunda parte, *Envolvimento cardíaco por neoplasias e eventos cardiovasculares no paciente com câncer*, é voltada para as intercorrências cardiológicas do paciente com câncer que não estão relacionadas com o seu tratamento, mas que, por vezes, causam dificuldades e limitações. Nessa parte, é abordado também o comprometimento cardíaco pelas neoplasias, assunto pouco conhecido pelos não especialistas. *Métodos diagnósticos, protocolos de seguimento e novas fronteiras* é o nome da terceira parte, em que são abordados os métodos diagnósticos mais utilizados, com propostas de protocolos de seguimento baseados na literatura mais recente — assunto de vital importância para o manejo desses pacientes na prática clínica. Além disso, são discutidas as novas perspectivas dessa área e as estratégias de prevenção.

Esperamos poder contribuir com o desenvolvimento desse novo campo da Cardiologia, que está em clara ascensão e tem o grande desafio de amparar aqueles que sofrem com os efeitos cardíacos do tratamento do câncer.

Agradecemos a todos os envolvidos pelo trabalho e pela dedicação, e esperamos que esta obra seja útil na prática clínica dos leitores.

Os editores.

Sumário

Parte I Cardiotoxicidade: fisiopatologia, diagnóstico e manejo

1 Cardiotoxicidade: definições e principais manifestações, 1
Veridiana Schulz Casalechi
Ludhmila Abrahão Hajjar
Gustavo dos Santos Fernandes
Carolina Maria Pinto Domingues de Carvalho e Silva

2 Antraciclinas, 11
Isabela Bispo Santos da Silva Costa
Silvia Moulin Ribeiro Fonseca
Laura Testa

3 Terapias anti-HER2, 17
Marília Harumi Higuchi dos Santos
Ludhmila Abrahão Hajjar
Laura Testa

4 Inibidores de tirosina quinase, 25
Carolina Maria Pinto Domingues de Carvalho e Silva

5 Antimetabólitos, 41
Cristina Salvadori Bittar

6 Agentes alquilantes, 45
Isabela Bispo Santos da Silva Costa

7 Anticorpos monoclonais, 49
Marília Harumi Higuchi dos Santos

8 Taxanos, 55
Giovanni Henrique Pinto

9 Terapia endócrina no câncer de mama e próstata, 59
Marília Harumi Higuchi dos Santos
Diogo Assed Bastos

10 **Imunoterapia,** 65
Marília Harumi Higuchi dos Santos

11 **Terapias anti-BCR-ABL,** 71
Fernanda Scussel
Mônica Avila Grinberg
Ludhmila Abrahão Hajjar
Carolina Maria Pinto Domingues de Carvalho e Silva
Andre Neder Ramires Abdo

12 **Miscelânea,** 79
Giovanni Henrique Pinto
Carolina Maria Pinto Domingues de Carvalho e Silva

13 **Radioterapia e coração,** 85
Isabela Bispo Santos da Silva Costa
Marília Harumi Higuchi dos Santos

Parte II **Envolvimento cardíaco por neoplasias e eventos cardiovasculares no paciente com câncer**

14 **Massas e tumores cardíacos,** 95
Thamara Carvalho Morais
Antônio Fernando Lins de Paiva
Marcio Sommer Bittencourt
Veridiana Pires de Camargo
Carolina Maria Pinto Domingues de Carvalho e Silva

15 **Amiloidose cardíaca,** 111
Stéphanie Itala Rizk
Silvia Moulin Ribeiro Fonseca
Juliano Pinheiro de Almeida
Ludhmila Abrahão Hajjar

16 **Cardiopatia carcinoide,** 121
Marília Harumi Higuchi dos Santos
Carolina Maria Pinto Domingues de Carvalho e Silva
Ludhmila Abrahão Hajjar

17 **Insuficiência cardíaca aguda e crônica,** 133
Giovanni Henrique Pinto
Isabela Bispo Santos da Silva Costa

18 **Doença coronária,** **141**
Carolina Maria Pinto Domingues de Carvalho e Silva
Giovanni Henrique Pinto
Isabela Bispo Santos da Silva Costa

19 **Arritmias,** **149**
Cristina Salvadori Bittar

20 **Síncope,** **157**
Silvia Moulin Ribeiro Fonseca

21 **Doencas do pericárdio e câncer,** **163**
Maria Alice Estrada Gaiane
Dayenne Hianaê de Paula Souza
Márcia Rodrigues Sundin Dias
Orlando Ferreira Dias Neto

22 **Doença arterial periférica,** **171**
Marcio Sommer Bittencourt

23 **Acidente vascular encefálico em oncologia,** **175**
Marcio Sommer Bittencourt

24 **Hipertensão arterial sistêmica,** **179**
Isabela Bispo Santos da Silva Costa

25 **Dislipidemia e síndrome metabólica,** **189**
Marcio Sommer Bittencourt

26 **Tromboembolismo venoso,** **193**
Rafael Alves Franco
Filomena Regina Barbosa Gomes Galas
Ludhmila Abrahão Hajjar

Parte III **Métodos diagnósticos, protocolos de seguimento e novas Perspectivas**

27 **Ecocardiograma,** **217**
Cecília Beatriz Bittencourt Viana Cruz
Maria Carolina Feres de Almeida Soeiro
José Lázaro de Andrade
Bruna Morhy Borges Leal Assunção
Daniela Torres Carvalho

28 Procedimentos cardiovasculares invasivos em pacientes oncológicos, 225
Cristina Salvadori Bittar
Giovanni Henrique Pinto

29 Avaliação cardiovascular pré, pós e durante quimioterapia, 229
Marília Harumi Higuchi dos Santos
Carolina Maria Pinto Domingues de Carvalho e Silva

30 Avaliação do cardiopata crônico candidato a quimioterapia, 235
Cristina Salvadori Bittar
Isabela Bispo Santos da Silva Costa

31 Avaliação cardiológica e acompanhamento do paciente peri-transplante de medula óssea (autólogo), 239
Giovanni Henrique Pinto

32 Avaliação pré-operatória de pacientes oncológicos, 243
Cristina Salvadori Bittar
Ludhmila Abrahão Hajjar

33 Seguimento tardio do paciente sobrevivente de neoplasias, 255
Carolina Maria Pinto Domingues de Carvalho e Silva

34 Exercício e câncer, 263
Marília Harumi Higuchi dos Santos
Bruna Piovezani
Carlos Eduardo Negrão

35 Farmacogenômica da cardiotoxicidade induzida por quimioterápicos, 267
Suellen Rodrigues Rangel Siqueira
Ludhmila Abrahão Hajjar
Gisele Queiroz de Oliveira
Roger Chammas

36 Prevenção da cardiotoxicidade, 273
Aline Sabrina Holanda Teixeira Moraes
Ana Carolina Noronha Campos Berbel
Ana Cristina Dalarmelina Almança
Rodrigo Batista Rocha

PARTE I

CARDIOTOXICIDADE: FISIOPATOLOGIA, DIAGNÓSTICO E MANEJO

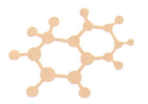

Cardiotoxicidade: definições e principais manifestações

Carolina Maria Pinto Domingues de Carvalho e Silva
Veridiana Schulz Casalechi
Gustavo dos Santos Fernandes
Ludhmila Abrahão Hajjar

INTRODUÇÃO

As doenças cardiovasculares (DCV) são a principal causa de óbito no Brasil e apresentam incidência crescente em pacientes com câncer. Os avanços recentes no tratamento oncológico resultaram no aumento da sobrevida dos pacientes e, consequentemente, em maior tempo de exposição aos fatores de risco para DCV. Nesse contexto, os efeitos cardiotóxicos da quimioterapia e radioterapia atuam como agressores adicionais a uma população já em maior risco para eventos cardíacos.

O espectro do dano cardiovascular relacionado ao tratamento do câncer é amplo. Embora a cardiomiopatia por quimioterápicos seja o modelo mais conhecido, a toxicidade cardíaca também pode se apresentar com uma variedade infinita de manifestações clínicas. As principais formas de apresentação da cardiotoxicidade estão listadas no Quadro 1.1.

Cardiotoxicidade: definições e principais manifestações

QUADRO 1.1 Apresentações clínicas mais frequentes da cardiotoxicidade

Disfunção miocárdica e IC
ICo
Doenças valvares
Arritmias (especialmente induzidas por prolongamento de QT)
Hipertensão arterial
Doenças tromboembólicas
Doença vascular periférica e AVE
Hipertensão pulmonar
Doenças do pericárdio

IC: insuficiência cardíaca; ICo: insuficiência coronária; AVE: acidente vascular encefálico.

CONCEITO DE CARDIOTOXICIDADE

Entre as diversas formas de apresentação clínica da cardiotoxicidade, a cardiomiopatia por quimioterápicos é a mais debatida e estudada. Por esse motivo, é também a que possui maior divergência entre as várias definições publicadas. A definição mais aceita atualmente foi proposta pela sociedade europeia de cardiologia, em 2016, e estabelece como critérios diagnósticos a presença de duas condições simultâneas:

▶ redução da fração de ejeção do ventrículo esquerdo (FEVE) de pelo menos 10 pontos em relação ao basal;

▶ valor absoluto da FEVE < 50%.

As demais formas de apresentação como hipertensão, arritmias, ICo, entre outras, seguem as definições das diretrizes vigentes das respectivas áreas, sem critérios específicos para a população oncológica.

Classificação da cardiotoxicidade

A cardiotoxicidade pode ser classificada, conforme sua temporalidade, em aguda, subaguda ou crônica. As cardiotoxicidades aguda e subaguda ocorrem do início até 14 dias após o término do tratamento oncológico. As apresentações clínicas mais frequentes são arritmias supraventriculares e ventriculares, síndromes coronarianas agudas, pericardite, miocardite, fenômenos tromboembólicos, alterações súbitas na repolarização ventricular e no intervalo QT. Já a cardiotoxicidade crônica tem incidência bimodal, com dois picos distintos: dentro do primeiro ano após término do tratamento oncológico; e após 1 ano do término do tratamento. A cardiotoxicidade tardia caracteriza-se fundamentalmente pela disfunção ventricular e doença arterial coronariana (DAC).

É possível ainda classificar a cardiotoxicidade conforme o mecanismo de lesão celular envolvido. Essa classificação hoje é controversa, mas classicamente divide o dano cardíaco em tipo I e tipo II. A cardiotoxicidade tipo I envolveria as drogas relacionadas à lesão estrutural cardíaca irreversível, levando à morte de miócitos e dano permanente, como os antraciclicos e ciclofosfamida. Já a cardiotoxicidade tipo II envolveria as drogas associadas ao dano funcional reversível, como o trastuzumabe, sem dano estrutural relacionado. No entanto, a cardiotoxicidade por essas drogas nem sempre segue este padrão evolutivo, por isso o questionamento acerca dessa classificação.

Fatores de risco para cardiotoxicidade

A avaliação do risco de cardiotoxicidade é fundamental e deve ser realizada no início do tratamento oncológico. O Quadro 1.2 resume os principais fatores associados ao aumento do risco de dano cardíaco relacionado ao tratamento do câncer. Até o momento, não existem escores validados e bem estabelecidos para o cálculo do risco cardiovascular especificamente em pacientes oncológicos, portanto, o julgamento clínico é fundamental. A avaliação deve incluir anamnese, exame físico e, idealmente, avaliação basal da função cardíaca, sempre que possível. Biomarcadores cardíacos (peptídeo natriurético [BNP] e troponina) podem ser incluídos, especialmente se houver possibilidade de acompanhamento seriado durante o tratamento.

QUADRO 1.2 Fatores de risco para cardiotoxicidade

Doença cardíaca estrutural	Fatores demográficos e fatores de risco CV populacionais
IC (tanto com FE preservada ou reduzida) Disfunção VE assintomática (FEVE < 50% ou BNP alto) Evidência de DAC (infarto do miocárdio prévio, angina, isquemia miocárdica, angioplasia prévia) Doença valvar moderada ou grave com hipertrofia ou disfunção de VE Cardiomiopatia hipertrófica Cardiomiopatia dilatada Cardiomiopatia restritiva Sarcoidose cardíaca com envolvimento do miocárdio Arritmias cardíacas (p. ex., FA, taquiarritmia ventricular).	Idade (população pediátrica < 18 anos; > 65 anos para as antraciclinas) História familiar de DCV prematura (< 50 anos) Hipertensão arterial Diabetes melito Hipercolesterolemia
Tratamento cardiotóxico prévio	Fatores de risco de relacionados ao estilo de vida
Uso prévio de antraciclinas Radioterapia prévia no tórax ou mediastino	Tabagismo Etilismo Obesidade Sedentarismo

CV: cardiovascular; FE: fração de ejeção; FEVE: fração de ejeção do ventrículo esquerdo; VE: ventrículo esquerdo; BNP: peptídeo natriurético tipo B; DAC: doença arterial coronariana; FA: fibrilação atrial; DCV: doença cardiovascular.

⚕ FISIOPATOLOGIA E PRINCIPAIS MANIFESTAÇÕES DA CARDIOTOXICIDADE

Disfunção miocárdica e insuficiência cardíaca

A disfunção miocárdica e a IC se destacam dos demais efeitos cardiotóxicos por sua gravidade e frequência, com grande impacto prognóstico para os pacientes. Por possuírem alta morbidade e mortalidade, muitas vezes, podem determinar a interrupção do tratamento oncológico.

Os pacientes mais suscetíveis ao dano cardíaco nessas circunstâncias são aqueles que apresentam extremos de idade, disfunção ventricular prévia, hipertensão arterial, diabetes, suscetibilidade genética, radioterapia mediastinal e associação de quimioterápicos. O Quadro 1.3 sistematiza a incidência de IC associada aos diversos quimioterápicos.

Cardiotoxicidade: definições e principais manifestações

QUADRO 1.3 Incidência de IC associada a quimioterápicos

	Agentes quimioterápicos		Incidência (%)
Antraciclinas (dose dependente)	Doxorrubicina	400 mg/m²	3-5
		550 mg/m²	7-26
		700 mg/m²	18-48
	Idarrubicina (> 90 mg/m²)		5-18
	Epirrubicina (> 900 mg/m²)		0,9-11,4
	Mitoxantrona (> 120 mg/m²)		2
	Antraciclina lipossomal (> 900 mg/m²)		2
Agentes alquilantes	Ciclofosfamida		7-28
	Ifosfamida	< 10 g/m²	0,5
		12,5-16 g/m²	17
Antimetabólitos	Clorafabina		27
Agentes antimicrotúbulos	Docetaxel		2,3-13
	Paclitaxel		< 1
Anticorpos monoclonais	Trastuzumabe		1,7-20,1[a]
	Bevacizumabe		1,6-4[b]
	Pertuzumabe		0,7-1,2
Inibidores de tirosina quinase	Sunitinibe		2,7-19
	Pazopanibe		7-11
	Sorafenibe		4-8
	Dasatinibe		2-4
	Mesilato de imatinibe		0,2-2,7
	Lapatinibe		0,2-1,5
	Nilotinibe		1
Inibidores de proteassoma	Carfilzomibe		11-25
	Bortezomibe		2-5
Miscelânea	Everolimus		< 1
	Temsirolimus		< 1

a – Quando usado em combinação com antraciclina e ciclofosfamida. b – Em pacientes recebendo antraciclinas concomitantemente.

A disfunção ventricular relacionada ao tratamento oncológico pode se apresentar como déficit de contratilidade difuso ou segmentar (mais frequente no septo), e pode se manifestar como queda assintomática da FE ou insuficiência cardíaca sintomática.

Diversos métodos complementares podem ser utilizados para diagnóstico do dano cardíaco, a depender da experiência e disponibilidade locais. Os métodos mais comuns com suas respectivas vantagens e desvantagens são apresentados no Quadro 1.4.

QUADRO 1.4 Ferramentas para detecção de cardiotoxicidade

Técnica	Critério diagnóstico disponível atual	Vantangens	Limitações
Ecocardiografia	2D, 3D, Simpson: queda de FEVE > 10 pontos em relação ao basal com valor absoluto da FEVE < 50% *Strain*: redução percentual > 15% em relação ao valor basal sugere risco de cardiotoxicidade	Grande disponibilidade Ausência de radiação Permite avaliação hemodinâmica e de outras estruturas cardíacas	Variabilidade interobservador *Strain*: requer habilidade técnica
Cintilografia cardíaca	Queda de FEVE > 10 pontos em relação ao basal com valor absoluto da FEVE < 50%	Reprodutível	Exposição cumulativa à radiação Não avalia outras estruturas do coração
Ressonância nuclear magnética cardíaca	Usualmente associada a outras ferramentas quando ainda há dúvida diagnóstica	Excelente acurácia e reprodutibilidade Permite detecção de fibrose miocárdica, possibilitando avaliação prognóstica	Disponibilidade restrita Custo elevado Exige adaptação do paciente (claustrofobia)
Biomarcadores cardíacos: - Troponina I e T - BNP e NT-proBNP	Elevações em expostos a antraciclinas poderia indicar benefício com IECA Uso rotineiro de BNP e NT-pro-BNP sem evidência robusta	Reprodutibilidade Acurácia Larga Disponibilidade Alta sensibilidade	Papel de rotina ainda não estabelecidos Variações nas diferentes publicações

BNP: peptídeo natriurético tipo B; FEVE: fração de ejeção do ventrículo esquerdo.

Fonte: Task Force Members et al., 2016.

Doença arterial coronariana

A isquemia miocárdica pode ser desencadeada por diversas medicações, principalmente as fluoropirimidinas (5-FU, capecitabina, gemcitabina). Essas drogas causam lesão endotelial e vasoespasmo, gerando isquemia miocárdica em mais de 18% dos casos e infarto silencioso de 7 a 10% dos casos. As platinas (como a cisplatina) podem promover estado procoagulante, com trombose arterial. De maneira semelhante, os inibidores de fator de crescimento endotelial (bevacizumabe, sorafenibe, sunitinibe) também podem promover estado procoagulante, lesão endotelial e trombose arterial.

Pacientes com DAC prévia têm maior risco de desenvolver novos eventos quando expostos a estas drogas. Assim, o tratamento clínico otimizado e o controle rigoroso das comorbidades devem ser mandatórios. O tratamento com antiplaquetários e antitrombóticos, frequentemente, não é possível. Pacientes já submetidos à angioplastia antes do diagnóstico oncológico devem ser tratados com a terapia antiagregante dupla pelo menor tempo possível, visando minimizar o risco de sangramento.

Doenças valvares

As drogas quimioterápicas não atingem diretamente as válvulas do coração, no entanto, estas podem sofrer danos relacionados à radioterapia, habitualmente com apresentação

Cardiotoxicidade: definições e principais manifestações

tardia (em geral décadas após o tratamento oncológico). Nos pacientes portadores de tumores neuroendócrinos pode haver associação de valvopatia tricúspide, caracterizando a cardiopatia carcinoide. As valvopatias nesses pacientes podem ocorrer de forma secundária, como nos casos de sequelas de endocardite infecciosa (intercorrência infecciosa comum durante o tratamento oncológico) ou ainda secundárias à disfunção de VE.

Arritmias

O câncer, por si só, gera um estado pró-arritmogênico. A alta incidência de arritmias nos pacientes não está relacionada apenas a quimioterápicos específicos, mas também a condições como infecções, contextos peri-operatórios ou peri-procedimentos, distúrbios eletrolíticos, etc. Dentre as arritmias, a mais frequente nessa população é a FA, responsável por alta morbidade em portadores de neoplasias torácicas/mediastinais e idosos submetidos a procedimentos cirúrgicos não cardíacos.

Os agentes quimioterápicos mais arritmogênicos são: antraciclinas, agentes microtúbulos, antimetabólitos, agentes alquilantes, inibidores da tirosina quinase, trióxido de arsênio, talidomida e interleucina-2. O Quadro 1.5 lista as arritmias mais frequentes e as drogas relacionadas.

QUADRO 1.5 Quimioterápicos associados a arritmias

Tipo de arritmia	Medicamento
Bradicardia	Trióxido de arsênio, bortezomibe, capecitabina, cisplatina, ciclofosfamida, doxorrubicina, epirrubicina, 5-fluorouracil (5-FU), ifosfamida, IL-2, metotrexate, mitoxantrona, paclitaxel, rituximabe, talidomida
Taquicardia sinusal	Antraciclinas, carmustina
Bloqueio atrioventricular	Antraciclinas, trióxicido de arsênico, bortezomibe, ciclofosfamida, 5-FU, mitoxantrona, rituximabe, taxanos, talidomida
Distúrbios de condução	Antraciclinas, cisplatina, 5-FU, imatinibe, taxanos
Fibrilação atrial	Agentes alquilantes (cisplatina, ciclofosfamida, ifosfamida, melfalano), antraciclinas, antimetabólitos (capecitabina, 5-FU, gemcitabina), IL-2, interferons, rituximabe, romidepsina, inibidores de tirosina quinase (ponatinibe, sorafenibe, sunitinibe, ibrutinibe), inibidor da topoisomerase II (amsacrina, etoposida), taxanos, alcaloides da vinca
Taquicardia supraventricular	Agentes alquilantes (cisplatina, ciclofosfamida, ifosfamida, melfalano), amsacrina, antraciclinas, antimetabólitos (capecitabina, 5-FU, metotrexate), bortezomibe, doxorrubicina, IL-2, interferons, paclitaxel, ponatinibe, romidepsina
Taquicardia ventricular	Agentes alquilantes (cisplatina, ciclofosfamida, ifosfamida), amsacrina, antimetabólitos (capecitabina, 5-FU, gemcitabina), trióxicido de arsênio, doxorrubicina, interferons, IL-2, metotrexate, paclitaxel, inibidores de proteassoma (bortezomibe, carfilzomibe), rituximabe, romidepsina.
Morte súbita	Antraciclinas (muito raro), trióxicido de arsênio (secundário ao *torsade de points*), 5-fluorouracil (provavelmente relacionado à isquemia e espasmo coronário), interferons, nilotinibe, romidepsina

Hipertensão arterial

A hipertensão arterial sistêmica (HAS) é comorbidade frequente nos pacientes oncológicos. No entanto, pode ser exacerbada ou mesmo desencadeada por certas drogas. Os inibidores de angiogênese (bevacizumabe, sunitinibe, sorafenibe, vatalanibe, pazopanibe, mosetamibe, axitinibe e aflibercept) são as drogas mais relacionadas à HAS. Agem inibindo o receptor de crescimento do endotélio vascular, responsável pelo aumento da permeabilidade capilar, produção de óxido nítrico e migração e proliferação das células endoteliais. Assim, promovem vasoconstrição e retenção de sódio, o que resulta em HAS. A cisplatina e a ciclosporina também são drogas potencialmente indutoras de HAS, além de apresentarem efeito nefrotóxico.

Doença tromboembólica

As células tumorais são potencias gatilhos de alterações de coagulação, gerando estados pró-coagulantes, antifibrinolíticos e pró-agregantes. Adicionalmente, liberam citocinas pró-inflamatórias e pró-angiogênicas, que interagem com o endotélio vascular por meio de moléculas de adesão.

A trombose arterial acomete cerca de 1% dos pacientes com câncer, principalmente aqueles portadores de doença metastática. Os tumores mais relacionados à ocorrência de trombose arterial são mama, reto e pulmão, tratados com antraciclinas, taxanos e platinas.

A trombose venosa profunda e o tromboembolismo podem afetar até mais de 20% dos pacientes com câncer hospitalizados e, frequentemente, não são diagnosticados. Pode estar relacionada a drogas quimioterápicas, vias de acesso (cateteres para administração de quimioterapia) ou, ainda, ao câncer per se. O tromboembolismo é a causa mais comum de morte após cirurgia oncológica. Ambulatorialmente, tem maior incidência nos pacientes com câncer de ovário, colo, bexiga, pulmão, estômago e pâncreas. O Quadro 1.6 apresenta os fatores clínicos associados ao aumento do risco de eventos tromboembólicos em pacientes com câncer.

QUADRO 1.6 Fatores clínicos associados ao aumento do risco de eventos tromboembólicos em pacientes com câncer

Fatores relacionados ao câncer
Sítio primário do câncer (principalmente pâncreas, cérebro, estômago, rins, pulmão, linfoma e mieloma)
Histologia (especialmente adenocarcinoma)
Estágio avançado (metastático)
Período inicial após o diagnóstico
Fatores relacionados ao paciente
Demográficos: idade avançada, sexo feminino, africanos
Comorbidades (infecção, doença renal crônica, doença pulmonar, doença aterotrombótica, obesidade)
Baixa funcionalidade
Fatores relacionados ao tratamento
Cirurgias de grande porte
Hospitalização
Quimioterapia e agentes inibidores de angiogênese
Terapia hormonal
Transfusões
Cateter venoso central

Doença vascular periférica e acidente vascular encefálico

A doença arterial periférica, de causa aterosclerótica ou não, é mais frequente em pacientes tratados com inibidores de tirosina quinase com atividade anti-BCR-ABL, utilizados para tratamento da leucemia mieloide crônica. Estes eventos ocorrem em aproximadamente 30% dos pacientes tratados com ponatinibe, mesmo na ausência de outros fatores de risco para DCV. Outras terapias relacionadas à toxicidade arterial periférica incluem a L-asparaginase, cisplatina, metotrexate, 5-FU e paclitaxel, que podem desencadear o fenômeno de Raynaud e a isquemia periférica.

O risco doença cerebrovascular e AVE é aumentado em, no mínimo, duas vezes após a irradiação mediastinal alta, cervical ou cranial. Nos vasos de pequeno calibre parece haver lesão endotelial que predispõe à formação de trombos. Já nos vasos de médio e grande calibre, verificam-se três mecanismos: oclusão da *vasa vasorum* por necrose e fibrose; fibrose da adventícia, levando ao enrigecimento da carótida e espessamento da camada média-íntima; e aterosclerose acelerada.

Pericardite

A pericardite aguda, de forma rara, pode estar relacionada a alguns quimioterápicos, como antraciclinas, ciclofosfamida, citarabina e bleomicina. Contudo, frequentemente, está associada a outras condições sistêmicas/infecciosas, ou ainda a quadros isquêmicos. A pericardite crônica pode ocorrer como complicação tardia associada à radioterapia mediastinal/torácica . A pericardiocentese deve ser realizada apenas em casos de grandes derrames, com iminência de tamponamento ou em casos de tamponamento manifesto. A maioria resolve-se espontaneamente com o tratamento da condição de base.

⬡ LEITURAS SUGERIDAS

- Altena R, Perik PJ, van Veldhuisen DJ, de Vries EG, Gietema JA. Cardiovascular toxity caused by cancer treatment: strategies for early detection. Lancet Oncol 2009;10(4):391-9.

- Armstrong GT, Oeffinger KC, Chen Y, Kawashima T, Yasui Y, Leisenring W, et al. Modifiable risk factors and major cardiac events among adult survivors of childhood cancer. J Clin Oncol 2013;31: 3673-3680.

- Auner HW, Tinchon C, Linkesch W, Tiran A, Quehenberger F, Link H, et al. Prolonged monitoring of troponin T for the detection of anthracycline cardiotoxity in adults with hematological malignancies. Ann Hematol 2003; 82(4):218-22.

- Cardinale D, Colombo A, Lamantia G, Colombo N, Civelli M, De Giacomi G, et al. Anthracycline-induced cardiomyopathy: clinical relevance and response to pharmacologic therapy. J Am Coll Cardiol 2010;55(3):213-20.

- Cardinale D, Colombo A, Sandri MT, Lamantia G, Colombo N, Civelli M, et al. Prevention of high-dose chemotherapy-induced cardiotoxity in high-risk patients by angiotensin-converting enzyme inhibition. Circulation 2006; 114(23):2474-81.

- Cardinale D, Colombo A, Torrisi R, Sandri MT, Civelli M, Salvatia M, et al. Trastuzumab-induced cardiotoxity: clinical and prognostic implications of troponin I evaluation. J Clin Oncol 2010;28(25):3910-6.

- Cardinale D, Sandri MT, Colombo A, Colombo N, Boeri M, Lamantia G, e tal. Prognostic value of troponin I in cardiac risk stratification of cancer patients undergoing high-dose chemotherapy. Circulation 2004;109(22):2749-54.

- Cardinale D, Sandri MT, Martinoni A, Borghini E, Civelli M, Lamantia G, et al. Myocardial injury revealed by plasma troponin I in breast cancer treated with high-dose chemotherapy. Ann Oncol 2002;13(5):710-5.

- Cardinale D, Sandri MT, Martinoni A, Tricca A, Civelli M, Lamantia G, et al. Left ventricular dysfunction predicted by early troponin I release after high- dose chemotherapy. J Am Coll Cardiol 2000;36(2):517-22.

- Cardinale D, Sandri MT. Role of biomarkers in chemotherapy-induced cardiotoxity. Prog Cardiovasc Dis 2010;53(2):121-9.

- Curigliano G, Mayer EL, Burstein HJ, Winer EP, Goldhirsch A. Cardiac toxity from systemic cancer therapy: a comprehensive review. Prog Cardiovasc Dis 2010; 53:94-104.

- Germanakis I, Anagnostatou N, Kalmanti M. Troponins and natriuretic peptides in the monitoring of anthracycline cardiotoxity. Pediatr Blood Cancer 2008; 51(3):327-33.

- Herrmann J, Lerman A, Sandhu NP, Villarraga HR, Mulvagh SL, Kohli M. Evaluation and management of patients with heart disease and cancer: cardio-oncology. Mayo Clin Proc 2014;89:1287-1306.

- Jones AL, Barlow M, Barrett-Lee PJ, Canney PA, Gilmour IM, Robb SD, et al. Management of cardiac health in trastuzumab-treated patients with breast cancer: updated United Kingdom National Cancer Research Institute rec-ommendations for monitoring. Br J Cancer 2009;100(5):684-92.

- Kalil Filho R, Hajjar LA, Bacal F, Hoff PM, Diz M del P, Galas FRBG, et al. I Diretriz Brasileira de Cardio-oncologia da Sociedade Brasileira de Cardiologia. Arq Bras Cardiol 2011; 96 (2 supl. 1): 1-52.

- Khakoo AY, Yeh ET. Therapy insight: management of cardiovascular disease in patients with cancer and cardiac complications of cancer therapy. Nat Clin Pract Oncol 2008;5(11):655-67.

- Kilickap S, Barista I, Akgul E, Aytemir K, Aksoy S, Tekuzman G. Earlyandlate arrhythmogenic effects of doxorubicin. South Med J 2007; 100(3):262-5.

- Lenihan DJ, Cardinale DM. Late cardiac effects of cancer treatment. J Clin Oncol 2012; 30:3657-3664.

- Moslehi J, Cheng S. Cardio-oncology: it takes two to translate. SciTrans l Med 2013; 5:187fs120.

- Schwartz RG, McKenzie WB, Alexander J, Sager P, Manatunga A, Schwartz PE, et al. Congestive heart failure and left ventricular dysfunction complicating doxorubicin therapy. Seven-year experience using serial radionuclide angiocardiography. Am J Med 1987;82(6):1109-18.

- Svoboda M, Poprach A, Dobes S, Kiss I, Vyzula R. Cardiactoxity of targeted therapies used in the treatment for solid tumours: a review. Cardiovasc Toxicol 2012;12:191-207.

- Task Force Members, Montalescot G, Sechtem U, Achenbach S, Andreotti F, Arden C, et al. 2013 ESC guidelines on the management of stable coronary artery disease: the Task Force on the management of stable coronary artery disease of the European Society of Cardiology. Eur Heart J 2013; 34:2949-3003.

- The Task Force Members. 2016 ESC Position Paper on cancer treatments and cardiovascular toxity developed under the auspices of the ESC Committee for Practice Guidelines. Eur Heart J 2016; 37, 2768-2801.

- Yusuf SW, Razeghi P, Yeh ET. The diagnosis and management of cardiovascular disease in cancer patients. Curr Probl Cardiol 2008;33(4):163-96.

2

Antraciclinas

Isabela Bispo Santos da Silva Costa

Silvia Moulin Ribeiro Fonseca

Laura Testa

INTRODUÇÃO

As antraciclinas são quimioterápicos amplamente utilizados no tratamento de neoplasias malignas de mama, sarcoma, linfomas e leucemias linfoides agudas (LLA). A medicação mais usada é a doxorrubicina. Outras representantes são a daunorrubicina, a epirrubicina, a idarrubicina e a mitoxantrona.

A cardiotoxicidade associada a essa classe é principalmente relacionada com a dose cumulativa prescrita e a principal manifestação é a insuficiência cardíaca (IC).

MECANISMO DE TOXICIDADE

A teoria mais antiga e aceita da cardiomiopatia induzida por antraciclinas é a do estresse oxidativo, que sugere a formação de espécies reativos de oxigênio (ROS) e peroxidação lipídica da membrana celular dos cardiomiocitos. Antraciclinas também interagem com ferro gerando radicais livres de oxigênio.

Recentemente, a topoisomerase 2 ß foi descoberta como enzima mediadora de cardiotoxicidade por antracíclicos. Sua inibição durante tratamento quimioterápico leva à morte celular.

Atualmente é recomendado doses menores de antracíclicos, no intuito de previnir a cardiotoxicidade. Dosagens mais elevadas aumentariam a toxicidade cardíaca desproporcionalmente ao benefício adicional oncológio. No caso da doxorrubicina, a incidência de insuficiência cardíaca é de 5% quando atingido dose comulativa de 400 mg/m² (Fig. 2.1).

Antraciclinas

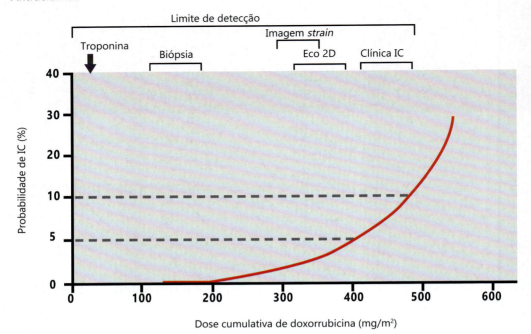

FIGURA 2.1 Correlação entre dose cumulativa e incidência de IC.
ECO 2D: ecocardiograma bidimensional; IC: insuficiência cardíaca.

⌬ DEFINIÇÃO

A toxicidade pode ser aguda, precoce ou tardia:

▶ Tocxicidade aguda pode se apresentar predominantemente de forma reversível com arritmia supraventricular, disfunção de VE transitória e alterações eletrocardiográficas sem repercussão clínica, ocorrendo em menos de 1%.

▶ Toxicidade precoce ocorre no primeiro ano de tratamento, já a toxicidade tardia ocorre anos após o tratamento. A forma mais comum de apresentação é a disfunção ventricular.

⌬ DIAGNÓSTICO

A lesão no miócito ocorre provavelmente desde a exposição inicial. Níveis elevados de troponina e peptídeos natriuréticos do tipo B (BNP) podem ser detectados após a administração da primeira dose. O Quadro 2.1 orienta como deve ser feita a monitorização por biomarcadores.

O ecocardiograma transtorácico bidimensional é considerado o exame de escolha na avaliação inicial e seguimentos nos pacientes em tratamento com antraciclinas (ver capítulo Ecocardiograma).

No nosso serviço, a periodicidade do ecocardiograma transtorácico recomendada para acompanhamento dos pacientes em quimioterapia com antraciclinas é: basal / 4 meses / 1 ano / 2 anos / 3 anos / 5 anos / 10 anos. Se alterados, é indicado encaminhamento para a cardiologia para avaliação e conduta adequada.

QUADRO 2.1 Monitoramento por meio de biomarcadores

Classe	Indicação	Nível de evidência
IIa	Dosagem precoce de troponinas (0h, 24h, 72h após cada ciclo) e BNP (ou NT-ProBNP) para pacientes com alto risco de cardiotoxicidade	B
IIa	Dosagem tardia de troponinas e de BNP (ou NT-ProBNP) 1 mês após ciclo	C
IIb	Dosagem de peptídeos natriuréticos para seguimento ambulatorial de cardiotoxicidade	C

BNP: peptídeos natriuréticos do tipo B.

Fonte: Adaptado de I Diretriz Brasileira de Cardio-oncologia da Sociedade Brasileira de Cardiologia.

O ecocardiograma transtorácico bidimensional, apesar de ser o mais utilizado na prática clínica, pode não detectar pacientes com lesões subclínicas. Técnicas mais modernas como ecocardiografia com *strain* parecem aumentar a acurácia diagnóstica deste método.

A ventriculografia radioisotópica também é considerada um dos métodos de eleição para a avaliação inicial e/ou seguimento de pacientes em tratamento com antraciclinas, porém seu uso rotineiro é limitado pela disponibilidade restrita e alto custo quando comparado à ecocardiografia.

A ressonância magnética cardíaca tem sido cada vez mais estudada em pacientes em uso de antraciclina e parece estimar de modo mais precoce a disfunção cardíaca. A detecção precoce da lesão cardíaca permite a avaliação do risco e intervenção para prevenir perda de mais miócitos. Seu uso rotineiro tem sido limitado pelo custo relativamente elevado e disponibilidade restrita.

A biópsia endomiocárdica é considerada o método padrão-ouro para o diagnóstico de cardiotoxicidade por antraciclinas. Entretanto, por ser um método invasivo com risco de complicações graves, não é recomendado de rotina para diagnóstico.

⬡ FATORES DE RISCO

Os fatores de risco para ocorrência de cardiotoxicidade pelas antraciclinas estão expostos no Quadro 2.2.

QUADRO 2.2 Fatores de risco para desenvolvimento de cardiotoxicidade por antraciclinas

Extremos de idade: menores de 18 anos e idosos acima de 65 anos
Sexo feminino
Raça (negro>branco)
Diabetes melito
Obesidade
Radioterapia no mediastino associada
Susceptibilidade individual do paciente ao fármaco, e não por sua dose
Dose cumulativa de antraciclinas elevada
Tipo de antraciclina administrada, sendo a de preparação lipossomal menos cardiotóxica
Nível de pico sérico de antraciclina
Alterações genéticas, como trissomia do 21 e mutação de HFE (hemocromatose)

Antraciclinas

⬡ **FATORES PROTETORES**

A estratégia mais eficaz para prevenir toxicidade cardíaca relacionada ao uso de antraciclinas é a redução de dose do medicamento. Cada antracíclico tem o limite conhecido de dose cumulativa (Quad. 2.3), portanto recomenda-se não exceder o limite de dose do medicamento que estiver sendo utilizado.

QUADRO 2.3 Dose cumulativa máxima associada à cardiotoxicidade

Doxorrubicina 400-550 mg/m²
Daunorrubicina 550-800 mg/m²
Epirrubicina 900-1.000 mg/m²
Idarrubicina 150-225 mg/m²

Outros fatores protetores são: administração de antraciclinas modificadas estruturalmente, como a epirubicina e a idarrubicina; uso de formulações lipossomais de antraciclinas, por serem menos cardiotóxicas; preferência por tempo de infusão maior das antraciclinas; e uso de medicações potencialmente cardioprotetoras (como IECA e betabloqueadores), sempre que indicado (este tópico é melhor discutido no capítulo Prevenção da Cardiotoxidade).

O dexrazoxane é a única droga aprovada pelo FDA como agente cardioprotetor para a cardiotoxicidade induzida pelas antraciclinas, em razão de seu efeito quelante de radicais livres gerados em reações mediadas pelo ferro. Conforme as agências regulatórias oficiais, atualmente seu uso é restrito a adultos. O FDA aprova o uso do dexrazoxane em pacientes com câncer de mama metastático que já receberam dose de doxorrubicina superior a 300 mg/m² e que necessitam continuar recebendo doxorrubicina para controle tumoral.

QUADRO 2.4 Estratégias de prevenção de cardiotoxicidade primária e secundária

	Prevenção primária	Nível de evidência	Recomendação
Teste genético com alto risco para cardiotoxicidade	Dexrazoxane Doxirrubicina Lipossomal Infusão continua	C	IIb
Câncer de mama (metastático, > 300 mg/m²)	Dexrazoxane	A	I
Sarcoma	Dexrazoxane Infusão contínua	A	IIa
LLA infantil	Dexrazoxane	A	IIa
	Prevenção secundária	**Nível de evidência**	**Recomendação**
Alteração de *strain*/disfunção ventricular/aumento dos biomarcadores	Betabloqueadores IECA/ BRA	B	IIa

IECA: inibidores da enzima de conversão da angiotensina; BRA: bloqueadores do receptor de angiotensina; LLA: leucemia linfoide aguda.

Fonte: Adaptado de Vejpongsa P, Yeh ET. JACC. 2014;64:9

⚙ TRATAMENTO

As drogas que efetivamente mudam o prognóstico de pacientes com IC são aquelas que podem atuar no processo de remodelamento, proporcionando melhora de função e redução dos diâmetros ventriculares. São elas:

▶ Os IECA constituem uma classe de medicamentos com comprovados benefícios na evolução clínica de pacientes com IC em relação à morbidade, qualidade de vida e mortalidade. Diversos estudos demonstraram os benefícios dos IECA nos diferentes estágios evolutivos da IC, desde os mais avançados aos moderados, e mesmo na disfunção ventricular sistólica assintomática; portanto, agindo também no processo de prevenção da disfunção ventricular. Esse conceito é exatamente o que recomendamos em pacientes submetidos a tratamento quimioterápico. Durante a monitorização periódica desses pacientes, ao detectar sinais de disfunção sistólica e ou diastólica, deve-se introduzir essa classe de medicamentos na maior dose tolerada. Os bloqueadores do receptor AT2 de angiotensina (BRA) são indicados quando o paciente não tem tolerância ao IECA.

▶ Os betabloqueadores têm seu uso fundamentado na atenuação da hiperatividade simpática aumentada na IC, que contribui para a progressão da disfunção miocárdica. Seus efeitos benéficos incluem inibição da cardiotoxicidade das catecolaminas, redução do consumo energético pelo miocárdico e melhora do relaxamento diastólico. Além disso, inibe a vasoconstricção periférica, reduz a frequência cardíaca, atua no remodelamento ventricular e exerce efeitos anti-hipertensivos, antianginosos, antiarrítmicos e antiproliferativos. Existem três betabloqueadores disponíveis para o tratamento da IC com efetividade comprovada: metoprolol, bisoprolol e carvedilol. Quando associados com IECA ou com BRA, os betabloqueadores apresentam atuação terapêutica no aumento da sobrevida em longo prazo por redução na mortalidade por IC e morte súbita por arritmia ventricular.

▶ Espironolactona é indicado em pacientes sintomáticos com disfunção sistólica do VE, classes funcionais III e IV da New York Heart Association (NYHA), associado ao tratamento-padrão e em pacientes com IC leve (CF II), associado ao tratamento clínico otimizado para redução de mortalidade e hospitalizações por IC.

▶ Diuréticos são indicados em pacientes sintomáticos com sinais e sintomas de congestão e para associação de hidroclorotiazida ou clortalidona nos pacientes resistentes à ação dos diuréticos de alça.

⚙ LEITURAS SUGERIDAS

▪ Berardi R, Caramanti M, Savini A, Chiorrini S, Pierantoni C, et al. State of the art for cardiotoxicity due to chemotherapy and to targeted therapies: a literature review. Crit Rev Oncol Hemat 2013; 88: 75-86.

▪ Ewer MS, Ewer SM. Cardiotoxicity of anticancer treatments. Nat Rev Cardiol 2015; 12, 547-558; published online. doi:10.1038/nrcardio.2015.65.

▪ Kalil Filho R, Hajjar LA, Bacal F, Hoff PM, Diz M del P, Galas FRBG, et al. I Diretriz Brasileira de Cardio-oncologia da Sociedade Brasileira de Cardiologia. Arq Bras Cardiol 2011; 96(2 supl.1): 1-52.

▪ Swain SM, Whaley FS, Ewer MS. Congestive heart failure in patients treated with doxorubicin: a retrospective analysis of three trials. Cancer 2013; 97, 2869-2879.

▪ Todaro MC, Oreto L, Qamar R, Timothy E. Paterick cardioncology: state of theheart. Int J Cardiol 2013; 168: 680-687.

▪ Vejpongsa P, Yeh ET. Prevention of anthracycline-induced cardiotoxicity. J Am Coll Cardiol 2014; 64, 936-945 (2014).

3

Terapias anti-HER2

Marília Harumi Higuchi dos Santos
Ludhmila Abrahão Hajjar
Laura Testa

INTRODUÇÃO

Os agentes anti-HER2 (receptor do fator de crescimento epidermal humano) compõem uma classe de drogas que, especificamente, têm como alvo e inibem os receptores HER2/neu. Antes da terapia-alvo HER2, os pacientes com câncer de mama HER2+ tinham prognóstico reservado pela natureza agressiva do câncer.

O trastuzumabe foi o primeiro agente anti-HER2 aprovado pela Food and Drug Administration (FDA), em 1998, para o câncer de mama metastático e, depois, teve sua indicação expandida para o tratamento de estágios menos avançados de câncer de mama. Trata-se de um anticorpo monoclonal que bloqueia a ativação de fatores de crescimento epidermal específicos com o receptor HER2/neu.

Os agentes anti-HER2 têm sido relacionados à cardiotoxicidade. A forma mais comum de toxicidade é a disfunção ventricular, podendo ser sintomática ou assintomática. Enquanto a cardiotoxicidade sintomática e assintomática do trastazumabe é bem conhecida, o perfil de toxicidade das novas terapias anti-HER2 ainda não é bem definido. As novas terapias anti-HER2 incluem os agentes lapatinibe, pertuzumabe, Ado-trastuzumabe emtansina (T-DM1), neratinibe e afatinibe.

O mecanismo de ação dos agentes anti-HER 2 incluem a inibição da atividade do receptor de ligante de fatores de crescimento/HER2 que rompe a fosforilação das tirosinas quinases. Essas quinases são reguladoras fundamentais do crescimento celular e sobrevida.

Os estudos clínicos iniciais com trastuzumabe mostraram melhora de sobrevida em câncer de mama avançado de 20,3 para 25,1 meses. Estudos subsequentes mostraram que o trastuzumabe, no câncer de mama em estágios iniciais, diminuiu o risco de recorrência após cirurgia em termos absolutos em 9,5% e de morte em 3%.

Apesar da melhora nas taxas de resposta ao câncer de mama em estágios iniciais, foi observado aumento do risco de disfunção cardíaca, com um risco absoluto de 2,1% de redução na função ventricular esquerda, que usualmente é revertida quando a terapia é descontinuada (Tab. 3.1). Todavia, o significado clínico da disfunção ventricular assintomática, nesses casos, ainda não está muito bem definido.

TABELA 3.1 Análise de segurança cardíaca de ensaios clínicos em adjuvância com trastuzumabe

		Disfunção ventricular assintomática (%)	ICC NYHA CF III-IV (%)	Morte cardiovascular	Número de pacientes
NSABO B-31	Trastuzumabe semanal e Paclitaxel	15,9	4,0	0	846
	Paclitaxel	6-5	0	0	549
NCCTG N931 INTERGRUPO	Trastuzumabe semanal em sequência de Paclitaxel	14	2,2	1	582
	Trastuzumabe semanal concomitante com Paclitaxel	17	3,3	1	602
	Observação	2,2	0	1	1736
HERA	Trastuzumabe a cada 3 semanas	7,01	0,5	0	1677

NYHA: New York Heart Association. HERA: Herceptin Adjuvant Tral, NSABP: National Surgical Adjuvant Breast And Bowel Project, NCCTG: North Central Cancer Treatment Group.

Em uma análise sistemática, contemplando 3.689 pacientes tratados com lapatinibe, incluídos em 49 ensaios clínicos; eventos cardíacos assintomáticos foram reportados em 1,4% dos pacientes, e disfunção sistólica grau II e IV sintomáticas foi observada em 0,2% dos pacientes tratados com lapatinibe. Em ensaios clínicos de fase I a III, com pertuzumabe, disfunção cardíaca foi observada em 4,5% a 14,5% dos pacientes tratados, sendo usualmente grau I ou II. Em geral, a cardiotoxicidade do pertuzumabe foi reportada em combinação com o trastuzumabe, e não foi reportada cardiotoxicidade aditiva do pertuzumabe ao trastuzumabe.

O T-DM1 também parece ter melhor perfil de segurança em comparação com o trastuzumabe, e nenhuma cardiotoxicidade foi observada com pacientes pré-tratados com T-DM1. No estudo EMILIA, apenas 1,7% dos pacientes no grupo T-DM1 experimentou redução na fração de ejeção do ventrículo esquerdo (FEVE), e redução de FEVE grau III foi observada em apenas 0,2% no grupo T-DM1 comparando os grupos lapatinibe com capecitabina.

Em ensaios clínicos de fase I-II com neratinibe, não foi reportada cardiotoxicidade, enquanto a cardiotoxicidade associada ao tratamento com afatinibe foi reportada com percentual de 0,5 a 3%. Embora a cardiotoxicidade tenha sido reportada como um dos efeitos adversos das terapias anti-HER2, a taxa de disfunção ventricular com os novos agentes

HER2-alvo parece ser significativamente menor do que com trastuzumabe. A combinação desses agentes com o trastuzumabe não aumentou de forma significativa os eventos cardíacos adversos.

⬡ FISIOPATOLOGIA

Os agentes HER2-alvo podem causar disfunção assintomática e, menos frequentemente, insuficiência cardíaca (IC) sintomática em alguns pacientes. A disfunção cardíaca observada com os agentes HER2-alvo ocorre por ruptura da sinalização entre o receptor HER2 (ERBB2) e o ligante de fator de crescimento neuregulina (Fig. 3.1). A via de sinalização ligante-receptor neuregulina-ERBB2 nos cardiomiócitos é crítica para o crescimento, sobrevida e homeostase normal do miócito. Os agentes HER2-alvo podem desencadear um declínio na fração de ejeção por causa dos efeitos sobre a sinalização neuregulina-ERBB2 do miócito que é necessário para o reparo cardíaco e homeostase do miócito.

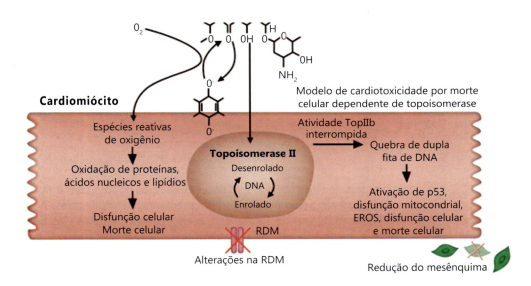

FIGURA 3.1 HER2/ERBB2 terapias-alvo rompem a sinalização parácrina com a neuregulina (NRG) e os receptores ERBB2 formando homo e heterodímeros importantes para o crescimento, sobrevida e homeostase do miócito.

RDM: resistência a múltiplas drogas.

Fonte: Adaptada de Carrie G. Lenneman, Douglas B. Sawyer.

A sinalização neuregulina/ERBB regula também outras funções do sistema cardiovascular, incluindo o tônus vasomotor e descarga simpática. Os pacientes de câncer de mama tratados com antagonistas do HER2 apresentam aumento dos níveis de norepinefrina junto com aumentos na pressão arterial e frequência cardíaca. Em modelos pré-clínicos, a expressão e atividade do receptor beta-adrenérgico está acoplada à expressão de ERBB2, que modula a toxicidade da exposição crônica a agonistas de receptor beta-adrenérgico. Assim, um mecanismo adicional para a alteração da função cardíaca relacionada à terapia HER-2-alvo pode estar relacionado com o aumento crônico no tônus simpático.

Com relação aos novos agentes HER2-alvo que têm emergido nos últimos anos, o lapatinibe é uma molécula pequena HER2-alvo, oral, inibidor de tirosina quinase duplo (TKI) do receptor HER2/neu e do receptor de fator de crescimento epidérmico (Figura 3.2). O pertuzumabe é outro agente HER2-alvo desenhado para combater a resistência ao trastuzumabe causada pela formação de heterodímeros HER2:HER3 (Fig. 3.2).

O T-DM1 é uma das terapias HER2-alvo mais recentemente aprovadas pela FDA. É utilizado no tratamento do câncer de mama metastático resistente ao trastuzumabe. Trabalha como um conjugado anticorpo-droga com um anticorpo monoclonal para o receptor HER2 ligado a várias moléculas de mertansina, um agente antimicrotúbulo. Esse conjugado anticorpo-droga permite a entrega da droga preferencialmente intracelular às células tumorais HER2+.

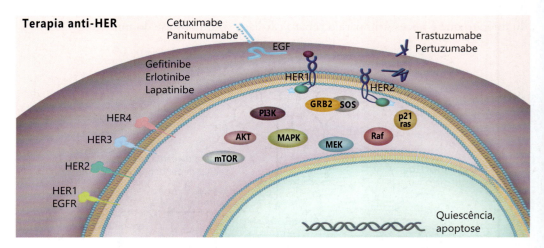

FIGURA 3.2 Principais mecanismos de ação dos inibidores HER. Após ligação com o respectivo ligante, os receptores HER formam homo ou, mais frequentemente, heterodímeros. A fosforilação recíproca de tirosina ativa as vias de sinalização, predominantemente as vias da MAPK e PI3K/Akt. Os anticorpos monoclonais cetuximabe, panitumumabe, trastuzumabe e pertuzumabe agem extracelularmente através do bloqueio da ligação do ligante e/ou dimerização do receptor. Os inibidores de tirosina quinase de pequenas moléculas gefitinibe, erlotinibe e lapatinibe, por sua vez, inserem-se na carga de ATP dentro do receptor e bloqueiam a atividade tirosina quinase. Ambos interrompem a sinalização a seguir.

Fonte: Adaptada de Lenneman CG, Sawyer DB. Cardio-Oncology: An Update on Cardiotoxicity of Cancer-Related Treatment. Circ Res. 2016; Mar 18;118(6):1008-20.

O fato de que a mertansina é liberada apenas quando o conjugado anticorpo-droga for capturado por uma célula tumoral, teoricamente, reduz os efeitos tóxicos enquanto mantém a eficácia antitumoral. Os ensaios clínicos com os novos agentes HER2-alvo mencionados anteriormente mostram pouco sinal de cardiotoxicidade. Entretanto, ainda aguardamos seguimento de mais longo prazo, quando esses agentes forem utilizados em maiores populações.

⬢ SEGUIMENTO CLÍNICO

A monitorização da função cardíaca rotineira durante o tratamento com terapias HER2-alvo tem sido a prática clínica atual. Vários ensaios clínicos têm avaliado a FEVE com MUGA ou ecocardiograma a cada 3 meses para avaliar alterações significativas da função cardíaca.

Para pacientes em uso de terapia HER2-alvo, algumas diretrizes e consensos recomendam seguimento da FEVE a cada 3 meses. No caso de queda da FEVE durante o seguimento, a conduta a ser adotada ainda não é consensual na literatura. As recomendações mais liberais sugerem início de medicações para IC apenas quando a FEVE atingir valores absolutos < 40%. As recomendações mais conservadoras indicam iniciar tratamento para IC quando a FEVE atingir valores absolutos < 50%, desde que haja queda maior que 10 pontos em relação ao valor basal. Entretanto, ainda são necessários estudos para avaliar a eficácia dessa abordagem, o custo-efetividade e seu efeito sobre o prognóstico da doença, uma vez que a terapia oncológica pode ser suspensa durante o tratamento em decorrência do rastreamento cardíaco.

As terapias HER-alvo têm melhorado significativamente os desfechos dos pacientes com câncer de mama e seu uso está sendo expandido para o tratamento de cânceres gástricos em estágio avançado que hiperexpressam receptores HER2+.

Com a utilização continuada de terapias HER-alvo, foram descobertos os efeitos cardiovasculares potenciais causados por sobreposição na biologia HER/ERBB entre vários tumores e o sistema cardiovascular. Estudos são necessários para entender melhor quais pacientes estão sob maior risco de cardiotoxicidade relacionada às terapias HER-alvo, a forma ideal de monitorização de cardiotoxicidade, bem como o tratamento para reversão de disfunção cardíaca e, eventualmente, estatégias para prevenir a toxicidade cardiovascular.

Em nosso serviço, sugerimos a avaliação basal de FEVE e a reavaliação a cada 3 meses com ecocardiograma, ou antes quando houver suspeita clínica de cardiotoxicidade (Fig. 3.3).

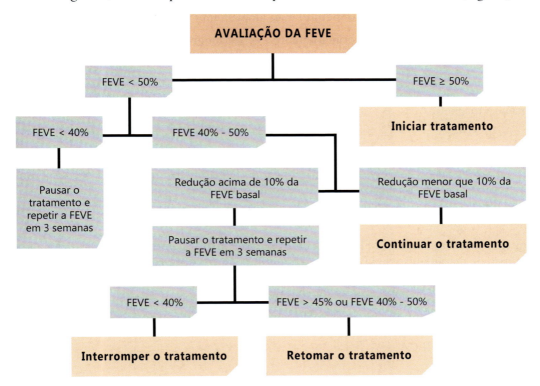

FIGURA 3.3 Manejo da cardiotoxicidade associada ao trastuzumabe.
Fonte: Adaptada de Curigliano et al., 2012. Esmo Guidelines.

FATORES DE RISCO PARA CARDIOTOXICIDADE ANTI-HER2

Análises retrospectivas de ensaios clínicos com trastuzumabe sugerem alguns fatores de risco para cardiotoxicidade associada ao trastuzumabe, incluindo o uso prévio de antraciclina, idade acima de 50 anos, doença cardíaca prévia e função ventricular limítrofe (Quad. 3.1).

QUADRO 3.1 Fatores de risco para cardiotoxicidade associada ao trastuzumabe

Uso prévio ou concomitante de antraciclinas
Função ventricular limítrofe
Doença cardíaca prévia
Idade > 50 anos
Hipertensão arterial

APRESENTAÇÃO CLÍNICA

A cardiotoxicidade associada ao trastuzumabe pode ser assintomática ou manifestar-se sob a forma de IC congestiva, com dispneia aos esforços, ortopneia, dispneia paroxística noturna, edema de membros inferiores, dependendo da gravidade do quadro.

DIAGNÓSTICO

O diagnóstico da cardiotoxicidade associada ao trastuzumabe é realizado pela avaliação da FEVE, sendo a ecocardiografia o método mais amplamente utilizado.

Alguns serviços têm utilizado rotineiramente a ecocardiografia com *strain* com a prospectiva de identificar alterações mais precoces na função ventricular, antes da deterioração da FEVE.

Pode-se também avaliar a função ventricular por meio de cintilografia miocárdica ou ressonância magnética.

TRATAMENTO

Em pacientes que desenvolvem quadro clínico de IC, o trastuzumabe deve ser suspenso temporariamente, e medicações para IC devem ser iniciadas, incluindo os inibidores da enzima de conversão da angiotensina (IECA) e betabloqueadores. A função ventricular deve ser reavaliada em 1 mês.

Em caso de recuperação da FEVE, devemos prosseguir o tratamento com trastuzumabe. Em caso de manutenção de FEVE abaixo do limite inferior da normalidade, devemos considerar risco-benefício da manutenção da terapia com trastuzumabe, sobretudo considerando o estádio da doença e outras alternativas terapêuticas.

Pacientes com disfunção ventricular assintomática significativa, isto é, FEVE < 40% ou queda de mais de 15 pontos em relação a FEVE basal, devem receber tratamento com betabloqueadores IECA.

PRINCIPAIS CONSIDERAÇÕES

▶ Os anti-HER2 são medicações que mostraram significativo aumento de sobrevida no tratamento de câncer de mama.

▶ A forma de cardiotoxicidade mais frequentemente encontrada é a disfunção ventricular sintomática ou assintomática.

▶ O trastuzumabe é o agente anti-HER2 com maior potencial cardiotóxico.

▶ As novas terapias anti-HER2 parecem ter menor cardiotoxicidade.

▶ Existe reversibilidade na maioria dos casos.

▶ Na presença de cardiotoxicidade, deve-se avaliar o risco-benefício da manutenção do tratamento, bem como alternativas terapêuticas.

⬡ LEITURAS SUGERIDAS

■ Crone SA, Zhao YY, Fan L, Gu Y, Minamisawa S, Liu Y, et al. ErbB2 is essential in the prevention of dilated cardiomyopathy. Nat Med 2002;8(5):459-65.

■ Curigliano G, Cardinale D, Suter T, Plataniotis G, de Azambuja E, Sandri MT, et al. Cardiovascular toxicity induced by chemotherapy, targeted agents and radiotherapy: ESMO Clinical Practice Guidelines. Ann Oncol 2012;23 Suppl 7:vii155-66.

■ Lenneman CG, Abdallah WM, Smith HM, Abramson V, Mayer IA, Silverstein C, et al. Sympathetic nervous system alterations with HER2+ antagonism: an early marker of cardiac dysfunction with breast cancer treatment? Ecancermedicalscience 2014;8:446.

■ Mackey JR, Clemons M, Cote MA, Delgado D, Dent S, Paterson A, et al. Cardiac management during adjuvant trastuzumab therapy: recommendations of the Canadian Trastuzumab Working Group. Curr Oncol 2008;15(1):24-35.

■ Moja L, Tagliabue L, Balduzzi S, Parmelli E, Pistotti V, Guarneri V, et al. Trastuzumab containing regimens for early breast cancer. Cochrane Database Syst Rev 2012;4:CD006243.

■ Onitilo AA, Engel JM, Stankowski RV. Cardiovascular toxicity associated with adjuvant trastuzumab therapy: prevalence, patient characteristics, and risk factors. Ther Adv Drug Saf 2014;5(4):154-66.

■ Pentassuglia L, Sawyer DB. The role of Neuregulin-1beta/ErbB signaling in the heart. Exp Cell Res 2009;315(4):627-37.

■ Perez EA, Suman VJ, Rowland KM, Ingle JN, Salim M, Loprinzi CL, et al. Two concurrent phase II trials of paclitaxel/carboplatin/trastuzumab (weekly or every-3-week schedule) as first-line therapy in women with HER2-overexpressing metastatic breast cancer: NCCTG study 983252. Clin Breast Cancer 2005;6(5):425-32.

■ Robert N, Leyland-Jones B, Asmar L, Belt R, Ilegbodu D, Loesch D, et al. Randomized phase III study of trastuzumab, paclitaxel, and carboplatin compared with trastuzumab and paclitaxel in women with HER-2-overexpressing metastatic breast cancer. J Clin Oncol 2006;24(18):2786-92.

■ Russell SD, Blackwell KL, Lawrence J, Pippen JE, Jr., Roe MT, Wood F, et al. Independent adjudication of symptomatic heart failure with the use of doxorubicin and cyclophosphamide followed by trastuzumab adjuvant therapy: a combined review of cardiac data from the National Surgical Adjuvant breast and Bowel Project B-31 and the North Central Cancer Treatment Group N9831 clinical trials. J Clin Oncol 2010;28(21):3416-21.

- Sendur MA, Aksoy S, Altundag K. Cardiotoxicity of novel HER2-targeted therapies. Curr Med Res Opin 2013;29(8):1015-24.

- Singh JC, Jhaveri K, Esteva FJ. HER2-positive advanced breast cancer: optimizing patient outcomes and opportunities for drug development. Br J Cancer 2014;111(10):1888-98.

- Slamon DJ, Leyland-Jones B, Shak S, Fuchs H, Paton V, Bajamonde A, et al. Use of chemotherapy plus a monoclonal antibody against HER2 for metastatic breast cancer that overexpresses HER2. N Engl J Med 2001;344(11):783-92.

- Smith I, Procter M, Gelber RD, Guillaume S, Feyereislova A, Dowsett M, et al. 2-year follow-up of trastuzumab after adjuvant chemotherapy in HER2-positive breast cancer: a randomised controlled trial. Lancet 2007;369(9555):29-36.

- VBang YJ, Van Cutsem E, Feyereislova A, Chung HC, Shen L, Sawaki A, et al. Trastuzumab in combination with chemotherapy versus chemotherapy alone for treatment of HER2-positive advanced gastric or gastro-oesophageal junction cancer (ToGA): a phase 3, open-label, randomised controlled trial. Lancet 2010;376(9742):687-97.

- Verma S, Miles D, Gianni L, Krop IE, Welslau M, Baselga J, et al. Trastuzumab emtansine for HER2-positive advanced breast cancer. N Engl J Med 2012;367(19):1783-91.

4

Inibidores de tirosina quinase

Carolina Maria Pinto Domingues de Carvalho e Silva

INTRODUÇÃO

Inibidores de tirosina quinase (ITK) são drogas que inibem a ativação anômala das chamadas tirosina quinases, implicadas no desenvolvimento de múltiplas neoplasias.

As quinases desempenham papel central na carcinogênese de certos tumores, mas também têm função importante em vias de reparo de cardiomiócitos; por esse motivo, sua inibição apresenta potencial efeito deletério ao sistema cardiovascular.

As semelhanças entre certas vias metabólicas intracelulares tumorais com as vias para a manutenção da homeostase cardíaca explicam a interrelação entre os efeitos antineoplásicos e cardiotóxicos desses agentes.

Os ITK são uma ampla classe de drogas, com múltiplos alvos e indicações. Seus potenciais efeitos cardiotóxicos são diversos, podendo incluir disfunção ventricular, isquemia miocárdica, prolongamento do intervalo QT, alterações de perfil lipídico, síndrome metabólica, eventos vasculares arteriais e venosos, entre outros.

Os alvos, indicações e efeitos cardiotóxicos mais frequentes dessas drogas são expostos no Quadro 4.1 a seguir.

Inibidores de tirosina quinase

QUADRO 4.1 Inibidores de tirosina quinase mais utilizados na prática clínica com respectivos alvos terapêuticos, indicações e efeitos cardiotóxicos mais comuns

Droga	Alvo terapêutico principal	Indicação principal	Efeito cardiotóxico mais comum	Frequência
Imatinibe	c-KIT, BCR-ABL, PDGF	GIST, LMC	Disfunção VE	Raro
Dasatinibe	BCR-ABL	LMC	Derrame pleural	Frequente
Nilotinibe	BCR-ABL	LMC	Toxicidade vascular	Frequente
Ponatinibe	BCR-ABL	LMC	Toxicidade vascular, HAS	Frequente
Sunitinibe	c-KIT, PDGF, VEGF	GIST, CCR, PNET	Disfunção VE, HAS	Moderada
Sorafenibe	c-KIT, PDGF, VEGF,	HCC, CCR	Disfunção VE, HAS	Raro
Pazopanibe	c-KIT, PDGF, VEGF	CCR	Disfunção VE, HAS	Raro
Vandetanibe	VEGF, HER1	Câncer de tireoide	Prolongamento QT, HAS	Frequente
Gefitinibe	HER1	CPNPC	Sem efeitos cardiovasculares relevantes	NA
Lapatinibe	HER1/2	Câncer de mama HER2+	Prolongamento QT	Frequente
Erlotinibe	HER1	CPNPC, câncer de pâncreas	TEV	Moderada

c-KIT: receptor do fator de células tronco; BCR-ABL: translocação entre os cromossomos 9 e 22; PDGF: fator de crescimento derivado de plaquetas; VEGF: fator de crescimento do endotélio vascular; HER: fator de crescimento epidérmico; GIST: tumor do estroma gastrintestinal; LMC: leucemia mieloide crônica; CCR: carcinoma de células renais; PNET: tumor neuroendócrino de pâncreas; HCC: hepatocarcinoma; CPNPC: carcinoma de pulmão não pequenas células; VE: ventricular esquerda; HAS: hipertensão arterial sistêmica; TEV: tromboembolismo venoso.

⬡ CLASSIFICAÇÃO DOS INIBIDORES DE TIROSINA QUINASE

Para efeito didático, podemos subdividir os ITK em duas principais frentes de utilização: na hematologia e na oncologia clínica.

Inibidores de tirosina quinase utilizados em hematologia

Indicados principalmente para as leucemias mieloides crônicas (LMC) e linfoma linfoblástico; este grupo de ITK apresenta como característica comum a atividade anti-BCR-ABL (translocação cromossômica característica da LMC). Diferem entre si quanto à potência, ao tempo para obtenção da resposta molecular e à atividade contra outras quinases. São classificados em gerações de acordo com as características previamente descritas e com sequência cronológica de desenvolvimento das drogas:

- ▶ 1ª geração: imatinibe;
- ▶ 2ª geração: dasatinibe, nilotinibe, bosutinibe;
- ▶ 3ª geração: ponatinibe.

Todas essas drogas são utilizadas para tratamento das fases aguda e crônica dos casos de LMC.

Inibidores de tirosina quinase utilizados em oncologia clínica

A maioria dos ITK utilizados na oncologia clínica possui alvos múltiplos; no entanto, diferem entre si quanto ao alvo principal, resultando em indicações bastante heterogêneas.

As indicações mais comuns são tumores sólidos avançados e/ou metastáticos e/ou inoperáveis e, frequentemente, são utilizados com intuito paliativo até a progressão de doença oncológica.

Essas drogas não têm uma classificação formal. Para efeito dessa revisão, segue resumida divisão geral conforme seu alvo principal e indicações principais:

▶ Drogas anti-HER (fator de crescimento epidérmico humano): lapatinibe, utilizada no câncer de mama HER-2 positivo;
▶ Drogas inibidoras EGF (receptor do fator de crescimento epidérmico): gefitinibe e erlotinibe, utilizados principalmente para câncer de pulmão não pequenas células, entre outros;
▶ Drogas multialvo: agem em múltiplos alvos, com inibição VEGF (fator de crescimento do endotélio vascular), PDGF (fator de crescimento derivado de plaquetas), SCF (fator de célula-tronco), c-KIT (receptor do fator de células tronco), entre outros. As principais drogas são o pazopanibe (utilizada para carcinoma de células renais), sorafenibe (utilizado para carcinoma hepatocelular e carcinoma de células renais), sunitinibe (utilizado para carcinoma de células renais, entre outros), imatinibe (utilizado em hematologia para LMC e em oncologia nos casos de tumores do estroma gastrintestinal [GIST]).

Essa divisão aborda as principais indicações gerais e os alvos terapêuticos mais estudados. No entanto, esses agentes têm outros alvos e indicações que não são o objetivo dessa revisão. A Figura 4.1, a seguir, resume a divisão didática dos ITK aqui descrita.

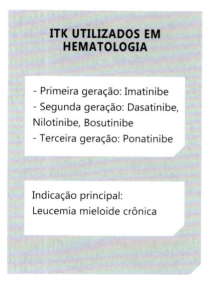

FIGURA 4.1 Divisão didática dos inibidores de tirosina quinase utilizada na revisão aqui descrita.
HER: fator de crescimento epidérmico humano; EGF: receptor do fator de crescimento epidérmico; CPNPC: carcinoma de pulmão não pequenas células; HCC: hepatocarcinoma; CCR: carcinoma de células renais; GIST: tumor do estroma gastrintestinal.

Mecanismo de ação dos inibidores de tirosina quinase

As tirosina quinases são proteínas envolvidas na transdução de sinais intracelulares, cuja atividade é deflagrada via ativação dos receptores de tirosina quinase. Essa ativação promove a fosforilação intracelular da tirosina (transferência de um grupo fosfato do ATP para o resíduo tirosina) e desencadeia uma cascata de reações citoplasmáticas, as vias de sinalização intracelulares, constituídas por complexas interações enzimáticas sequenciais.

As principais vias de sinalização dos fatores de crescimento envolvidos no metabolismo celular regulam a expressão gênica, o crescimento, o metabolismo, a divisão celular, a sobrevivência e a apoptose. Esses processos fazem parte da fisiologia das células normais. No entanto, a mutação ou superexpressão de certos componentes dessas vias podem estar relacionadas à carcinogênese.

Os principais fatores ligantes dos receptores de tirosina quinases envolvidos com o processo carcinogênico representam alvos terapêuticos importantes e estão dispostos no Quadro 4.2.

QUADRO 4.2 Principais fatores ligantes dos receptores de tirosina quinases

EGF (*epidermal growth factor*): fator de crescimento epidérmico
VEGF (*vascular endotelial growth factor*): fator de crescimento do endotélio vascular
PDGF (*platelet derived growth factor*): fator de crescimento derivado de plaquetas
SCF (*stem cel factor*): fator de células-tronco
c-KIT: receptor do fator de células-tronco
IGF (*insulin-like growth factor*): fator de crescimento semelhante à insulina
HER (*human epidermal growth factor*): fator de crescimento epidérmico humano
BCR-ABL ou "cromossomo Philadelphia": gene anormal resultante da translocação entre os cromossomos 9 e 22

Os principais ITK utilizados na prática clínica e seus alvos terapêuticos são esquematizados na Figura 4.2.

⬡ FISIOPATOLOGIA DO DANO CARDÍACO RELACIONADO AOS INIBIDORES DE TIROSINA QUINASES

A fisiopatologia do dano cardíaco induzido por ITK ainda não é totalmente esclarecida. São descritos tanto achados de alterações estruturais, principalmente destruição da arquitetura mitocondrial e das miofibrilas, como achados de alterações funcionais, como redução da capacidade de geração de energia e inibição do acoplamento excitação-contração. Em razão desse comprometimento misto, funcional e estrutural, o dano cardíaco apresenta potencial de reversibilidade ainda certo.

Com a descoberta do papel de inúmeras quinases no sistema cardiovascular, foram desenvolvidos modelos fisiopatológicos para descrição dos mecanismos de cardiotoxicidade relacionados aos ITK. Os dois mecanismos fisiopatológicos básicos de agressão cardíaca são:

▶ toxicidade alvo relacionada (*on-target*): baseada no mecanismo de ação do quimioterápico em seu alvo molecular primário;

▶ toxicidade extra-alvo (*off-target*): baseada na ação da droga em alvos não relacionados à morte de células tumorais, no entanto, envolvidos em mecanismos de preservação dos cardiomiócitos.

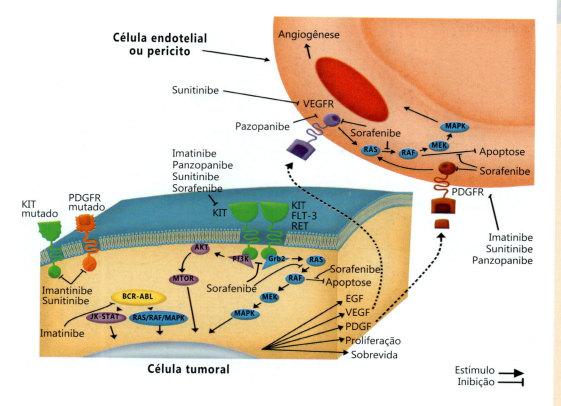

FIGURA 4.2 Esquematização dos principais ITK utilizados na prática clínica e seus alvos terapêuticos.
KIT: receptor do fator de células tronco; PDGF: receptor do fator de crescimento derivado de plaquetas; BCR-ABL: translocação entre os cromossomos 9 e 22; VEGF: receptor do fator de crescimento do endotélio vascular; EGF: fator de crescimento epidérmico; Ras/Raf/MEK/MAPK, JAK/STAT, AKY/mTOR: vias de sinalização intracelulares.

Fonte: Adaptada de Leite CAVG, Costa JVG, Callado RB, et al. 2012.

Toxicidade-alvo relacionada ou *on-target*

Alguns alvos moleculares das terapias antitumorais também desempenham papéis chave no coração. Estes, quando inibidos, levam a dano cardíaco pelo bloqueio de vias de sinalização dos miócitos normais, resultando em prejuízo à homeostase e aos mecanismos de preservação cardiovascular. O ITK protótipo desse perfil cardiotóxico é o imatinibe, que age das seguintes maneiras:

▶ Na LMC: o imatinibe age na via de sinalização da mutação BCR-ABL, bloqueando a fosforilação das quinases, o que leva à inibição dos efeitos mantenedores da sobrevida e da ativação da apoptose dos clones celulares mutados;

▶ Nos cardiomiócitos: o gene ABL parece manter a homeostase do retículo endoplasmático por mecanismos ainda incertos. Desse modo, a inibição desse gene relacionada ao uso do imatinibe induz danos ao retículo endoplasmático das células cardíacas, o que, associado à ativação de outras respostas celulares compensatórias, resulta em dano mitocondrial, depleção de ATP, dano em citocromos, ativação de caspases e morte celular por necrose e apoptose. Esses efeitos estão ilustrados na Figura 4.3.

Inibidores de tirosina quinase

Cardiomiócito

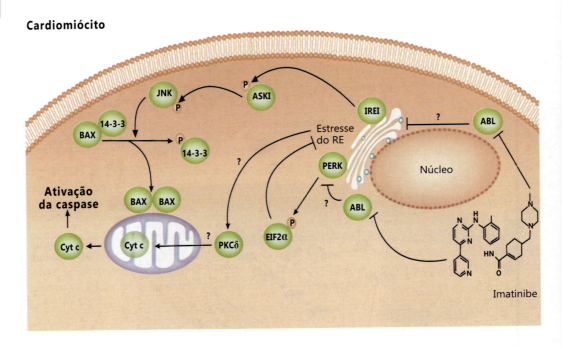

FIGURA 4.3 Representação dos efeitos do Imatinibe nos cardiomiócitos.

ABL: proto-oncogene localizado no cromossomo 9; RE: retículo endoplasmático; Cytc: citocromo C; demais siglas: quinases e fatores proteicos diversos envolvidos nas vias de sinalização entre o retículo endoplasmático e as mitocôndrias.

Fonte: Adaptada de Force T, Krause DS, Van Etten RA, 2007.

Toxicidade extra-alvo ou off-target

Nesta situação, alvos não relacionados a efeitos antitumorais, porém com papel decisivo na preservação dos cardiomiócitos, são atingidos inadvertidamente com o uso dos ITK. Essa situação é frequente com o uso dos inibidores multialvos ou multiquinases, como o sunitinibe e o sorafenibe.

O sunitinibe é o protótipo desse perfil de cardiotoxicidade, com ação em mais de 50 alvos diferentes. Seus efeitos principais nos cardiomiócitos são:

▶ inibição da quinase S6 ribossomal (RSK), resultando em depleção ATP e ativação de vias apoptóticas, com perda de miócitos e consequente disfunção ventricular esquerda;

▶ aumento da atividade do EEF2 (fator de elongação eucariótico 2) e mTOR (proteína alvo da rapamicina em mamíferos), promovendo hipertrofia dos miócitos;

▶ inibição da via da proteína quinase ativadora de AMP (AMPK), gerando comprometimento energético miocárdico, danificando a resposta ao estresse e levando à morte celular. Como o AMPK faz parte da resposta celular à hipóxia, os mecanismos de sobrevivência dos cardiomiócitos passam a estar comprometidos em situações de redução da oferta de oxigênio, notadamente nos contextos de isquemia miocárdica.

Esses efeitos estão ilustrados na Figura 4.4.

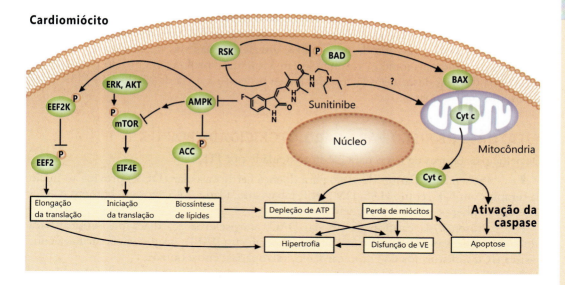

FIGURA 4.4 Representação dos efeitos do sunitinibe nos cardiomiócitos.
AMPK: proteína quinase ativadora de AMP; RSK: quinase S6 ribossomal; mTOR: proteína-alvo da rapamicina em mamíferos; EEF2K: fator de elongação eucariótico 2; Cyt c:citocromo C; demais siglas: quinases e fatores proteicos diversos envolvidos nas vias de sinalização demonstradas, VE: ventrículo esquerdo.

Fonte: Adaptada de Force T, Krause DS, Van Etten RA, 2007.

A Figura 4.5, a seguir, resume os mecanismos de cardiotoxicidade por ITK.

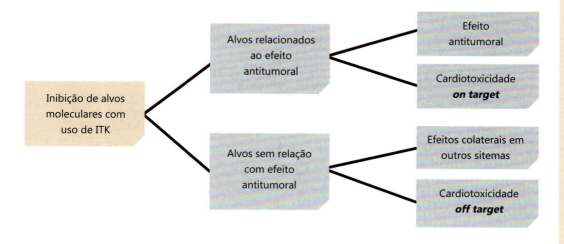

FIGURA 4.5 Mecanismos de cardiotoxicidade por ITK.

ᛰ MECANISMOS DE PROLONGAMENTO DO INTERVALO QT

O intervalo QT está relacionado ao potencial de ação das células miocárdicas. Esse potencial é mediado pelos canais iônicos transmembrana que regulam o fluxo de íons para dentro e fora das células.

O mecanismo pelos quais os ITKs interferem no intervalo QT ainda não é totalmente conhecido, mas parece ser multifatorial e de intensidade heterogênea entre os diversos ITK. A teoria mais aceita é a de que os ITK interferem nas vias de sinalização celulares relacionadas aos canais iônicos, resultando em aumento e prolongamento do potencial de ação. Uma das vias descritas relacionadas a esse processo é a via de sinalização PI3K (fosfatidilinositol-3-quinase).

FATORES DE RISCO PARA CARDIOTOXICIDADE POR ITK

Os principais fatores de risco para cardiotoxicidade por ITK são:

- Presença de fatores de risco para doença cardiovascular (DCV) prévios ao início da terapia com ITK, como HAS, DM, DLP, tabagismo, idade > 45 anos em homens e > 55 anos em mulheres, obesidade, sedentarismo;
- Presença da cardiopatia prévia: DAC, aterosclerose cardíaca ou extracardíaca (doença cerebrovascular, insuficiência arterial periférica [IAP]), insuficiência cardíaca congestiva (ICC), distúrbios do ritmo cardíaco, valvopatias, entre outros;
- Especialmente nos casos de uso contínuo crônico dos ITK, o estilo de vida e a síndrome metabólica aparecem desempenhar papel-chave para o desenvolvimento de dano cardiotóxico;
- Fatores de risco relacionados ao prolongamento do intervalo QT são: idade > 65 anos, bradicardia basal, sexo feminino, distúrbios hidroeletrolíticos, uso de drogas concomitantes com ação no intervalo QT.

A Figura 4.6, a seguir, resume os fatores relacionados à cardiotoxicidade por ITK.

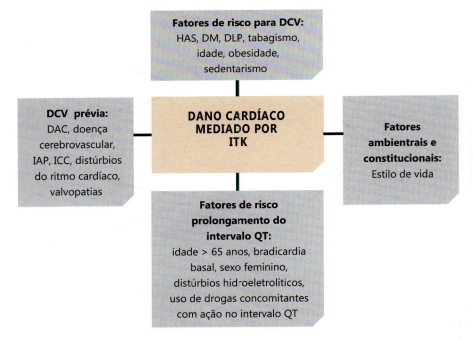

FIGURA 4.6 Fatores relacionados à cardiotoxicidade por ITK.

DCV: doença cardiovascular; HAS: hipertensão arterial sistêmica; DM: diabetes melito; DLP: dislipidemia; DAC: doença arterial coronária; IAP: insuficiência arterial periférica; ICC: insuficiência cardíaca congestiva; ITK: inibidor de tirosina quinase.

⬡ APRESENTAÇÃO CLÍNICA

A cardiotoxicidade por ITK pode se manifestar de diversas formas, com incidência pouco previsível e apresentação bastante heterogênea. O dano cardíaco mediado por ITK está relacionado aos alvos terapêuticos dos ITK; logo, as drogas multialvo apresentam alto potencial de toxicidade cardíaca por sua multiplicidade de alvos de ação.

A Tabela 4.1, a seguir, relaciona os principais efeitos cardíacos dos ITK descritos nas bulas das respectivas drogas.

TABELA 4.1 Efeitos cardiotóxicos dos inibidores da tirosina quinase e frequências relacionadas nas bulas das respectivas drogas

ITK	Disfunção VE	HAS	Isquemia miocárdica	TEV	QTP
Dasatinibe	2-4%				<1-3%
Nilotinibe		10-11%	5-9,4%	1-10%	<1-4%
Ponatinibe	3-15%	68%	12%	5%	
Sunitinibe	1-27%	15-34%		3%	
Sorafenibe	1,9-11%	9,4-41%			
Pazopanibe	0,6-11%	42%		1-5%	
Vandetanibe		33%			8-14%
Lapatinibe	0,9-4,9%				16%
Erlotinibe				3,9-11%	

ITK: inibidor de tirosina quinase; VE: ventricular esquerda; HAS: hipertensão arterial sistêmica; TEV: tromboembolismo venoso; QTP: intervalo QT prolongado. As células em branco sinalizam informações que não constavam nas bulas.

Fonte: Adaptada de Yeh ETH, 2016.

Alguns aspectos específicos são abordados a seguir.

Hipertensão arterial sistêmica

É a principal manifestação cardiotóxica dos ITK, com incidência que pode atingir até 40% dos casos a depender do ITK em questão. Está relacionada à ação anti-VEGF dessas drogas, com alterações da regulação da homeostase endotelial, da regulação do tônus vascular e da ação do óxido nítrico. A HAS relacionada aos ITK apresenta graus variáveis, a depender dos níveis pressóricos basais e estilo de vida dos pacientes (p. ex.: quantidade de ingesta de sódio e graus atividade física). Geralmente, apresenta boa resposta à terapia anti-hipertensiva e comportamento reversível com redução ou suspensão de dose do ITK em questão.

Disfunção ventricular

A queda de FE relacionada aos ITK apresenta incidência muito variável nos estudos clínicos, basicamente pela metodologia heterogênea, diferença entre as definições, falta de mensuração basal para comparação, entre outros. Está relacionada principalmente com os efeitos anti-VEGF e anti-PDGF, que resultam principalmente em prejuízo para a geração energética e perda dos mecanismos de proteção dos miócitos. É mais comum com o inibidor multialvo sunitinibe (com incidência variável, mas que pode atingir até 27% dos casos).

Na prática, mostrou-se evento menos frequente que o esperado, apresentando incidência muito variável a depender principalmente das características do grupo de pacientes em análise e do seu perfil de risco cardiovascular. Seu potencial de reversibilidade ainda é incerto.

Tromboembolismo venoso

O TEV desencadeado pelo uso de ITK é evento raro, relacionado ao efeito combinado anti-VEGF e anti-PDGF dessas drogas. De forma adicional, as alterações de viscosidade sanguínea e a disfunção endotelial mediadas pela neoplasia, favorecem a ocorrência de fenômenos tromboembólicos nesses pacientes.

Toxicidade vascular

A principal manifestação clínica cardiotóxica dos ITK hematológicos são alterações metabólicas assintomáticas (p. ex.: alterações de perfil lipídico, alterações glicêmicas e disfunção endotelial). A ação desses efeitos, somados aos fatores de risco clássicos para DCV típicos do envelhecimento, pode levar ao aumento na incidência de doença aterosclerótica; esse aumento na taxa de eventos vasculares ocorre em diversos territórios (coronário, cerebrovascular e vascular periférico).

Estudos retrospectivos e série de casos sugerem que os ITK de 2ª e 3ª gerações, notadamente o nilotinibe e o ponatinibe, apresentam maior efeito aterotrombótico. Este tópico será melhor explorado no capítulo Terapias anti-BCR-ABL.

Prolongamento do intervalo QTc

Pode ocorrer relacionado ao uso de qualquer ITK, porém é observado com mais frequência com lapatinibe e vandetanibe. O QTc prolongado (QTP) se associa ao risco de desenvolvimento de taquicardia ventricular polimórfica, especialmente *torsades de pointes*, condição rara e associada à morte súbita.

Não há definição de limiares numéricos específicos preditores de risco de desenvolvimento de *torsades de pointes*, sendo que, na prática clínica, o QTP tem se mostrado fraco preditor de desenvolvimento dessa arritmia. Os valores de normalidade do intervalo QTc pela fórmula de Bazett (mais utilizada) variam de 340 a 440 ms, sendo definido como prolongamento de intervalo QTc valores acima de 450 ms. Na maioria dos casos, valores de QTc de até 500 ms e aumentos em relação ao basal de 60 a 100 ms não se traduzem em maior risco de arritmia ventricular.

Status performance oncológico *versus* cardiotoxicidade

Os ITK empregados em oncologia, no geral, são utilizados por curto período de tempo em pacientes com *status* funcional frequentemente comprometido; estes agentes são mantidos até progressão de doença oncológica. Assim sendo, os efeitos cardiotóxicos, nesse cenário, tendem a apresentar pior evolução.

O evento mais comum, nesse contexto, é a disfunção ventricular. Esta pode ser sintomática ou não, a depender do *status* clínico geral do paciente e sua reserva funcional. Bradiarritmias e distúrbios de condução (p. ex.: bloqueios atrioventriculares) também podem ocorrer nesses pacientes, com mecanismo incerto, sendo mais frequentes com pazopanibe e sunitinibe.

✿ DIAGNÓSTICO

Semelhante ao diagnóstico da DCV em outros contextos. Os principais efeitos cardiotóxicos e os métodos complementares mais utilizados são descritos a seguir:

▶ Eletrocardiograma (ECG): é essencial para análise do prolongamento do intervalo QTc, que pode ser calculado a partir de vários métodos. Não existem evidências comparativas consistentes e definitivas entre essas fórmulas que permitam a recomendação expressa para utilização preferencial de nenhuma delas. Recomenda-se que o intervalo QT seja calculado manualmente e não sejam utilizados os valores obtidos por meio da análise automática dos traçados de ECG por softwares;

▶ Biomarcadores (troponina, BNP e NT-ProBNP): não há dados que suportem seu uso neste cenário. Devido ao mecanismo de cardiotoxicidade misto dos ITK (com dano estrutural e funcional), até o momento, não há correlação entre alterações desses biomarcadores e disfunção ventricular (que tem sido observada mesmo na presença de biomarcadores normais);

▶ Ecocardiograma (ECO): método mais utilizado para avaliação de disfunção ventricular. O ECO com *speckle tracking*, pelo cálculo do *strain rate*, parece ser superior para detecção precoce da disfunção ventricular.

▶ Ressonância magnética cardíaca: não há indicação de rotina neste contexto. Sugerimos sua utilização nos casos duvidosos, função VE limítrofe, cardiopatia estrutural prévia associada, etc.

▶ Angiotomografia de artérias coronárias: útil para avaliação não invasiva de DAC em pacientes em uso de ITK, especialmente em pacientes hematológicos com fatores de risco prévios e em uso de ITK aterogênicos.

Os demais métodos seguem as recomendações gerais das diretrizes vigentes.

✿ TRATAMENTO

O tratamento das condições cardiovasculares específicas segue as diretrizes vigentes disponíveis, sem diferenças relevantes em relação ao manejo das cardiopatias gerais. O manejo adequado dos eventos cardiovasculares deve visar, sempre que possível, otimizar a condição cardiológica do paciente, objetivando, em última instância, a manutenção das drogas antitumorais.

Nos casos de eventos cardiovasculares graves reversíveis, em pacientes com resposta oncológica adequada, a redução de dose de ITK pode ser discutida caso a caso com o oncologista/hematologista. Os casos de prolongamento do intervalo QTc, no geral, apresentam boa resposta ao ajuste de dose de ITK. Pacientes oncológicos tendem a apresentar maiores valores de QTc comparados à população geral, sendo comum tolerância de aumentos de QTc até 500 ms manejados de forma expectante com monitorização próxima.

✿ PREVENÇÃO

A presença de fatores de risco para DCV, quando somada ao uso de ITK, potencializa a ocorrência de eventos cardiológicos. No entanto, o manejo adequado desses fatores pode evitar ou, ao menos, postergar esses eventos. Assim, o rastreamento desses fatores de risco deve ser realizado antes do início do tratamento, com reavaliações periódicas ao longo da terapêutica ITK.

Ainda não existe uma abordagem terapêutica medicamentosa profilática para prevenção dos eventos cardíacos associados aos ITK. Embora não haja literatura consistente que embase intervenções específicas, algumas medidas podem ser discutidas caso a caso:

▶ Estatinas: extrapolando dados da literatura cardiológica geral, nos casos de eventos CV supostamente relacionados à aterosclerose sistêmica, o uso de estatinas é uma intervenção de baixo risco e que pode prevenir eventos futuros. O uso de estatinas para prevenção primária em pacientes sem eventos prévios deve ser guiado pelo cálculo do risco CV (realizado pelos escores disponíveis orientados nas diretrizes de prevenção).

▶ Ácido acetilsalicílico: de modo semelhante das estatinas, é intervenção que pode ser discutida em pacientes com risco cardiovascular moderado ou elevado em portadores de baixo risco de sangramento, embora as diretrizes de prevenção cardiovascular não indiquem o uso de ácido acetilsalicílico para prevenção primária.

▶ Modificação de estilo de vida: recomendações de alimentação saudável, cessação de tabagismo e prática de atividade física leve/moderada são adequadas nos cenários oncológicos (fora do contexto de paliação em pacientes com bom *status* funcional).

Moslehi et al. propuseram um algoritmo mnemônico "ABCDE" de cinco passos para a prevenção de DCV em pacientes portadores de LMC recebendo terapêutica com ITK (Quad.4.3).

QUADRO 4.3 Algoritmo ABCDE para prevenção de DCV em portadores de LMC recebendo terapêutica ITK.

A	*Awareness of cardiovascular disease* (conscientização sobre sinais e sintomas da DCV)
	Aspirin (ácido acetilsalicílico para casos selecionados)
	Ankle-brachial index (medida do índice tornozelo braquial para pesquisa de DAP)
B	*Blood pressure* (controle da pressão arterial)
C	*Cigarette* (cessação do tabagismo)
	Cholesterol (monitorização e tratamento da hiperlipidemia)
D	Diabetes melito (monitorização e tratamento do diabetes)
	Diet (dieta e controle de peso)
E	*Exercise* (promoção da atividade física)

DCV: doença cardiovascular; LMC: leucemias mieloides crônicas.

Fonte: Adaptado de Moslehi JJ, Deininger M, 2015.

Pacientes portadores de cardiopatia prévia e portadores de perfil de alto risco CV prétratamento com ITK devem ter acompanhamento cardiológico conjunto e monitorização CV mais frequente.

Para pacientes candidatos a ITK aterogênicos como nilotinibe e ponatinibe, são recomendados avaliação cardiológica basal e acompanhamento cardiológico conjunto desde o início da terapêutica ITK. Com relação ao risco de prolongamento do intervalo QT, as medidas preventivas são:

▶ não iniciar terapêutica ITK se QT longo congênito, distúrbios hidreletrolíticos (especialmente hipocalemia e hipomagnesemia), ICC descompensada, bradiarritmia atual, passado de *torsades de pointes* prévia);

▶ suspender, se possível, drogas concomitantes com ação no intervalo QT.

Não existem evidências sobre valores de QTc considerados seguros para o início da terapêutica com ITK. No entanto, valores de QTc de até 500 ms parecem seguros, desde que não haja outros fatores de risco para prolongamento de QT, bem como outros fatores pro-arrítmicos associados. As condutas preventivas durante o uso ITK são resumidas na Figura 4.7.

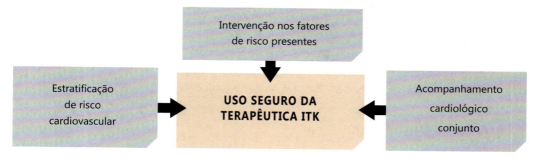

FIGURA 4.7 Condutas preventivas durante o uso ITK.

PROGNÓSTICO

A reversibilidade dos eventos CV relacionados aos ITK ainda não é totalmente conhecida. A HAS, as alterações metabólicas e o prolongamento do intervalo QT parecem ser reversíveis com suspensão ou ajuste de dose de ITK, enquanto disfunção VE e toxicidade vascular parecem ser irreversíveis.

O tratamento adequado dos eventos CV relacionados aos ITK, em geral, permite a manutenção da terapêutica oncológica. Nos casos de eventos cardíacos graves, como doença arterial coronária grave e disfunção ventricular importante (FE < 40%), a suspensão do tratamento faz-se necessária; no entanto, a reversibilidade do quadro após suspensão do ITK é imprevisível.

SEGUIMENTO

O uso da terapêutica ITK pressupõe riscos bem estabelecidos ao sistema cardiovascular, implicando a necessidade da monitorização cardiológica como parte da rotina desses pacientes. Os portadores de múltiplos fatores de risco para DCV, portadores de cardiopatia já estabelecida e candidatos ao início de drogas de alto risco para eventos vasculares (como nilotinibe e ponatinibe) devem ser encaminhados ao cardiologista para seguimento conjunto. A Figura 4.8 ilustra uma proposta de avaliação inicial de pacientes em uso de ITK.

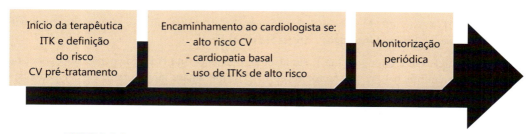

FIGURA 4.8 Proposta de fluxograma para manejo inicial de pacientes em uso de ITK.

CV: cardiovascular

Inibidores de tirosina quinase

O Quadro 4.4 mostra uma proposta de rotina para seguimento de pacientes em uso de ITK.

QUADRO 4.4 Proposta de rotina de seguimento de pacientes em uso de ITK

Rotina complementar para avaliação da cardiotoxicidade por ITK
ECG basal – 1m – 2m – 3m – trimestral a partir de então
ECO basal – 3m – 6m – guiado por sintomas a partir de então
Aferição pressão arterial basal e em todas as avaliações clínicas
Se uso de ITK hematológicos de 2ª/3ª gerações: glicemia, perfil lipídico, índice tornozelo braquial basais – 3m – 6m – anuais a partir de então

⬡ LEITURAS SUGERIDAS

- Bellinger AM, Arteaga CL, Force T, Humphreys BD, Demetri GD, Druker BJ et al.Cardio-Oncology: how new targeted cancer therapies and precisionmedicine can inform cardiovascular discovery.Circulation. 2015 Dec 8;132(23):2248-58.

- Das M. Tyrosine kinase-inhibitors and heart failure risk. Lancet Oncol. 2017 Jun;18(6):e302.

- Dasanu CA, Padmanabhan P, Clark BA, Do C. Cardiovascular toxicity associated with small molecule tyrosine kinase inhibitors currently in clinical use. Expert Opin Drug Saf. 2012 Mai;11(3):445-57.

- Force T, Krause DS, Van Etten RA. Molecular mechanisms of cardiotoxicity of tyrosine kinase inhibition. Nature Reviews Cancer 2007; 7(5):332-344.

- Fradley MG, Moslehi J. QT prolongation andoncology drugdevelopment. Card ElectrophysiolClin. 2015 Jun;7(2):341-55.

- Herrmann J, Yang EH, Iliescu CA, Charitakis K, Hakeem A, Toutouzas K, et al. Vascular toxicities of cancer therapies: the old and the new--an evolving avenue. Circulation. 2016 Mar 29;133(13):1272-89.

- Kalil Filho R, Hajjar LA, Bacal F, Hoff PM, Diz M del P, Galas FRBG, et al. I Diretriz Brasileira de Cardio-Oncologia da Sociedade Brasileira de Cardiologia. ArqBrasCardiol. 2011;96(2 supl. 1):1-52.

- Kim M, Baek M, Kim DJ. ProteinTyrosine signaling and its potential therapeutic implications in carcinogenesis. Curr Pharm Des. 2017 Jun;15.

- Leite CAVG, Costa JVG, Callado RB, et al. Receptores de tirosina quinase: implicações terapêuticas no câncer. Revista Brasileira De Oncologia Clínica, 2012;8(29):130-142.

- Lenihan DJ, Kowey PR. Overview and management of cardiac adverse events associated with tyrosine kinase inhibitors. Oncologist. 2013;18(8):900-8.

- Liu B, Ding F, Liu Y, Xiong G, Lin T, He D, et al. Incidence and risk of hypertension associated with vascular endothelial growth factor receptor tyrosine kinase inhibitors in cancer patients: a comprehensive network meta-analysis of 72 randomized controlled trials involving 30013 patients. Oncotarget. 2016 Out 11;7(41): 67661–67673.

- Maurea N, Coppola C, Piscopo G, et al. Pathophysiology of cardiotoxicity from target therapy and angiogenesis inhibitors. J Cardiovasc Med. 2016 May;17Suppl 1:S19-26.

- Moslehi JJ, Deininger M. Tyrosine kinase inhibitor–associated cardiovascular toxicity in chronic myeloid leukemia. J ClinOncol. 2015; 33:4210-4218.

- Moslehi JJ. Cardiovascular Toxic Effects of Targeted Cancer Therapies. N Engl J Med. 2016 Out 13;375(15):1457-1467.

- Qi WX, Shen Z, Tang LN, Yao Y. Congestive heart failure risk in cancer patients treated with vascular endothelial growth factor tyrosine kinase inhibitors: a systematic review and meta-analysis of 36 clinical trials. Br J Clin Pharmacol. 2014 Out;78(4):748-62.

- Shah RR, Morganroth J, Shah DR. Cardiovascular safety of tyrosine kinase inhibitors: with a special focus on cardiac repolarisation (QT interval). Drug Saf. 2013 Mai;36(5):295-316.

- Silva CMPDC. Novos quimioterápicos e cardiotoxicidade. RevSocCardiol Estado de São Paulo. 2012;22(3):29-35.

- Yeh ETH. MD Anderson Practices In Onco-Cardiology. © 2016 by Department of Cardiology, The UniversityofTexas M Anderson Cancer Center. ISBN: 978-1-944785-94-9.

5

Antimetabólitos

Cristina Salvadori Bittar

INTRODUÇÃO

O 5-fluorouracil (5-FU) e a capecitabina, sua pró-droga administrada por via oral, pertencem a classe de agentes quimioterápicos antimetabólitos e são amplamente utilizados no tratamento de neoplasias gastrintestinais, pancreáticas, mama, bexiga e próstata. Essas drogas atuam interrompendo o ciclo celular e interferindo na síntese de DNA por meio da enzima timidilatosintase nas células cancerosas, levando à morte celular.

O espectro de toxicidades associada ao 5-FU envolve trato gastrintestinal (TGI), medula óssea, pele e sistema nervoso central (SNC). Já a cardiotoxicidade pelo 5-FU é uma complicação rara, porém grave desta medicação.

As complicações cardiovasculares podem se apresentar de várias formas, como síndromes coronarianas, arritmias, insuficiência cardíaca (IC), hipertensão e hipotensão, choque cardiogênico e morte súbita.

INCIDÊNCIA

O risco de cardiotoxicidade durante o uso de tratamentos baseados em fluoropirimidinas varia de 1,2 a 18%, com uma taxa de mortalidade entre 2,2 e 13,3%. Estudos com maior número de pacientes mostram uma incidência de cardiotoxicidade sintomática entre 1,2 e 4,3% durante o tratamento. Essa grande variação se deve aos diferentes critérios de cardiotoxicidade e diferentes esquemas e doses de administração.

Evidências eletrocardiográficas de isquemia silenciosa e aumento dos níveis de NT-ProBNP durante a quimioterapia sugerem que até mais pacientes podem apresentar alterações cardíacas subclínicas pelo 5-FU.

⬡ FATORES DE RISCO

A incidência de cardiotoxicidade difere significativamente entre a infusão contínua *versus* bólus. A infusão contínua em 4 a 5 dias tem sido preferida por sua eficácia. Porém, estudos recentes sugerem um aumento na incidência de cardiotoxicidade com essa estratégia.

O uso associado de platinas (cisplatina, carboplatina) também é descrito como fator de risco para cardiotoxicidade. Alguns estudos sugerem aumento do risco de cardiotoxicidade em pacientes com doença cardíaca conhecida, enquanto outros estudos sugerem baixa incidência a despeito de história prévia.

Contudo, fatores de risco conhecidos para doença isquêmica cardíaca (hipertensão, dislipidemia, diabetes melito, obesidade, tabagismo e antecedente familiar de doença cardiovascular) não foram associados à cardiotoxicidade.

⬡ FISIOPATOLOGIA

O mecanismo preciso de etiologia e fisiopatologia da cardiotoxicidade por 5-FU ainda não é bem estabelecido e os estudos são limitados a estudos em animais, relatos de caso e pequenos estudos clínicos.

Vários mecanismos (Quad 5.1) foram propostos, sendo o vasoespasmo coronariano causando isquemia miocárdica o mecanismo comum mais suspeito. Estudos em humanos e em animais demonstram vasoespasmo dependente da dose administrada e que cessa com a interrupção da infusão.

QUADRO 5.1 Mecanismos de cardiotoxicidade pelo 5-FU

Vasoespasmo coronariano
Lesão miocárdica imune-mediada
Lesão endotelial coronariana
Efeitos trombogênicos
Toxicidade direta ao miocárdio, causando necrose
Disfunção global miocárdica
Acúmulo de metabólitos tóxicos

Estudos experimentais também levantam a hipótese de um dano direto do 5-FU ao endotélio coronariano e um estado de hipercoagulabilidade precipitando eventos trombóticos.

⬡ QUADRO CLÍNICO

A angina é o sintoma mais comum associado à infusão de 5-FU. Até 19% dos pacientes apresentaram angina, com episódios que podem durar desde o início da infusão até 12 horas após o término.

Alterações isoladas no segmento ST sem sintomas são comumente observadas em pacientes com monitorização contínua por eletrocardiograma (ECG) recebendo 5-FU. Até 68% dos pacientes podem apresentar alterações no segmento ST, aumento do intervalo QT e arritmias.

Estudos sugerem que até 22% podem apresentar critérios clínicos ou eletrocardiográficos de infarto do miocárdio após a infusão de 5-FU. Podem ocorrer bradicardias assintomáticas, aumento do intervalo QT e arritmias ventriculares durante a infusão do 5-FU. Miocardite e IC podem ocorrer em até 2% dos pacientes após a infusão do 5-FU. O Quadro 5.2 sistematiza o quadro clínico da cardiotoxicidade.

QUADRO 5.2 Quadro clínico da cardiotoxicidade

Angina
Taquicardia supraventricular
Infarto agudo do miocárdio
Intervalo QT prolongado
IC congestiva
Morte súbita
Choque cardiogênico
Miopericardite
Dissecção coronariana
Taquicardia ventricular

⌬ DIAGNÓSTICO, TRATAMENTO E PROFILAXIA

O reconhecimento precoce da cardiotoxicidade é crucial, principalmente na prevenção de eventos cardiovasculares graves que, embora raros, podem ser fatais. O sintoma mais comum é a dor torácica, que pode ocorrer após 3 horas até 2 a 5 dias após a administração.

Dor torácica associada às mudanças no ECG sinalizam que o paciente deve ser transferido a uma unidade monitorizada (departamento de emergência ou terapia intensiva). O ecocardiograma (ECO) pode ser útil na identificação de alterações segmentares e deve ser realizada dosagem seriada de marcadores de necrose miocárdica.

A infusão do 5-FU deve ser interrompida imediatamente e os sintomas geralmente melhoram após algumas horas; embora, em alguns casos, possa levar alguns dias até que a dor torácica melhore completamente.

Se houver alterações dinâmicas do segmento ST (elevações/depressões), quadro clínico de instabilidade ou marcadores positivos deve ser avaliada a indicação de investigação invasiva com cateterismo (levando em consideração a possível necessidade do uso de antiagregantes plaquetários e anticoagulação) ou estratificação não invasiva com uso de angiotomografia de coronárias, por exemplo. O Quadro 5.3 sistematiza o manejo de pacientes com cardiotoxicidade aos 5-FU.

QUADRO 5.3 Manejo de pacientes com cardiotoxicidade aos 5-FU

Suspender a infusão da medicação imediatamente
Administração de nitratos ou bloqueadores de canal de cálcio
Monitorização dos pacientes com enzimas cardíacas seriadas, de preferência em unidade de terapia intensiva

⬡ REEXPOSIÇÃO AO 5-FU

A reexposição ao 5-FU em pacientes que já apresentaram sinais de cardiotoxicidade é controversa. Em alguns pacientes, a troca para infusão em bólus já é suficiente para uma boa tolerância ao tratamento. Outras alternativas são a redução de dose ou troca de quimioterápico para raltitrexed. Após avaliação do risco-benefício, se optado por reexposição do paciente à medicação, o paciente deve ser submetido a testes de avaliação de isquemia miocárdica, com objetivo de planejar o tratamento de possíveis lesões coronárias e minimizar riscos.

Pode ser utilizado um pré-tratamento com nitratos e bloqueadores de canal de cálcio não di-idropiridínicos (p. ex.: verapamil e diltiazem), mantendo-se o uso durante a infusão.

A monitorização cardíaca com o paciente internado durante a reexposição é mandatória em pacientes que já apresentaram cardiotoxicidade ao 5-FU. Em pacientes que apresentaram cardiotoxicidade grave, como infarto agudo do miocárdio (IAM), a reexposição não é recomendada. O Quadro 5.4 resume a reexposição ao 5-FU.

QUADRO 5.4 Reexposição ao 5-FU

Uso de nitratos ou bloqueadores de canal de cálcio 24 horas antes da administração, durante e após 24 horas
Monitorizar os pacientes com enzimas cardíacas e eletrocardiograma contínuo

⬡ LEITURAS SUGERIDAS

- Alter P, Herzum M, Soufi M, Schaefer JR, Maisch B. Cardiotoxicity of 5-fluorouracil. Cardiovasc Hematol Agents Med Chem.2006 Jan;4(1):1-5.

- Cianci G, Morelli MF, Cannita K, Morese R, Ricevuto E, Di Rocco ZC, et al. Prophylactic options in patients with 5-fluorouracil-associated cardiotoxicity.. Br J Cancer. 2003 May 19;88(10):1507-9.

- Jensen SA, Hasbak P, Mortensen J, Sørensen JB. Fluorouracil induces myocardial ischemia with increases of plasma brain natriuretic peptide and lactic acid but without dysfunction of left ventricle.. J Clin Oncol. 2010 Dec20;28(36):5280-6.

- Layoun ME, Wickramasinghe CD, Peralta MV, Yang EH. Fluoropyrimidine-Induced cardiotoxicity: manifestations, mechanisms, and management. Curr Oncol Rep. 2016 Jun;18(6):35

- Polk A, Vaage-Nilsen M, Vistisen K, Nielsen DL. Cardiotoxicity in cancer patients treated with 5-fluorouracil or capecitabine: a systematic review of incidence, manifestations and predisposing factors. Cancer Treat Rev. 2013 Dec;39(8):974-84.

- Polk A, Vistisen K, Vaage-Nilsen M, Nielsen DL. A systematic review of the pathophysiology of 5-fluorouracil-induced cardiotoxicity. . BMC Pharmacol Toxicol. 2014 Sep4;15:47.

- Sorrentino MF, Kim J, Foderaro AE, Truesdell AG. 5-fluorouracil induced cardiotoxicity: review of the literature. Cardiol J. 2012;19(5):453-8.

- Steger F, Hautmann MG, Kölbl O 5-FU-induced cardiac toxicity--an underestimated problem in radiooncology? Radiat Oncol. 2012 Dec 15;7:212.

6

Agentes alquilantes

Isabela Bispo Santos da Silva Costa

INTRODUÇÃO

Os agentes alquilantes são os mais antigos fármacos utilizados como quimioterápico e seu uso está amplamente difundido. São comumente utilizados no tratamento de neoplasias hematológicas, de bexiga, de endométrio, de mama, de pulmão, entre outros.

Eles atuam de modo não específico no ciclo celular, interrompendo etapas importantes da proliferação, incluindo a formação de ligações cruzadas com os filamentos de DNA, impedindo sua replicação e, com isso, destroem as células em repouso ou em processo de divisão ativa. Esses agentes são divididos em classes de acordo com o tipo de agente (Quad. 6.1).

QUADRO 6.1 Classificação dos agentes alquilantes

Tipo de agente	Nomes genéricos
Mostardas nitrogenadas	Mecloretamina
	Ciclofosfamida
	Ifosfamida
	Melfalana
	Clorambucila
Etileneiminas e metilmelaminas	Alretamina, tiotepa
Derivados da metilidrazina	Procarbazina
Alquil sulfonato	Bussulfano
Nitrosureias	Carmustina, estreptozocina
Triazenos	Dacarbazina, temozolomida

Agentes alquilantes

Como eles atuam em qualquer tecido de rápida proliferação, que tenha como características um elevado índice mitótico e ciclo celular curto, é comum que ocorram reações adversas como o seu uso. Dentre elas, a cardiotoxicidade é relativamente frequente.

⬡ FORMAS DE CARDIOTOXICIDADE

A cardiotoxicidade que ocorre com o uso dos agentes alquilantes varia em relação ao tipo do agente utilizados. O Quadro 6.2 faz um resumo das manifestações de cardiotoxicidade mais comuns.

QUADRO 6.2 Sumário das principais manifestações de cardiotoxicidade dos agentes alquilantes

Agentes alquilantes	Forma de cardiotoxicidade
Ciclofosfamida	IC
	Miocardite hemorrágica
	Hipertensão arterial
Ifosfamida	IC
	Hipertensão arterial
Cisplatina/Carboplatina	Arritmias
	Isquemia miocárdica
Bussulfano	Tamponamento cardíaco
	Fibrose endomiocárdica e pericárdica

IC: insuficiência cardíaca.

Ciclofosfamida

A ciclofosfamida é utilizada de modo mais frequente nas neoplasias hematológicas (linfomas, mieloma múltiplo e leucemias). Os tumores sólidos que parecem ser mais sensíveis ao seu uso são neuroblastoma, adenocarcinoma de ovário e retinoblastoma. O carcinoma de mama e as neoplasias malignas de pulmão apresentam resposta parcial com seu uso.

Sua toxicidade pode apresentar-se de forma aguda ou subaguda e normalmente relaciona-se à dose utilizada. A forma aguda ocorre normalmente até 10 dias após a administração da primeira dose da ciclofosfamida. Já a cardiotoxicidade subaguda pode apresentar-se somente após meses ou anos do uso. A utilização de dose maiores que 140 mg/kg ou maiores que 1,5 g/m²/dia estão associadas à maior incidência de cardiotoxicidade. Há, contudo, relatos de cardiotoxicidades não relacionada à dose.

Além das altas doses, outros fatores de risco para cardiotoxicidade incluem uso prévio de antraciclina, terapia com mitoxantrone, irradiação mediastinal e disfunção ventricular esquerda (fração de ejeção menor que 50%)

A IC ocorre em 7 a 28% dos pacientes. O mecanismo exato que resulta em disfunção ventricular é desconhecido, mas acredita-se que resulte de lesão endotelial e extravasamento de metabólitos tóxicos, resultando em dano aos cardiomiócitos.

Ocorre necrose hemorrágica, edema intersticial, depósito de fibrina, lesões endoteliais, trombos microvasculares e áreas isquêmicas. Essas alterações podem causar inicialmente redução na complacência ventricular e alteração na função diastólica, evoluindo para disfunção sistólica posteriormente. O achado de miocardite hemorrágica é o mais característico da toxicidade por ciclofosfamida.

A ciclofosfamida também está relacionada ao desenvolvimento de hipertensão arterial, por causar lesão endotelial que resulta em vasoespasmo periférico. Há relatos também de vasoespasmo coronariano, levando a quadros de dor torácica com seu uso. Outras manifestações clínicas da cardiotoxicidade da ciclofosfamida incluem derrame pericárdico, mioperitica e arritmias (bradicardia, bloqueio atrioventricular, fibrilação atrial e taquicardias).

As formas de cardiotoxicidade da ciclofosfamida são normalmente reversíveis após a suspensão do fármaco; entretanto, a disfunção ventricular pode se tornar irreversível. O tratamento específico é realizado de acordo com a apresentação clínica e gravidade do quadro. Exceto pela suspensão da droga, o tratamento da IC é semelhante ao de IC causada por outras etiologias.

Ifosfamida

Análogo sintético da ciclofosfamida, é inativo *in vitro* e ativado *in vivo* no fígado pelas enzimas microssomais. É utilizada em linfomas, mieloma múltiplo, carcinoma de mama metastático, neoplasia maligna de bexiga, sarcomas ósseos e de tecido conjuntivo e tumores germinativos.

A ifosfamida pode levar ao desenvolvimento de quadros de IC em até 17% dos pacientes. De modo semelhante ao que ocorre com a ciclofosfamida, a cardiotoxicidade desse fármaco apresenta relação com a dose administrada, sendo mais comum a ocorrência com doses maiores que 12,5 g/m^2. O mecanismo que leva ao surgimento da disfunção ventricular esquerda parece ser igual ao da ciclofosfamida, uma vez que essas drogas têm semelhança estrutural.

Diferente do que ocorre com a ciclofosfamida, não há evidência histopatológica de miocardite hemorrágica relacionada à ifosfamida. O desenvolvimento de hipertensão arterial parece estar associado à toxicidade crônica causando danos endoteliais renal e microalbuminúria. Podem ocorrer também quadros de arritmia cardíaca e alterações transitórias eletrocardiográficas, sem disfunção cardíaca. O tratamento da cardiotoxicidade da ifosfamida deve contemplar o manejo da IC aguda e o manejo clínico da disfunção renal.

Cisplatina e carboplatina

A cisplatina é utilizada em tumores de testículo, ovário e bexiga. A cardiotoxicidade relacionada ao uso desse fármaco é relativamente infrequente. Quadros de arritmias cardíacas podem ocorrer durante o seu uso, sendo relatados em especial casos de fibrilação atrial, taquicardia supraventriculares, distúrbios de condução e, mais raramente, taquicardia ventriculares. Recomenda-se monitorar eletrólitos durante a quimioterapia, assim como fazer sua reposição quando for necessário como forma de reduzir incidência de arritmias.

A cisplatina parece induzir trombose arterial com consequente desenvolvmento de isquemia miocárdia e cerebrovascular em até 2% dos pacientes. O mecanismo fisiopatológico é multifatorial, incluindo efeitos pró-coagulante e lesão endotelial direta. Sobreviventes de câncer de testículos tratados com cisplatina apresentam alta incidência de DAC com risco absoluto de 8% em 20 anos.

A IC de modo menos frequente relaciona-se com o uso de cisplatina; entretanto, o mecanismo exato ainda não foi elucidado. Estudos experimentais demosntraram que a cardiotoxicidade da cisplatina se deve à disfunção mitocondrial e à apoptose. Além disso, a infusão de cisplatina é acompanhada de grande volume de fluidos, o que algumas vezes relaciona-se com a descompensação de quadros IC.

Agentes alquilantes

A cardiotoxicidade da cisplatina não parece relacionada à dose e pode ocorrer a qualquer momento, desde horas após a primeira infusão de cisplatina até meses após o término do tratamento.

A carboplatina é um derivado da platina de 2ª geração, que é mais hidrossolúvel e produz menos reações adversas que seu análogo a cisplatina. Não se conhece exatamente quais efeitos adversos estão relacionados ao seu uso. No entanto, acredita-se que sua cardiotoxicidade seja subestimada, uma vez que é comumente utilizada em combinação com outros agentes.

Bussulfano e mitomicina

O bussulfano é utilizado no tratamento de leucemia mieloide crônica. Após o tratamento com o bussulfano, foram observados casos de tamponamento cardíaco, além de casos raros de fibrose endomiocárdica e pericárdica até 9 anos após o uso do bussulfano, habitualmente com dose cumulativa acima de 600 mg. Não se conhece o mecanismo de causa da cardiotoxicidade.

A mitomicina, especialmente quando administrada com ou após uso da antraciclina, está associada ao desenvolvimento de cardiomiopatia, que ocorre tardiamente após o tratamento.

⬡ LEITURAS SUGERIDAS

▪ Azambuja E, Ameye L, Diaz M, Vandenbossche S, Aftimos P, Bejarano Hernández S, et al. Cardiac assessment of early breast cancer patients 18 years after treatment with cyclophosphamide, methotrexate, fluorouracil or epirubicin-based chemotherapy. Eur J Cancer 2015; 51: 2517-24.

▪ Braverman AC, Antin JH, Plappert MT, Cook EF, Lee RT. Cyclophosphamide cardiotoxicity in bone marrow transplantation: a prospective evaluation of new dosing regimens. J Clin Oncol 1991;9:1215-23.

▪ Curigliano G, Mayer EL, Burstein HJ, Winer EP, Goldhirsch A. Cardiac toxicity from systemic cancer therapy: a comprehensive review. Progress in Cardiovascular Diseases 2010; 53: 94-104.

▪ Kalil Filho R, Hajjar LA, Bacal F, Hoff PM, Diz M del P, Galas FRBG. I Diretriz Brasileira de Cardio-Oncologia da Sociedade Brasileira de Cardiologia. Arq Bras Cardiol [Internet]. 2011 [cited 2016 May 21]; 96 (2 Suppl 1): 01-52. Disponível em: <http://www.scielo.br/scielo.php?script=sci_arttext&pid=S0066-782X2011000700001&lng=en>, <http://dx.doi.org/10.1590/S0066-782X2011000700001>.

▪ Todaro MC, Oreto L, Qamar R, Paterick T, Carerj S, Khandheria S. Cardioncology: state of the heart. Inter J Cardiol 2013; 168: 680-687.

▪ Wadia Suber. Acute Cyclophosphamide hemorrhagic myopericarditis: dilemma case report, literature review and proposed diagnostic criteria. J Clin and Diag Res. 2015; Nov, Vol-9(11): OE01-OE03.

▪ Yeh ET, Bickford CL. Cardiovascular complications of cancer therapy: incidence, pathogenesis, diagnosis, and management. J Am Coll Cardiol 2009;53(24):2231-47.

▪ Zamorano JL, Lancellotti P, Munoz DR, Aboyans V, Asteggiano R, Galderisi M, et al. 2016 ESC Position Paper on cancer treatments and cardiovascular toxicity developed under the auspieces of the ESC Committee for Practice Guidelines. Eur Heart J 2016; 37: 2768-2801.

7

Anticorpos monoclonais

Marília Harumi Higuchi dos Santos

INTRODUÇÃO

Os anticorpos monoclonais são uma das mais importantes inovações no desenvolvimento da quimioterapia. São utilizados em malignidades hematológicas e tumores sólidos. Os anticorpos monoclonais são direcionados contra antígenos célulares tais como CD52, VEGF, HER, CD20, HER2 tirosina quinase e BCR-ABL tirosina quinase.

Os principais tipos de toxicidade relacionados ao uso de anticorpos monoclonais incluem choque anafilático ou reação anafilactoide, por liberação massiva de citocinas, reações infusionais, reações de hipersensibilidade, síndrome da lise tumoral, broncoespasmo, fenômenos tromboembólicos, hipertensão arterial e insuficiência cardíaca (IC). Grande parte dessas toxicidades é revertida com a suspensão da medicação (Quad. 7.1).

O fator de risco mais importante para a toxicidade é a administração prévia de antraciclinas. Outros fatores de risco incluem fração de ejeção de ventrículo esquerdo (FEVE) reduzida, hipertensão arterial (HAS) e idade avançada, que também são comuns a outros agentes quimioterápicos.

Todas as medicações podem causar toxicidade relacionada ao seu alvo celular específico. Por exemplo, os inibidores de fator de crescimento do endotélio vascular (VEGF) podem levar à rarefação celular e redução na produção de óxido nítrico (NO), resultando em hipertensão arterial. Outro exemplo é a inibição da via HER2, que no miócito desempenha papel cardioprotetor por promoção do crescimento e inibição da apoptose celular. Assim, o bloqueio desta via pode resultar em efeitos tóxicos ao miocárdico.

Anticorpos monoclonais

QUADRO 7.1 Efeitos colaterais dos anticorpos monoclonais

Alvo	mAb	Indicações	Efeitos colaterais comuns
CD52 sobre as células B, T e *Natural Killer*	Alemtuzumabe	Leucemia linfocítica crônica de células B; mieloma múltiplo	Reações infusionais; hipersensibilidade imunogenicidade; síndrome de liberação de citocinas; síndrome da lise tumoral; imunossupressão; citopenias; anemia hemolítica autoimune; tireoidopatias; e cardiotoxicidade
VEGF	Bevacizumabe	Câncer colorretal metastático; carcinoma de pulmão não pequenas células; carcinoma de mama metastático; carcinoma de células renais metastático	Reações infusionais; complicações locais no local tumoral; eventos tromboembólicos arteriais e venosos; hemorragia; hipertensão arterial; IC; síndrome reversível de leucoencefalopatia; perfuração GI; dificuldade de cicatrização
CD20 nas células B	Rituximabe	Linfoma folicular NH; LNH de grandes células B; distúrbios hematológicos autoimunes	Reações infusionais agudas; síndrome da liberação de citocinas; síndrome da lise tumoral; hipotensão; imunogenicidade; doença do soro; reações mucocutâneas; imunossupressão; reativação de hepatite B; hepatite fulminante; leucoencefalopatia multifocal progressiva; toxicidade renal; arritmias cardíacas;
EGF	Panitumumabe	Monoterapia para carcinoma colorretal; EGF-positivo com KRAS não mutado	Reações infusionais; *rash* cutâneo; diarreia, náuseas e vômitos; hipomagnesemia
	Cetuximabe	Câncer colorretal metastático EGF-positivo; carcinoma espinocelular de cabeça e pescoço	Reações infusionais; IgE contra oligossacarídeos e HAMA; urticária, toxicidades dermatológicas; broncoespasmo, toxicidade pulmonar; hipomagnesemia
	Trastuzumabe	Carcinoma de mama ERBB2-positivo	Reações de hipersensibilidade e reações infusionais

mAb: anticorpo monoclonal; VEGF: fator de crescimento do endotélio vascular; EGF: fator de crescimento epidérmico; IC: insuficiência cardíaca; GI: gastrointestinal; HAMA: anticorpo humano anti-camundongo.

⚕ FISIOPATOLOGIA

Cada molécula ou classe de moléculas apresenta um perfil de toxicidade específico em razão do bloqueio de seus respectivos receptores. Por exemplo, o choque anafilático após a infusão dos anticorpos monoclonais está associado a uma classe de medicações que estão associadas à liberação maciça de citocinas. Junto à hipotensão, pode haver febre, dispneia, hipóxia e broncoespasmo.

Na hipertensão arterial induzida por anticorpos monoclonais, sendo a principal classe a dos inibidores de angiogênese do receptor VEGF, temos deterioração na função desses receptores. Ocorrem rarefação vascular, desbalanço de fatores neuro-humorais e alterações no balanço de NO vascular. A redução da densidade microvascular, pela rarefação vascular, pode ocasionar hipertensão por aumento da resistência vasular. A avaliação de pacientes que recebem agentes anti-VEGF mostra reduções na microdensidade de capilares e alteração na função endotelial capilar.

A inibição do VEGF prejudica a formação de NO no endotélio das arteríolas de resistência. A redução na produção de NO leva à vasoconstrição, aumento da resistência periférica e, por fim, a elevações na pressão arterial sistêmica do sangue. O desenvolvimento de HAS pode também colaborar para disfunção miocárdica induzida por outras vias.

Alguns anticorpos monoclonais são também inibidores de tirosina quinase e serão discutidos no capítulo Inibidores de tirosina quinase.

Outro mecanismo de toxicidade dos anticorpos monoclonais é a disfunção ventricular. O mecanismo preciso da disfunção cardíaca induzida por anticorpos monoclonais não está completamente elucidado, mas é diferente daquele relacionado à antraciclina e pode ser secundário a mecanismo de estresse celular sequencial. Esse tipo de toxicidade pode seguir a inibição nos cardiomiócitos da via de sinalização HER2. Provavelmente, um papel crucial nessa toxicidade é a administração de antraciclinas de forma concomitante ou previamente ao trastuzumabe. De fato, as antraciclinas, mediante estresse oxidativo ou outros tipos de dano, são causas de apoptose e necrose celular e, ao mesmo tempo, regulam positivamente a via do HER2 como tentativa de compensar essa destruição e aumentar a restauração celular. Esse mecanismo de compensação está prejudicado quando o trastuzumabe é administrado concomitante ou imediatamente após o uso da antraciclina. Esse mecanismo de compensação está prejudicado quando o trastuzumabe é administrado concomitante ou imediatamente após o uso da antraciclina, pois este agente anti-HER promove a inibição específica desta via de sobrevida celular.

Dados obtidos de modelos animais mostram que a sinalização pela via do HER2 parece mediar respostas protetoras frente a situações de agressão aos miócios cardíacos, prevenindo a evolução para cardiomiopatia dilatada.

A disfunção ventricular induzida por bevacizumabe tem origem multifatorial e provavelmente envolve hipertensão e redução na densidade capilar, promovendo redução da função contrátil e fibrose cardíaca.

FATORES DE RISCO PARA CARDIOTOXICIDADE POR ANTICORPOS MONOCLONAIS

Alguns fatores de risco têm sido associados à cardiotoxicidade relacionada ao trastuzumabe em ensaios clínicos. São eles: tratamento prévio com antraciclinas; FEVE limítrofe, tratamento prévio com medicações anti-hipertensivas, idade avançada e índice de massa corporal (IMC) > 25 kg/m^2.

Os mesmos fatores de risco parecem interferir com os efeitos hipertensivos e cardiotóxicos de outros inibidores de sinalização e anticorpos monoclonais.

APRESENTAÇÃO CLÍNICA

As principais manifestações clínicas relacionadas ao sistema cardiovascular são o choque após a infusão do anticorpo, a hipertensão arterial e a disfunção ventricular. Entretanto, cada anticorpo monoclonal tem seu perfil único de toxicidade, relacionada a seu alvo molecular específico.

Alemtuzumabe

As principais toxicidades do Alentuzumabe são reações relacionadas a infusão, que incluem hipotensão, broncoespasmo, *rash* e, usualmente, ocorrem na primeira semana da terapia. Raramente, pode estar relacionado à disfunção de VE em pacientes com linfoma cutâneo de células T que foram previamente submetidos a múltiplos regimes de quimioterapia.

Monitorização cuidadosa da pressão arterial em pacientes com doença cardíaca pré-existente é recomendada. Anti-histamínicos, acetaminofeno, corticosteroides e infusões mais lentas podem ser estratégias para prevenir ou tratar essas reações durante as infusões.

Bevacizumabe

O bevacizumabe é um medicamento que se liga e inibe a atividade de VEGF. Um efeito comum de classe resultante do tratamento com inibidores de VEGF é hipertensão arterial. O tratamento com bevacizumabe está frequentemente associado ao desenvolvimento de hipertensão arterial nova ou, ainda, acentuação de quadros pré-existentes. Hipertensão arterial grave (> 200/110 mmHg) ocorre em pacientes tratados com bevacizumave com incidência de 5 a 36% dos casos, por vezes ocasionando emergências hipertensivas, com encefalopatia e hemorragias subaracnóideas.

Além disso, o bevacizumabe pode aumentar a atividade trombótica arterial, provavelmente por prejuizo na regeneração endotelial. Em alguns pacientes, está associado a infarto agudo do miocárdio (IAM), angina, IC, acidente vascular encefálico (AVE) e acidente isquêmico transitório (AIT). Esses efeitos não têm relação com a dose e podem ocorrer a qualquer momento durante o tratamento, com tempo médio de três meses. Além disso, trombose venosa produnda (TVP) pode ocorrer pelo aumento da atividade pró-trombótica.

A ocorrência de dano miocárdico direto com tratamento isolado com bevacizumabe parece baixa. Incidência de IC de 4% foi reportada quando utilizado em conjunto com antraciclinas e radioterapia.

Trastuzumabe e pertuzumabe

Anticorpos descritos no capítulo Terapias anti-HER2.

Rituximabe

Os efeitos colaterais do rituximabe são geralmente relacionados à infusão e ocorrem nas primeiras horas, especialmente, na primeira infusão. Reações menos intensas podem ocorrer em até 10% dos casos com hipotensão, angioedema, hipóxia ou broncoespasmo. O tratamento desses efeitos é usualmente de suporte.

O rituximabe também foi associado a casos esporádicos de arritmias e IC fatal, de forma que pacientes com doença cardíaca prévia devem ser monitorados durante e após a infusão desse agente.

Cetuximabe

Em cerca de 3% dos casos tratados com cetuximabe ocorrem reações graves e potencialmente fatais, caracterizadas por broncoespasmo, urticária e hipotensão. Esporadicamente, também foram relatados casos de pneumonia intersticial com edema pulmonar não cardiogênico.

Sorafenibe e Sunitinibe

São descritos no Capítulo 4.

Imatinibe

Os efeitos cardiovasculares mais relevantes do imatinibe são retenção hídrica e IC. A ocorrência de IC sobrejacente é dose-relacionada e apresenta incidência muito variável, sendo mais frequente com doses acima de 300 mg/dia. Esse aspecto também é discutido no Capítulo 11.

Lapatinibe

É discutido no Capítulo 3.

⌬ TRATAMENTO DA CARDIOTOXICIDADE ASSOCIADA AOS ANTICORPOS MONOCLONAIS

A disfunção ventricular associada aos anticorpos monoclonais é comumente tratada com medicações cardiovasculares utilizadas para IC com FEVE reduzida, como IECA, BRA, betabloqueadores, antagonistas da aldosterona e diuréticos, conforme tolerabilidade do paciente. Os critérios para possível suspensão de medicação estão descritos nas sessões específicas dos respectivos agentes antineoplásicos.

A hipertensão arterial relacionada aos agentes inibidores da angiogênese é tipicamente manejável com início precoce de terapêutica farmacológica para obter valores aceitáveis de PA. Os agentes anti-hipertensivos de escolha são os IECA e os bloqueadores de canal de cálcio di-idropiridínicos, embora não existam dados definitivos de superioridade de classes nessa população.

O início precoce e agressivo de terapêutica anti-hipertensiva é importante para manutenção do tratamento oncológico e redução de complicações graves tais como hipertensão maligna e leucoencefalopatia.

PRINCIPAIS CONSIDERAÇÕES

- ▶ Os efeitos tóxicos dos anticorpos monoclonais podem ser divididos em efeitos de classe e alvo específicos:
  - ◊ Efeitos de classe
    - choque anafilático;
    - hipertensão;
    - IC.
  - ◊ Toxicidade específica relacionada ao alvo celular
    - inibidores do VEGF: rarefação vascular, redução de NO, hipertensão arterial e fenômenos tromboembólicos;
    - inibidores do HER2: apoptose e redução no reparo celular, IC;
    - inibidores da quinase AMP: redução de ATP.
- ▶ A hipertensão pode ser grave, com necessidade de tratamento imediato.
- ▶ A IC é reversível na maioria dos casos.

⬡ LEITURAS SUGERIDAS

- Aster RH, Bougie DW. Drug-induced immune thrombocytopenia. N Engl J Med. 2007; 357, 580-587.

- Baldo BA. Adverse events to monoclonal antibodies used for cancer therapy: Focus on hypersensitivity responses. Oncoimmunol. 2013;2:e26333

- Carter P. Improving the efficacy of antibody-based cancer therapies. Nat Rev Cancer 2001; 1, 118-129.

- Chien KR. Herceptin and the heart — a molecular modifier of cardiac failure. N Engl J Med 2006; 354, 789-790.

- Coiffier B, Altman A, Pui CH, Younes A, Cairo MS. Guidelines for the management of pediatric and adult tumor lysis syndrome: an evidencebased review. J Clin Oncol 2008; 26, 2767-78.

- Coiffier B, Lepage E, Brière J, Herbrecht R, Tilly H, Bouabdallah R, et al. CHOP chemotherapy plus rituximab compared with CHOP alone in elderly patients with diffuse large-B-cell lymphoma. N Engl J Med 2002; 346, 235-242.

- Dubel S. (ed.) Handbook of therapeutic antibodies. Volume I: Technologies, Volume II: Emerging Developments, Volume III: Approved Therapeutics (Wiley, Weinhem, 2007). A comprehensive three volume multiple-author text on therapeutic antibodies.

- Force T, Kerkela R. Cardiotoxicity of the new cancer therapeutics — mechanisms of and approaches to the problem. Drug Discov Today 2008; 13, 778-784.

- Hansel TT, Singer T, Mitchell JÁ, George AJT. The safety and side effects of monoclonal antibodies. Nat Rev 2010;9; 325.

- Hudis CA. Trastuzumab — mechanism of action and use in clinical practice. N Engl J Med 2007; 357, 39-51.

- Kang SP, Saif MW. Infusion-related and hypersensitivity reactions of monoclonal antibodies used to treat colorectal cancer — identification, prevention, and management. J. Support. Oncol 2007; 5, 451-457.

- Klastersky J. Adverse effects of the humanized antibodies used as cancer therapeutics. Curr Opin Oncol 2006; 18, 316-320.

- Nalluri SR, Chu D, Keresztes R, Zhu X, Wu S. Risk of venous thromboembolism with the angiogenesis inhibitor bevacizumab in cancer patients: a meta-analysis. JAMA 2008; 300, 2277-85.

- Presta LG. Molecular engineering and design of therapeutic antibodies. Curr Opin Immunol 2008; 20, 460-470.

- Rosa GM, Gigli L, Tagliasacchi MI, Di Iorio C, Carbone F, Nencioni A, et al. Update on cardiotoxicity of anti-cancer treatments. Eur J Clin Invest. 2016; Mar; 46(3):264-84.

- Scappaticci FA, Skillings JR, Holden SN, Gerber HP, Miller K, Kabbinavar F, et al. Arterial thromboembolic events in patients with metastatic carcinoma treated with chemotherapy and bevacizumab. J Nat Cancer Inst 2007; 99, 1232-39.

- Weber, J. Review: anti-CTLA-4 antibody ipilimumab: case studies of clinical response and immune-related adverse events. Oncologist 2007; 12, 864-872.

- Wittayanukorn S, Qian J, Johnson BS, Hansen RA. Cardiotoxicity in targeted therapy for breast cancer: a study of the FDA adverse event reporting system (FAERS). J Oncol Pharm Pract. 2015

8

Taxanos

Giovanni Henrique Pinto

INTRODUÇÃO

Os taxanos são drogas antineoplásicas que atuam como agentes antimicrotúbulos ao promoverem a polimerização da tubulina, levando ao desenvolvimento de microtúbulos disfuncionais, interferindo na mitose e causando falha da divisão celular.

As drogas mais utilizadas dessa classe são paclitaxel e docetaxel, de uso em tumores sólidos como câncer de mama, ovário e de pulmão não de pequenas células.

PACLITAXEL

Sua toxicidade cardíaca está relacionada principalmente a arritmias. Aproximadamente 30% dos pacientes apresentam bradicardia sinusal assintomática que não costuma ter importância clínica. Outras manifestações de toxicidade incluem extrassístoles ventriculares, taquicardia ventricular e bloqueios de condução, de 1° grau até bloqueio atrioventricular total – sendo estas pouco frequentes.

Isquemia cardíaca é relatada, porém rara, sendo evidenciada como eventos isolados em alguns estudos. Os sintomas na maioria das vezes são resolvidos com a descontinuação da terapia.

⬡ DOCETAXEL

Também tem sido associado a anormalidades de condução e doença isquêmica do coração, sendo que em relação a estas, mais frequentes que o paclitaxel, chegando até a 7% dos casos, particularmente em pacientes com doença coronariana prévia.

É importante lembrar que os taxanos (paclitaxel e docetaxel) combinados com antraciclinas aumentam a incidência de cardiotoxicidade, que ocorre em doses cumulativas mais baixas do que quando comparadas com antraciclinas utilizadas isoladamente, pois os taxanos aumentam os níveis plasmáticos de doxorrubicina e promovem a formação de um metabólito alcoólico tóxico, o dexarrubicinol, no cardiomiócito.

Frequentemente, o paclitaxel tem sido administrado a pacientes que foram expostos previamente a antraciclinas e que ficaram com a função ventricular sistólica reduzida, no entanto, essa droga parece ser bem tolerada.

Nos casos de insuficiência cardíaca (IC), a recomendação é tratar os pacientes em regime otimizado para IC antes de iniciar a quimioterapia.

⬡ LEITURAS SUGERIDAS

■ Arbuck SG, Strauss H, Rowinsky E, Christian M, Suffness M, Adams J, et al. A reassessment of cardiac toxicity associated with Taxol. J Natl Cancer Inst Monogr 1993;15:117-30.

■ Giordano SH, Booser DJ, Murray JL, Ibrahim NK, Rahman ZU, Valero V, et al. A detailed evaluation of cardiac toxicity: a phase II study of doxorubicin and one- or three-hour-infusion paclitaxel in patients with metastatic breast cancer. Clin Cancer Res 2002;8:3360-8.

■ Gollerkeri A, Harrold L, Rose M, Jaind D, Burtness BA. Use of paclitaxel inpatients with pre-existing cardiomyopathy: a reviewof our experience. Int J Cancer 2001;93:139-41.

■ Malhotra V, Dorr VJ, Lyss AP, Anderson CM, Westgate S, Reynolds M, et al. Neoadjuvant andadjuvant chemotherapy with doxorubicin and docetaxelin locally advanced breast cancer. Clin Breast Cancer 2004;5:377-84.

■ Rosa GM, Gigli L, Tagliasacchi MI, Di Iorio C, Carbone F, Nencioni A, et al. Update on cardiotoxicity of anti-cancer treatments: review article; Eur J Clin Invest 2016; 46 (3): 264-284.

■ Rowinsky EK, McGuire WP, Guarnieri T, Fisherman JS, Christian MC, Donehower RC. Cardiac disturbances during the administration of taxol. J Clin Oncol 1991;9:1704-12.

■ Vermorken JB, Remenar E, van Herpen C, Gorlia T, Mesia R, Degardin M.EORTC 24971/TAX 323 Study Group. Cisplatin, fluorouracil, and docetaxel in unresectable head and neck cancer. N Engl J Med 2007;357:1695-704.

■ Yeh ET, Bickford CL. Cardiovascular complications of cancer therapy: incidence, pathogenesis, diagnosis, and management. J Am Coll Cardiol 2009.

■ Heidenreich PA, Schnittger I, Strauss HW, Vagelos RH, Lee BK, Mariscal CS, et al. Screening for coronary artery disease after mediastinal irradiation for Hodgkin's disease. J Clin Oncol 2007;25:43-9.

■ Küpeli S, Hazirolan T, Varan A, Akata D, Alehan D, Hayran M, et al. Evaluation of coronary artery disease by computed tomography angiography in patients treated for childhood Hodgkin's lymphoma. J Clin Oncol 2010;28:1025-30. Heidenreich PA, Hancock SL, Lee BK. Asymptomatic cardiac disease following mediastinal irradiation. J Am Coll Cardiol 2003;42:743-9.

- Lancellotti P, Nkomo VT, Badano LP, Bergler-Klein J, Bogaert J, Davin L, et al. Expert consensus for multi-modality imaging evaluation of cardiovascular complications of radiotherapy in adults: a report from the European Association of Cardiovascular Imaging and the American Society of Echocardiography. Eur Heart J Cardiovasc Imaging 2013;14:721-40.

- Zamorano JL, Lancellotti P, Munoz DR, Aboyans V, Asteggiano R, Galderisi M, et al. 2016 ESC Position Paper on cancer treatments and cardiovascular toxicity developed under the auspices of the ESC Committee for Practice Guidelines. Eur Hearth J 2016; 37, 2768-2801.

9

Terapia endócrina no câncer de mama e próstata

Marília Harumi Higuchi dos Santos
Diogo Assed Bastos

INTRODUÇÃO

Os canceres de mama e de próstata estão entre as neoplasias mais prevalentes em mulheres e homens, respectivamente. Estes tumores possuem como semelhança a clara relação de dependência com os hormônios sexuais para sobrevivência e crescimento tumoral. Assim, o bloqueio hormonal nesses casos possui alta eficácia no controle da doença oncológica. No entanto, os hormônios fazem parte da fisiologia normal feminina e masculina, com ações sistêmicas que não se restringem apenas ao sistema reprodutivo, e isto engloba o sistema cardiovascular. Deste modo, embora altamente eficaz no controle tumoral, o bloqueio hormonal masculino e feminino também resulta em quebra da homeostase orgânica e possui consequências sistêmicas indesejáveis, inclusive ao sistema cardiovascular.

HORMONIOTERAPIA E CÂNCER DE MAMA

As medicações endócrinas utilizadas no tratamento do câncer de mama mostram bom perfil de toxicidade quando comparadas a agentes citotóxicos. No entanto, essas drogas podem levar a eventos cardiovasculares tais como isquemia, trombose e, às vezes, arritmias.

A terapia hormonal é ponto chave no tratamento sistêmico adjuvante para o câncer de mama positivo para receptor de estrógeno (ER+), sendo realizada com tamoxifeno e inibidores da aromatase (IA). O tamoxifeno está associado ao aumento do risco tromboembólico e câncer de endométrio. Os IA estão associados ao aumento do risco de fraturas, porém efeitos sobre o sistema cardiovascular são menos estabelecidos.

Revisão sistemática recente, encontrou aumento de eventos tromboembólicos com tamoxifeno em comparação com IA, enquanto a terapia sequencial mostrou redução de eventos cardiovasculares quando comparada a 5 anos de IA.

TERAPIA ANTIANDROGÊNICA E CÂNCER DE PRÓSTATA

A terapia antiandrogênica (TAA) é a terapia sistêmica primária para o câncer de próstata localmente avançado e metastático, com cerca de 50% dos pacientes recebendo essa terapia em algum ponto do tratamento. Vários estudos observacionais sugerem relação entre a TAA e o aumento de eventos cardiovasculares.

Em 2010, a American Heart Association liberou uma declaração atentando para a possível associação entre TAA e eventos cardiovasculares adversos. Mais recentemente, as diretrizes acerca do cuidado de sobreviventes de câncer de próstata liberados pela American Society of Clinical Oncology (ASCO) reforçam a avaliação e o rastreamento de fatores de risco cardiovasculares em homens que recebem TAA.

Grande parte dos efeitos da TAA sobre o coração, parecem ocorrer por modificações indiretas sobre os fatores de risco cardiovasculares, levando a um estado metabólico similar à síndrome metabólica. Essas alterações podem acelerar a aterosclerose sistêmica e predispor à doença arterial coronária. A TAA também tem sido associada ao aumento de eventos trombóticos tanto arteriais como venosos, incluindo trombose venosa profunda (TVF), tromboembolismo pulmonar (TEP) e acidente vascular encefálico (AVE).

Esses estudos baseiam-se essencialmente em drogas agonistas de GnRH como leuprolide e goserelina. É válido notar que parece haver diferenças entre os agonistas e antagonistas de GnRH e risco cardiovascular. Os antagonistas de GnRH suprimem ambos os hormônios LH e FSH, em oposição aos agonistas de GnRH que suprimem primariamente o LH.

Essa influência pode afetar o modo como essas moléculas afetam a função endotelial, o metabolismo lipídico e o acúmulo de gordura. Por exemplo, em homens com doença cardiovascular (DCV) preexistente o risco de eventos cardíacos é duas vezes maior nos tratados com agonistas de GnRH em comparação com os indivíduos tratados com antagonistas de GnRH.

FISIOPATOLOGIA

Após a síntese nos testículos, os andrógenos (primariamente testosterona) circulam no soro e ativam o receptor androgênico nos tecidos-alvo, incluindo tecido muscular, adiposo e células de câncer de próstata. Após a ativação pelo seu ligante, o receptor de andrógeno induz vários genes participantes da resposta androgênica, que dirigem, entre outras coisas, o crescimento do câncer de próstata (Fig. 9.1). Assim, o objetivo principal da TAA no tratamento do câncer de próstata é reduzir a testosterona sérica para níveis abaixo de 50 ng/dL, reduzindo essa ativação androgênica nas células neoplásicas.

A TAA pode ser obtida pela castração cirúrgica ou farmacológica, orquiectomias bilaterais ou tratamento com agonistas ou antagonistas do GnRH (Quad. 9.1).

QUADRO 9.1 Lista de medicações antiandrogênicas

Agonistas de GnRH	Antagonistas de GnRH	Antiandrogênicos	Inibidores androgênicos adrenais	Estrogênios
Leuprolide	Degarelix	Flutamida	Cetoconazol	Estradiol
Goserelina		Bicalutamida	Corticosteroides	Premarin
Triptorelina		Nilutamida	Acetato de abiraterona	
Histrelina		Enzalutamida		

GnRH: hormônio liberador de gonadotropina (gonadotropin-releasing hormone).

Os agonistas de GnRH regulam negativamente a secreção de hormônio luteinizante (LH) a partir da hipófise após causarem uma elevação inicial de níveis de LH nas primeiras semanas de tratamento (Quad. 9.1). Por outro lado, os antagonistas de GnRH ligam-se aos receptores de GnRH sobre a hipófise anterior e inibem a liberação de LH, evitando essa elevação no LH e as complicações potenciais associadas. Essa redução nos níveis de LH suprime a síntese de andrógenos pelos testículos (Fig. 9.1).

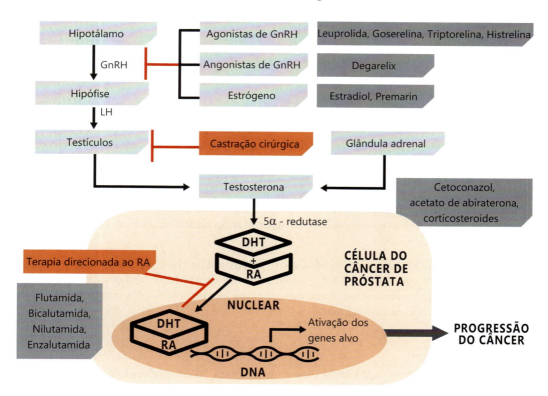

FIGURA 9.1 Efeito das terapias antiandrogênicas no eixo neuro-hormonal mantenedor do câncer de próstata.

GnHR: hormônio liberador de gonadotrofina; RA: receptor androgênio; DHT: di-hidroxi-testosterona; LH; hormônio luteinizante

Os antiandrogênicos trabalham no nível das células de câncer de próstata para bloquearem diretamente a ativação do receptor androgênico e podem ser utilizados para aumentar a efetividade da supressão de ativação do receptor androgênico pelo agonista ou antagonista de GnRH (Fig. 9.1).

EFEITOS SOBRE O SISTEMA CARDIOVASCULAR

Os efeitos da TAA sobre o sistema cardiovascular são causados em grande parte por modificações indiretas nos fatores de risco CV. A maior parte dos dados, derivados predominantemente dos agonistas de GnRH (p. ex.: leuprolide, goserelina), demonstra associação entre TAA e aumento dos níveis de lipoproteína de baixa densidade (LDL) e triglicerídeos, aumento da porcentagem de gordura corporal e redução na massa magra, bem como aumento da resistência à insulina e menor tolerância à glicose, conferindo um estado semelhante à síndrome metabólica. Os efeitos da TAA sobre os parâmetros de risco cardiovascular estão sumarizados no Quadro 9.2.

QUADRO 9.2 Fisiopatologia dos efeitos cardiovasculares adversos dos agonistas de GnRH

Efeitos indiretos	Efeitos diretos	Testosterona reduzida
↑ Gordura corporal	↓ Contratilidade cardíaca?	↓ Vasodilatação
↓ Massa magra	↑ Ativação das células T e desestabilização da capa fibrosa/ruptura de placa	↓ HDL
↑ Resistência à insulina/hiperinsulinemia		↑ Obesidade visceral
↑ LDL, ↑ HDL, e ↑ triglicerídeos		↑ Estado pró-trombótico
↑ DM		
↑ Síndrome metabólica		
↑ Espessamento da parede arterial		

GnRH: hormônio liberador de gonadotropina (gonadotropin-releasinghormone); HDL: lipoproteína de alta densidade (high-density lipoprotein); LDL: lipoproteína de baixa densidade (low-density lipoprotein); DM: diabetes melito.

Parece haver diferenças entre os agonistas e antagonistas em termos de risco cardiovascular. Os antagonistas suprimem tanto o LH como o hormônio folículo estimulante (FSH), em oposição aos agonistas de GnRH, que suprimem primariamente o LH. Isso pode influenciar como essas moléculas afetam a função endotelial, o metabolismo lipídico e o acúmulo de gordura. Em homens com DCV pré-existente, o risco de eventos cardíacos foi duas vezes maior nos homens tratados com agonistas do GnRH do que em homens tratados com antagonistas de GnRH.

Apesar dos efeitos adversos conhecidos sobre os fatores de risco cardiovascular e possível associação entre a exposição a TAA e o aumento da morbidade cardiovascular, nenhum estudo prospectivo estabeleceu definitivamente que a exposição à TAA aumenta o risco de DCV ou mortalidade cardiovascular.

TRATAMENTO

Devido à elevada sobreposição entre câncer de próstata, idade e fatores de risco para DCV, a população com câncer de próstata no geral encontra-se nas faixas de maior risco dos escores de estimativa de risco de eventos cardiovasculares (como o escore de Framingham, por exemplo). Assim, deve-se atentar para o controle da pressão arterial, avaliação de DCV subclínica, controle de DM e dislipidemia, bem como o estímulo à prática de exercícios.

Deve-se realizar busca ativa de sinais e sintomas de DCV e rastreamento de fatores de risco cardiovasculares. Existem evidências que sugerem que o ácido acetilsalicílico possa estar associado a menor mortalidade relacionada ao câncer de próstata (taxa de risco; 0,60). Embora isso não tenha sido validado em outras populações, é possível que parte dos pacientes possa se beneficiar do uso de ácido acetilsalicílico para prevenção primária e secundária de DCV, além de possível redução de mortalidade relacionada ao câncer. No entanto, deve ser avaliado criteriosamente o risco de sangramento destes pacientes, e pesquisadas ativamente as contraindicações do ácido acetilsalicílico neste contexto (como a presença de hematúria ou tumores friáveis com elevado risco de sangramento).

A hipertensão dever ser tratada de acordo com as diretrizes habituais nesses indivíduos, com o objetivo de obter pressões arteriais abaixo de 140/90 mmHg. Recomendamos o uso de inibidores da enzima de conversão da angiotensina (IECA) como primeira escolha dado seu benefício em mortalidade em pacientes com DM e DCV e possível melhora de desfechos nas populações oncológicas, incluindo os pacientes com câncer de próstata.

Devemos também atentar para cessação de tabagismo e o tratamento da hiperlipidemia. A hiperlipidemia deve ser tratada com estatinas, sobretudo na presença de DM ou DCV. O tabagismo deve ser combatido, uma vez que é fator independente de mau prognóstico para pacientes com câncer de próstata.

Além disso, deve-se lembrar que a TAA piora o controle glicêmico, de forma que a monitorização da glicose e o ajuste de medicações antidiabéticas devem ser realizados. A metformina pode ser considerada no tratamento dessa população, considerando seu efeito benéfico sobre a síndrome metabólica.

A ASCO recomenda promoção de saúde mediante encorajamento de manutenção de peso saudável por meio da restrição calórica e atividade física regular. Além disso, publicações recentes sugerem que o exercício possa ser uma ótima ferramenta para combate dos efeitos deletérios da TAA. As diretrizes do Colégio Americano de Medicina Esportiva recomendam que pacientes com câncer pratiquem ao menos 150 minutos/semana de exercício moderado ou 75 minutos/semana de exercício intenso. A avaliação da dieta e a restrição ao uso de álcool também devem ser abordadas nessa população. Recomendamos mudança de estilo de vida durante as consultas.

⬡ LEITURAS SUGERIDAS

- Albertsen PC, Klotz L, Tombal B, Grady J, Olesen TK, Nilsson J. Cardiovascular morbidity associated with gonadotropin releasing hormone agonists and an antagonist. Eur Urol 2014;65(3):565-73.

- Amir E, Seruga B, Niraula S, Carlsson L, Ocana A. Toxicity of adjuvant endocrine therapy in postmenopausal breast cancer patients: a systematic review and meta-analysis. J Natl Cancer Inst 2011;103(17):1299-309.

- Conteduca V, Di Lorenzo G, Tartarone A, Aieta M. The cardiovascular risk of gonadotropin releasing hormone agonists in men with prostate cancer: an unresolved controversy. Crit Rev Oncol Hematol 2013;86(1):42-51.

- Early Breast Cancer Trialists' Collaborative G, Davies C, Godwin J, Gray R, Clarke M, Cutter D, et al. Relevance of breast cancer hormone receptors and other factors to the efficacy of adjuvant tamoxifen: patient-level meta-analysis of randomised trials. Lancet 2011;378(9793):771-84.

- Harrison MR, Jones LW. Exercise as treatment for androgen deprivation therapy-associated physical dysfunction: ready for prime time? Eur Urol 2014;65(5):873-4.

- Jacobs EJ, Newton CC, Stevens VL, Campbell PT, Freedland SJ, Gapstur SM. Daily aspirin use and prostate cancer-specific mortality in a large cohort of men with nonmetastatic prostate cancer. J Clin Oncol 2014;32(33):3716-22.

- Josefsson ML, Leinster SJ. Aromatase inhibitors versus tamoxifen as adjuvant hormonal therapy for oestrogen sensitive early breast cancer in post-menopausal women: meta-analyses of monotherapy, sequenced therapy and extended therapy. Breast 2010;19(2):76-83.

- Levine GN, D'Amico AV, Berger P, Clark PE, Eckel RH, Keating NL, et al. Androgen-deprivation therapy in prostate cancer and cardiovascular risk: a science advisory from the American Heart Association, American Cancer Society, and American Urological Association: endorsed by the American Society for Radiation Oncology. CA Cancer J Clin 2010;60(3):194-201.

- Mc Menamin UC, Murray LJ, Cantwell MM, Hughes CM. Angiotensin-converting enzyme inhibitors and angiotensin receptor blockers in cancer progression and survival: a systematic review. Cancer Causes Control 2012;23(2):221-30.

- Murta-Nascimento C, Romero AI, Sala M, Lorente JA, Bellmunt J, Rodero NJ, et al. The effect of smoking on prostate cancer survival: a cohort analysis in Barcelona. Eur J Cancer Prev 2015;24(4):335-9.

- Nguyen PL, Alibhai SM, Basaria S, D'Amico AV, Kantoff PW, Keating NL, et al. Adverse effects of androgen deprivation therapy and strategies to mitigate them. Eur Urol 2015;67(5):825-36.

- Resnick MJ, Lacchetti C, Penson DF, American Society of Clinical O. Prostate cancer survivorship care guidelines: American Society of Clinical Oncology practice guideline endorsement. J Oncol Pract 2015;11(3):e445-9.

- Ryden L, Heibert Arnlind M, Vitols S, Hoistad M, Ahlgren J. Aromatase inhibitors alone or sequentially combined with tamoxifen in postmenopausal early breast cancer compared with tamoxifen or placebo - meta-analyses on efficacy and adverse events based on randomized clinical trials. Breast 2016;26:106-14.

10

Imunoterapia

Marília Harumi Higuchi dos Santos

INTRODUÇÃO

Após mapear os mecanismos moleculares do reconhecimento de antígenos pela célula T, o imunologista James P. Allison hipotetizou que o bloqueio de reguladores imunes negativos (pontos de controle ou *checkpoints*) forneceria ao sistema imune humano o poder para combater o câncer. O teste dessa hipótese levou ao desenvolvimento de uma nova geração de agentes ativos para o tratamento do câncer.

O melhor entendimento do funcionamento e da regulação do sistema imune levou ao desenvolvimento e teste de citocinas recombinantes, como interferons e interleucinas, como a IL-2, na tentativa de ativar o sistema imune contra o câncer. Com esses agentes, as respostas tumorais se tornaram mais reprodutíveis e algumas vezes mais duradouras, mas foram infrequentes (atingiram 5 a 10% dos pacientes) e ocorreram em poucos tipos de cânceres.

O entendimento sobre a maneira como as células do sistema imune reconhecem as células cancerígenas e são reguladas para exterminá-las foi, então, de fundamental importância. Allison *et al* trouxeram contribuições importantes para elucidação do papel da ativação das células T, incluindo a definição da estrutura do receptor de célula T (TCR) que, especificamente, reconhece os antígenos, bem como a demonstração de que a molécula CD28 das células T fornecem sinais de coestimulação necessários para ativação plena da célula T. O TCR e a molécula CD28 são as bases moleculares para o que chamamos de sinal imunológico 1 (reconhecimento de antígenos pelo TCR) e o sinal imunológico 2 (coestimulação), respectivamente. Ambos são necessários para licenciar as células T para destruírem especificamente suas células-alvo.

A partir desses achados, estudos foram feitos para elucidar o modo como o sistema imune poderia combater o câncer, sendo importante o entendimento de como o sistema imune é afetado por determinados antígenos externos. Allison descreveu a função da molécula ponto de controle (*checkpoint*) CTLA-4 (*cytotoxic T-lymphocyte–associated protein 4*), que bloqueia a coestimulação, de forma a prevenir que a célula T se torne plenamente ativada (Fig. 10.1). Em modelos experimentais, o autor mostrou que o bloqueio da CTLA-4 com anticorpos terapêuticos libera a resposta imune contra o câncer.

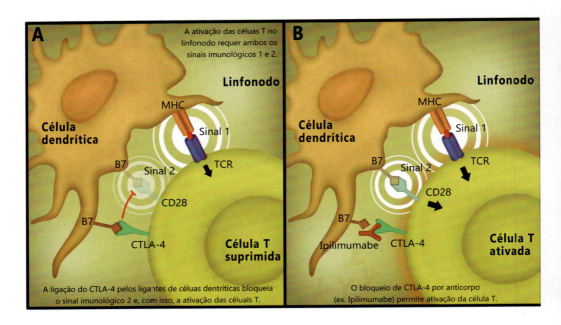

FIGURA 10.1 **Ativação da célula T no linfonodo. A) Supressão da ativação da célula T no linfonodo. B) Ativação da célula T através do bloqueio de CTLA-4 por anticorpo. Dois sinais imunológicos são necessários para a ativação da célula T no linfonodo: 1 – estímulo ao receptor de célula T (TCR) pelo MHC (complexo de histocompatibilidade maior), e estímulo do CD28 por moléculas coestimuladoras (B7); 2 – a ligação de moléculas coestimuladoras B7 ao CTLA-4 bloqueia o sinal imunológico 2, bloqueando a ativação da célula T. Por sua vez, o bloqueio por anticorpos do CTLA-4, por exemplo, pelo ipilimumabe, retira a supressão da sinalização pelo CD28, permitindo a ativação plena da célula T.**

O bloqueio da CTLA-4 com o anticorpo monoclonal ipilimumabe foi o primeiro tratamento que melhorou a sobrevida em pacientes com melanoma metastático.

Outras descobertas sobre a liberação de pontos de controle de inibição imune levaram à estratégia de liberação do receptor 1 de morte celular programada (PD-1) dos linfócitos T, a partir dos quais as células cancerígenas se protegem mediante expressão do ligante 1 de PD-1 (PD-L1) (Fig. 10.2).

Anticorpos que bloqueiam o PD-1 ou o PD-L1 estão em desenvolvimento para o tratamento de mais de 30 tipos de câncer, e o pembrolizumabe e o nivolumabe, dois anticorpos que bloqueiam o PD-1, estão aprovados para o tratamento do melanoma metastático e carcinoma de pulmão.

Existem estudos que mostram que a imunoterapia combinada é ainda mais efetiva. A combinação de CTLA-4 e bloqueio de PD-1 fornece maiores taxas de resposta do que cada uma dessas estratégias isoladamente em pacientes com melanoma avançado. Entretanto, existe aumento dos efeitos colaterais relacionados à autoimunidade.

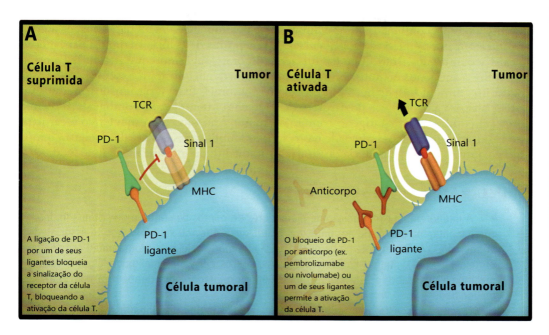

FIGURA 10.2 Ativação celular no ambiente tumoral. A) Supressão da célula T pelo tumor. B) Ativação da célula T através do bloqueio da sinalização do PD-1 por anticorpo. Durante a exposição de longo prazo a antígenos, como ocorre no ambiente tumoral, o receptor do inibidor de morte celular programada 1 (PD-1) é expresso por células T (Painel A). Aqui ocorre supressão do efeito da TCR sobre a ativação celular. O bloqueio de PD-1 ou seu ligante (Painel B), por exemplo pembrolizumabe ou nivolumabe, retira a supressão da sinalização do TCR, pemitindo a ativação plena da célula T.

CARDIOTOXICIDADE

Apesar dos importantes benefícios clínicos, a inibição de pontos de controle está associada a um espectro único de efeitos colaterais denominados eventos adversos imunorrelacionados. Estes incluem eventos inflamatórios dermatológicos, gastrointestinais, hepáticos, endócrinos e alguns outros menos comuns. Os eventos adversos imuno-relacionados parecem estar relacionados à ampliação da resposta imunológica geral.

A cardiotoxicidade pode ocorrer na ausência de fatores de risco cardíacos significativos e pode estar associada à miosite e outros eventos adversos imunomediados.

O tempo de início é variável, mas miocardite fatal foi reportada após dose única de tratamento combinado de nivolumabe com ipilimumabe. Em estudos de farmacovigilância, a incidência de miocardite foi maior em pacientes tratados com a combinação de nivolumabe e ipilimumabe em comparação com nivolumabe isolado (0,27 versus 0,06 %).

⚙ FISIOPATOLOGIA

Ainda não está estabelecida a fisiopatologia da cardiotoxicidade associada à imunoterapia. Parece ser uma complicação rara, mas estudos de farmacovigilância mostram que ela torna-se mais frequente e grave em tratamentos combinados. Johnson *et al* reportaram o caso de dois pacientes com melanoma metastático que desenvolveram miocardite letal durante a terapia combinada com ipilimumabe e nivolumabe. Nesses pacientes, os autores encontraram alta frequência de sequências de receptores de células T comuns para músculo cardíaco, músculo esquelético e infiltrados tumorais, sugerindo que as células T possam responder a antígenos comuns. Junto a isso, os autores encontraram expressão elevada de transcritos músculo-específicos em espécimes tumorais. Esse seria um dos mecanismos potenciais para a ocorrência de cardiotoxicidade com imunoterapia combinada, as células T teriam como alvo um antígeno comum ao tumor e ao músculo esquelético e cardíaco. Isso resultaria em baixa seletividade das respostas amplificadas das células T contra o músculo e contra o tumor, e poderia ocasionar a miocardite ou miosite autoimune letal.

PRINCIPAIS CONSIDERAÇÕES

▸ A imunoterapia com inibição de mediadores de pontos de controle do sistema imune, como o antígeno associado aos linfócitos T citotóxicos 4 (cytotoxic T lymphocyte-associated antigen 4/CTLA-4) e a proteína de programação de morte celular 1 (programmed cell death protein-1 / PD-1), atingiu notáveis desfechos clínicos em várias malignidades, tais como melanoma avançado, e está sendo rapidamente explorada como terapêutica para outras malignidades.

▸ O tratamento está associado a eventos adversos imuno-relacionados que são usualmente transitórios, mas ocasionalmente podem ser graves e fatais. Os mais importantes eventos adversos imuno-relacionados são dermatológicos, gastrointestinais com diarreia e colite, hepatotoxicidade e endocrinopatias.

▸ A cardiotoxicidade é rara, mas pode ocorrer de forma grave e fatal, sobretudo com a combinação de terapias.

▸ A rápida identificação de eventos adversos imunomediados e o pronto início de imunossupressão local ou sistêmica podem melhorar os desfechos clínicos.

▸ A terapia combinada aumenta a incidência de eventos adversos imunomediados. Em geral, o tratamento de eventos moderados a graves imunomediados requer a interrupção do uso do inibidor e o uso de imunossupressão com corticosteroides.

▸ O tratamento é baseado na gravidade da toxicidade. Em casos refratários, a corticosteroideterapia em altas doses pode ser necessária com associação de outras classes de imunossupressores.

▸ Em casos de cardiotoxicidade com miocardite fulminante, os sintomas podem progredir apesar de terapia imunossupressora agressiva. Assim, a transferência para uma unidade cardiológica crítica ou de insuficiência cardíaca (IC) avançada deve ser considerada para pacientes com elevação de troponina ou distúrbios de ritmo em uso de imunoterapia.

▸ A instituição precoce de doses de esteroide utilizadas para rejeição de transplante cardíaco (metilprednisolona 1 g/dia) e a adição de micofenolato, infliximabe, ou globulina antitimócito podem ser consideradas nos pacientes que não apresentarem resposta imediata a altas doses de esteroides.

▸ Comunicação frequente e consistente entre pacientes, cuidadores e equipe multidisciplinar é essencial para o reconhecimento e tratamento adequado dos efeitos imunomediados.

✿ LEITURAS SUGERIDAS

- Caspi RR. Immunotherapy of autoimmunity and cancer: The penalty for success. Nat Rev Immunol 2008;8:970-976

- Harding FA, McArthur JG, Gross JA, Raulet DH, Allison JP. Cd28-mediated signalling co-stimulates murine t cells and prevents induction of anergy in t-cell clones. Nat 1992;356:607-609

- Johnson DB, Balko JM, Compton ML, Chalkias S, Gorham J, Xu Y, et al. Fulminant myocarditis with combination immune checkpoint blockade. N Engl J Med 2016;375:1749-1755

- Ledford H. Cocktails for cancer with a measure of immunotherapy. Nat 2016;532:162-164

- Mahoney KM, Rennert PD, Freeman GJ. Combination cancer immunotherapy and new immunomodulatory targets. Nat Rev Drug Discov 2015;14:561-584

- McIntyre BW, Allison JP. The mouse t cell receptor: Structural heterogeneity of molecules of normal t cells defined by xenoantiserum. Cell. 1983;34:739-746

- Postow, M, Wolchok J. Toxicities associated with checkpoint inhibitor immunotherapy. 2016;26.

- Ribas A. Releasing the brakes on cancer immunotherapy. N Engl J Med. 2015;373:1490-1492

11

Terapias anti-BCR-ABL

Fernanda Scussel
Mônica Ávila Grinberg
Ludhmila Abrahão Hajjar
Carolina Maria Pinto Domingues de Carvalho e Silva
Andre Neder Ramires Abdo

INTRODUÇÃO

A leucemia mieloide crônica (LMC) é uma neoplasia mieloproliferativa que está associada a uma alteração molecular característica, o cromossomo Philadelphia. Este consiste na translocação recíproca entre os cromossomos 9 e 22, que promove a fusão do oncogene ABL (presente no cromossomo 9) com o gene BCR (presente no cromossomo 22). Assim, células da linhagem mieloide, portadoras do oncogene anormal BCR-ABL, sofrem transformação maligna, resultando em expansão clonal inapropriada. A doença progride em 3 fases distintas: fase crônica (benigna), fase acelerada (evolução clonal) e crise blástica (perda de diferenciação, com quadro clínico de leucemia aguda).

Os inibidores de tirosina quinase (ITK) anti BCR-ABL são terapias alvo que agem especificamente na tirosina quinase relacionada a LMC (a oncoproteína BCR-ABL). Possuem tamanha eficácia que a maior parte dos pacientes atingem níveis mínimos ou indetectáveis de doença. Por isso, os ITK revolucionaram o tratamento dessa neoplasia, que hoje é vista como uma doença crônica, com expectativa de vida muitas vezes próxima da população normal.

Os ITK são considerados o tratamento padrão de primeira linha para LMC, e possuem indicação e papel fundamental no tratamento das 3 fases evolutivas da doença. Promovem excelente controle da progressão para fases avançadas, o que levou a redução da necessidade de transplante de medula óssea nas fases iniciais (classicamente considerado como o tratamento curativo definitivo).

Interessantemente, parte destes pacientes permanecem em remissão sustentada, mesmo com a suspensão da terapêutica ITK, sugerindo que estas drogas poderiam proporcionar a cura para uma parcela de pacientes.

No entanto, o uso crônico dos ITK por tempo indeterminado ainda é o tratamento padrão para a maioria dos pacientes. Dentre os diversos efeitos adversos dos ITK, destaca-se a toxicidade cardiovascular, que pode limitar o tratamento e, consequentemente, o prognóstico desta neoplasia.

⌬ CLASSIFICAÇÃO DOS ITK ANTI-BCR-ABL

O primeiro ITK aprovado para tratamento da LMC foi o Imatinibe, em 2001. Sua utilização levou a taxas de sobrevida em 10 anos maiores que 80%, promovendo a padronização mundial desta droga como tratamento de primeira linha para a LMC. O amplo uso do Imatinibe resultou no surgimento de resistência a esse fármaco e, assim, novas gerações de ITK anti-BCR- ABL foram desenvolvidas. Essas medicações diferem entre si principalmente quanto a potência e quanto ao perfil de efeitos adversos.

Atualmente, 5 ITKs estão aprovados no mundo para tratamento da LMC:
- ▶ Primeira geração: Imatinibe
- ▶ Segunda geração: Dasatinibe, Nilotimibe, Bosutinibe
- ▶ Terceira geração: Ponatinibe

Destes, apenas o Imatinibe, o Dasatinibe e o Nilotinibe estão disponíveis no Brasil. A toxicidade cardíaca desses agentes é discutida a seguir.

Imatinibe

O estudo IRIS (International Randomized Study of Interferon and STI571) comparou o Imatinibe *versus* Interferon em combinação a Citarabina, com superioridade inequívoca do Imatinibe. Nesse estudo, apenas um paciente desenvolveu sintomas de insuficiência cardíaca (IC), não claramente relacionados à medicação. A despeito de um estudo reportar o desenvolvimento de IC com Imatinibe, estudos posteriores confirmaram a segurança da droga nesse aspecto.

Dasatinibe

O estudo DASISION (*Dasatinib versus Imatinib Study in Treatment-Naive CML Patients*) comparou Dasatinibe *versus* Imatinibe, comprovando que o Dasatinibe está associado a taxas de resposta mais rápidas e profundas. Dessa forma, passou também a ser indicado para terapia de primeira linha para LMC.

Embora o derrame pleural seja o efeito adverso cardiopulmonar mais comum, há relatos de pacientes que desenvolveram hipertensão pulmonar relacionada ao dasatinibe (até 5% no estudo DASISION). A hipertensão pulmonar é classificada como pré-capilar, de moderada a severa e, em geral, bastante sintomática. É recomendado que os pacientes com fatores de risco para hipertensão pulmonar tenham avaliação de pressão pulmonar com ecocardiograma antes de iniciar o tratamento e que, em qualquer paciente, essa hipótese deva ser levantada em caso de sintomas como dispneia ou edema periférico. Caso ocorra, a medicação deve ser suspensa.

Os eventos vasculares, como infarto agudo do miocárdio (IAM), acidente vascular encefálico (AVE) ou doença arterial obstrutiva periférica (DAOP) não foram mais frequentes nos pacientes em uso da droga, embora mais estudos sejam necessários para excluir essa associação. Deve-se estar alerta para esse tipo de complicação, uma vez que elas são relatadas com outros inibidores de tirosina quinase.

Houve correlação entre a dose da medicação e os efeitos adversos cardiovasculares, com maior incidência destes nos pacientes já com outros fatores de risco clássicos para DCV.

Nilotinibe

Apesar dos resultados bastante favoráveis com o uso do imatinibe na LMC, cerca de 20% dos pacientes apresentam resistência ao medicamento ou experimentam efeitos colaterais que levam à interrupção do uso (principalmente gastrintestinais). Por esse motivo, outros inibidores de tirosina quinase foram desenvolvidos ao longo do tempo, entre eles o nilotinibe.

O estudo ENESTnd (*Evaluating Nilotinib Efficacy and Safety in Clinical Trials – Newly Diagnosed Patients*) comparou o tratamento com imatinibe *versus* nilotinib nas doses de 300 ou 400 mg, duas vezes ao dia. Os resultados em 12 meses foram significativamente melhores nos grupos tratados com nilotinibe, tanto para o desfecho primário (resposta molecular) como para o secundário (resposta citogenética), além de menor progressão para fase acelerada ou crise blástica. Dessa forma, o nilotinibe passou a ser indicado como terapia de 1ª linha para a LMC.

Com o seguimento em longo prazo, foi possível identificar uma série de complicações não hematológicas relacionadas ao seu uso, entre elas IAM, AVE e DAOP.

A partir de 2011, foram reportados casos de DAOP grave em pacientes tratados com nilotinibe, sendo que houve necessidade de tratamento com angioplastia ou cirurgia em todos eles, incluindo amputação em alguns casos. Observou-se também que a quase totalidade dos pacientes apresentava pelo menos um fator de risco para DCV previamente ao tratamento com o ITK.

O seguimento de 3 e 6 anos do estudo *ENESTnd* mostrou dados semelhantes. Em 3 anos, 2% e 1,4% dos pacientes usando nilotinibe apresentaram doença arterial coronária sintomática e DAOP respectivamente, comparado com 0,4% e 0% dos pacientes usando imatinibe. Em 6 anos, essa diferença mostrou-se mais importante: 10% dos pacientes usando nilotinibe 300 mg, duas vezes ao dia; e 15,9% usando 400 mg, duas vezes ao dia, tiveram complicações vasculares. Estes efeitos parecem se agravar de forma dose-dependente. Esses dados foram confirmados por estudos em outros centros. Não foram documentados episódios de tromboembolismo venoso.

A fisiopatologia dessas alterações ainda é desconhecida, mas considerando que boa parte dos pacientes que desenvolveram essas complicações vasculares apresentava ao menos um fator de risco cardiovascular previamente ao tratamento e que hiperglicemia e hipercolesterolemia podem surgir ou agravar-se durante o curso, postula-se que o nilotinibe possa ter papel acelerador do processo de aterosclerose.

É recomendado que os pacientes sejam avaliados para alterações glicêmicas e dislipidemia antes do início do tratamento, em 3 e 6 meses e, após esse período, anualmente ou conforme indicação clínica.

Ponatinibe

O Ponatinibe é o mais jovem ITK anti-BCR-ABL liberado para uso comercial. Trata-se da única droga considerada como 3ª geração desta classe, com alta potência mas também maiores taxas de eventos adversos. É o único fármaco desse grupo com atividade contra a mutação BCR-ABL T315I, que até então conferia resistência a todos os outros ITK e resultava na indicação de TMO para manejo destes pacientes.

Lançado inicialmente em 2012, com resultados iniciais muito promissores (*PACE trial — Ponatinib Ph-Positive Acute Lymphoblastic Leukemia and CML evaluation*), foi retirado temporariamente do mercado no final de 2013 em razão dos elevados índices de eventos adversos cardiovasculares, incluindo IAM e AVE. Posteriormente, foi novamente liberado, porém com indicações mais restritas, como resistência a outros ITK ou pacientes com a mutação T315I.

A taxa de eventos isquêmicos cardíacos, cerebrovasculares e de DAOP foi de 10, 7 e 7%, respectivamente. Tromboembolismo venoso ocorreu em 5% dos pacientes (dados do seguimento de 2 anos do estudo PACE). É importante citar que quase 60% dos pacientes do estudo já haviam sido tratados com outros inibidores de tirosina quinase, sem resposta clínica satisfatória. Houve correlação entre a dose da medicação e os efeitos adversos cardiovasculares, com maior incidência destes nos pacientes já com outros fatores de risco clássicos para DCV.

A fisiopatologia desses eventos adversos ainda não é totalmente compreendida, mas parece haver relação com disfunção endotelial e atividade plaquetária, já que o ponatibibe exerce elevada inibição sobre outras quinases envolvidas na biologia vascular (FGF, VEGF, PDGF, entre outras).

Embora os eventos tromboembólicos arteriais e venosos sejam de maior gravidade, o principal efeito colateral cardiovascular do ponatinibe é a hipertensão arterial sistêmica, acometendo cerca de 67% dos pacientes tratados. Isso se explica principalmente pela ação sobre o VEGF, redução da biodisponibilidade de óxido nítrico e pelo aumento na produção de endotelina 1.

⬡ ESTRATÉGIAS DE PREVENÇÃO E TRATAMENTO

É inegável que apesar da toxicidade desses novos quimioterápicos, seus benefícios no controle de neoplasias hematológicas trouxeram uma nova perspectiva clínica para os pacientes, com taxas de sobrevida próximas àquelas da população geral. Sendo assim, é fundamental o trabalho conjunto do hematologista com o cardiologista para que os riscos de complicações cardiovasculares sejam minimizados.

Sabe-se que o risco de eventos adversos cardiovasculares é maior nos pacientes que já apresentem os fatores de risco clássicos para aterosclerose. Kim TD *et al* demonstraram essa correlação, conforme ilustrado na Tabela 11.1. Os pacientes foram estratificados de acordo com três escores diferentes de avaliação de risco cardiovascular, mostrando maior prevalência de eventos nos pacientes de maior risco.

TABELA 11.1 Eventos cardiovasculares de acordo com escores prognósticos

	Nº de eventos cardiovasculares de acordo com escores prognósticos			
	Baixo risco	Risco intermediário	Alto risco	p
ESC escore	-	10%	29%	0,002
Escore de Framingham	-	17,6%	36%	0,001
QRisck2 escore	-	8%	40%	0,0001

Fonte: Adaptada de Breccia M, Colafigli G, Molica M, Alimena G. Cardiovascular risk assessments in chronic myeloid leukemia allow identification of patients at high risk of cardiovascular events during treatment with nilotinib. Am. J. Hematol. 2015; 90; E100-E101.

Estes dados sugerem que os eventos CV relacionados aos ITK anti-BCR-ABL ocorrem em pacientes de moderado ou alto risco CV previamente ao tratamento. Estes pacientes seriam portadores de fatores de risco para DCV previamente negligenciados, que sofreram piora adicional promovida pelo uso de ITK.

Neste contexto, o cálculo do risco CV pré-tratamento é essencial para que intervenções redutoras de risco possam ser implementadas. Embora não haja escore validado para a população brasileira, a Sociedade Brasileira de Cardiologia recomenda em sua diretriz de prevenção cardiovascular que seja utilizado o escore de risco global de Framingham. Vários outros escores estão disponíveis com acurácia semelhante, variando entre si quanto a características de modelagem estatística e quanto à população utilizada para validação. Não há escore de risco cardiovascular específico para a população com LMC.

Após o cálculo do risco cardiovascular, deve-se considerar tratamento com estatinas conforme indicação guiada pela categoria de risco do escore utilizado. O uso de aspirina para prevenção primária nesse contexto não é embasado pelas principais diretrizes, e deve ser individualizada caso a caso, sempre considerando o risco de sangramento. Pacientes de alto risco CV ou portadores de DCV prévia podem receber o tratamento com ITK, desde que clinicamente estáveis, com tratamento das comorbidades otimizado e preferencialmente com seguimento conjunto pelo cardiologista.

O Quadro 11.1 mostra um algoritmo ABCDE para prevenção de DCV em pacientes em uso de ITK.

QUADRO 11.1 ABCDE para prevenção cardiovascular em pacientes com LMC em uso de inibidores de tirosina quinase

A	Atentar para sinais e sintomas de DCV
	Ácido acetilsalicílico (quando indicado)
	Avaliação de ITB inicial e no seguimento para detecção de doença vascular periférica
B	Bom controle da pressão arterial
C	Cigarros (cessar tabagismo)
	Colesterol – monitorar e tratar quando indicado
D	DM – monitorar e tratar quando indicado
	Dieta e controle do peso
E	Exercícios físicos conforme tolerância

DCV: doença cardiovascular; DM: diabetes melito.

Fonte: Adaptado de Moslehi JJ, Deininger M, 2015.

Além da avaliação clínica inicial, são recomendados: análise de glicemia; perfil lipídico; eletrocardiograma; e análise de índice tornozelo braquial (ITB) em todos os pacientes que farão uso de nilotinibe ou ponatinibe, com reavaliação em 3 e 6 meses. O ecocardiograma e demais exames cardiológicos devem ser solicitados conforme avaliação individualizada.

O ITB revelou-se um parâmetro adequado para monitorar o desenvolvimento de doença vascular periférica e, caso anormal (ITB<0,9), indica a complementação diagnóstica com doppler arterial.

Nos pacientes em uso de ponatinibe, avaliação inicial e seguimento criterioso dos níveis de pressão arterial são desejáveis, visto que a hipertensão é um efeito colateral bastante prevalente e pode ser grave, trazendo risco adicional para o desenvolvimento de eventos tromboembólicos.

O manejo da hipertensão arterial e dos demais eventos CV relacionados aos ITK segue as diretrizes vigentes, as recomendações são as mesmas destinadas aos pacientes não oncológicos.

⬡ LEITURAS SUGERIDAS

- Aichberger KJ, Herndlhofer S, Schernthaner G-H, Schillinger M, Mitterbauer-Hohendanner G, Sillaber C, et al. Progressive peripheral arterial occlusive disease and other vascular events during nilotinib therapy in CML. Am J Hematol. 2011;86(7):533-539.

- Brinda BJ, Viganego F, Vo T, Dolan D, Fradley MG. Anti-VEGF-Induced hypertension: a review of pathophysiology and treatment options. curr treat options cardiovasc Med. 2016;18(5):33.

- Cortes JE, Kim D-W, Pinilla-Ibarz J, et al. Long-term follow-up of ponatinib efficacy and safety in the phase 2 PACE Trial. Blood 2014;124(21):3135 LP-3135. Disponível em: <http://www.bloodjournal.org/content/124/21/3135.abstract>.

- Cortes JE, Kim D-W, Pinilla-Ibarz J, le Coutre P, Paquette R, Chuah C, et al. A phase 2 trial of ponatinib in Philadelphia chromosome–positive leukemias. N Engl J Med. 2013;369(19):1783-1796.

- Cortes JE, Saglio G, Kantarjian HM, Baccarani M, Mayer J, Boqué C, et al. Final 5-year study results of DASISION: the dasatinib versus imatinib study in treatment-naïve chronic myeloid leukemia patients trial. J Clin Oncol. 2016;34(20):2333-2340.

- Damrongwatanasuk R, Fradley MG. Cardiovascular complications of targeted therapies for chronic myeloid leukemia. Curr Treat Options Cardiovasc Med. 2017;19(4):24.

- European Medicines Agency: Summary of product characteristics. Disponível em: http://www.ema.europa.eu/docs/en_GB/document_library/EPAR_-_Product_Information/human/000798/WC500034394.pdf

- Hochhaus A, Larson RA, Guilhot F, Radich JP, Branford S, Hughes P, et al. Long-term outcomes of imatinib treatment for chronic myeloid leukemia. N Engl J Med. 2017;376(10):917-927.

- Hsu S, Ton V-K, Dominique Ashen M, Martin SS, Gluckman TJ, Kohli P, et al. A Clinician's Guide to the ABCs of Cardiovascular Disease Prevention: The Johns Hopkins Ciccarone Center for the Prevention of Heart Disease and American College of Cardiology Cardiosource Approach to the Million Hearts Initiative. Clin Cardiol. 2013;36(7):383-393.

- Kerkela R, Grazette L, Yacobi R, Iliescu C, Patten R, Beahm C, et al. Cardiotoxicity of the cancer therapeutic agent imatinib mesylate. Nat Med. 2006;12(8):908-916.

- Kim TD, Rea D, Schwarz M, Grille P, Nicolini FE, Rosti G et al. Peripheral artery occlusive disease in chronic phase chronic myeloid leukemia patients treated with nilotinib or imatinib. Leukemia 2013; 27, 1316–1321.

- Larson RA, Hochhaus A, Hughes TP, Clark RE, Etienne G, Kim DW, et al. Nilotinib vs imatinib in patients with newly diagnosed Philadelphia chromosome-positive chronic myeloid leukemia in chronic phase: ENESTnd 3-year follow-up. Leukemia. 2012;26(10):2197-2203.

- Larson RA, Kim D-W, Issaragrilsil S, Hochhauss A, Saglio G, Hughes TP, et al. Efficacy and safety of nilotinib (NIL) vs imatinib (IM) in patients (pts) with newly diagnosed chronic myeloid leukemia in chronic phase (CML-CP): Long-term follow-up (f/u) of ENESTnd. Blood. 2014;124(21):4541 LP-4541. Disponível em: <http://www.bloodjournal.org/content/124/21/4541.abstract>.

- Le Coutre P, Rea D, Abruzzese E, Dombret H, Trawinska MM, Herndlhofer S, et al. Severe peripheral arterial disease during nilotinib therapy. JNCI J Natl Cancer Inst. 2011;103(17):1347-1348.

- Montazeri K, Unitt C, Foody JM, Harris JR, Partridge AH, Moslehi J. ABCDE Steps to prevent heart disease in breast cancer survivors. circulation. 2014;130(18):e157 LP-e159. Disponível em: <http://circ.ahajournals.org/content/130/18/e157.abstract>.

- Moslehi JJ, Deininger M. Tyrosine kinase inhibitor-associated cardiovascular toxicity in chronic myeloid leukemia. J Clin Oncol. 2015;33(35):4210-4218.

- Saglio G, Kim D-W, Issaragrisil S, le Coutre P, Etienne G, Lobo C, et al. Nilotinib versus imatinib for newly diagnosed chronic myeloid leukemia. N Engl J Med. 2010;362(24):2251-59.

- Stephan G O'Brien, Guilhot F, Larson RA, Gathmann I, Baccarani Michele, et al. Imatinib compared with interferon and low-dose cytarabine for newly diagnosed chronic-phase chronic myeloid leukemia. N Engl J Med. 2003;348(11):994-1004.

- Yang EH, Watson KE, Herrmann J. Should vascular effects of newer treatments be addressed more completely? Fut Oncol. 2015;11(14):1995-1998.

12

Miscelânea

Giovanni Henrique Pinto
Carolina Maria Pinto Domingues de Carvalho e Silva

INTRODUÇÃO

Classificamos como miscelânea as drogas usadas no tratamento anticâncer que, por alguma particularidade, não se enquadram nas outras classes ou que têm características heterogêneas, o que impossibilita as agrupar em uma classe específica. São elas: talidomida, lenalidomida, trióxido de arsênico e ácido retinoico.

TALIDOMIDA

Inibidor da angiogênese utilizado principalmente no tratamento de mieloma múltiplo. É o quimioterápico mais frequentemente associado às complicações tromboembólicas, acima de 27%.

Tromboembolismo é particularmente frequente quando associado a outras drogas como doxorrubicina, melfalan e dexametasona. Baixa incidência de tromboembolismo em monoterapia.

Provável mecanismo é a ação direta da talidomida no endotélio previamente danificado, especialmente pela doxorrubicina; também associado ao aumento da agregação plaquetária e ativação do fator de von Willebrand induzido pela droga.

A talidomida também pode induzir bradicardia e, eventualmente, bloqueios atrioventriculares, por mecanismo não estabelecido, porém atribuído aos efeitos depressores centrais ou à ativação da via parassimpática. Habitualmente, a bradicardia não é sintomática e não necessita de tratamento, apenas observação. Em caso de sintomas, uma redução da dose diária até mesmo a interrupção do tratamento pode ser necessária. Nos raros casos em que houver o aparecimento de bloqueio atrioventricular de 3º grau, está indicado marca-passo definitivo.

⬡ LENALIDOMIDA

Fármaco imunomodulador estruturalmente semelhante à talidomida, porém funcionalmente distinto. Utilizado principalmente no tratamento de mieloma múltiplo. Assim como a talidomida, a lenalidomida está frequentemente associada a eventos tromboembólicos, principalmente quando utilizada em associação com outros agentes quimioterápicos ou dexametasona; também pode ocasionar bradicardia e distúrbios de condução, porém estes são bem mais raros. Os fatores de risco e profilaxia para eventos tromboembólicos são semelhantes para as duas drogas (Quad. 12.1).

QUADRO 12.1 Fatores de risco

Individuais	
Obesidade (IMC >30 kg/m²)	História de tromboembolismo
Cateter venoso central	Marca-passo definitivo
Antecedentes clínicos	
Cardiopatia	Doença renal crônica
Diabetes	Infecção aguda
Imobilização	
Antecedentes cirúrgicos (recentes)	
Cirurgia de grande porte	Anestesia
Trauma	
Medicamentos	
Eritropoitina	
Discrasia sanguíneas relacionadas ao mieloma	
Diagnóstico (tempo, estágio)	Hiperviscosidade
Terapia oncológica	
Altas doses de dexametasona (≥ 480 mg/mês)	Doxorrubicina
Quimioterapia com múltiplos agentes	

Fonte: Adaptado do International Myeloma Working Group 2008.

A profilaxia para tromboembolismo venoso durante o uso de talidomida e lenamidomida está indicada nas seguintes situações:

▶ Pacientes em uso de talidomida/lenamidomida isoladamente ou sem fatores de risco ou com um fator de risco: ácido acetilsalicílico 100 a 300 mg/dia.

▶ Pacientes com dois ou mais fatores de risco: heparina de baixo peso molecular (enoxaparina 40 mg/dia) ou varfarina, manter razão normalizada internacional (INR) entre 2 e 3.

▶ Pacientes que receberão altas doses de dexametasona, doxorrubicina ou múltiplos quimioterápicos: recomenda-se dose completa de heparina de baixo peso molecular (enoxaparina 40 mg/dia) ou varfarina, independentemente dos fatores de risco.

▶ Em nosso serviço, não recomendamos anticoagulação com varfarina para pacientes oncológicos em tratamento quimioterápico vigente ou com doença ativa.

⬡ TRIÓXIDO DE ARSÊNIO

Droga muito utilizada no tratamento de leucemia promielocítica aguda recidivada ou refratária. Seu mecanismo de ação não está bem esclarecido, mas estudos mostram que induz a apoptose celular em nível mitocondrial. Leva ao aumento do intervalo QT em 40 a 50% dos pacientes, chegando a intervalos QTc maiores que 500 ms.

Pode ainda ocasionar outros efeitos adversos, como taquicardia sinusal, alterações inespecíficas ST-T, *torsades de pointes,* bloqueio atrioventricular completo e até morte súbita, todos com frequência menor. Quando presentes, essas arritmias costumam ser tratadas de forma rotineira, sem nenhuma particularidade associada ao efeito da droga.

A Figura 12.1 apresenta um esquema de manejo do paciente em uso do trióxido de arsênio.

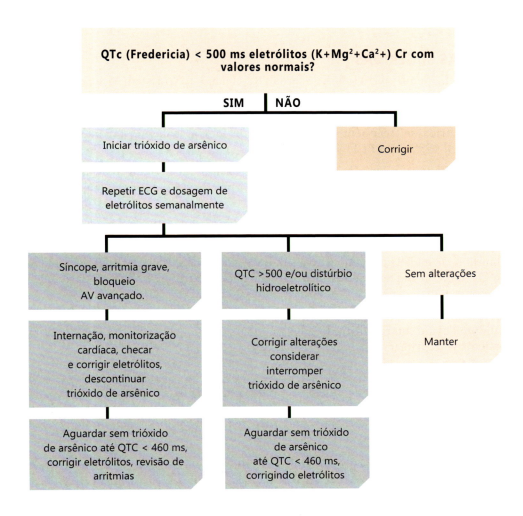

FIGURA 12.1 Manejo de pacientes em uso de trióxido de arsênio.
ECG: eletrocardiograma; AV: atrioventricular.

⬡ ÁCIDO RETINOICO (*ALL-TRANS RETINOIC ACID* - ATRA)

Derivado da vitamina A desenvolvido para o tratamento de leucemia promielocítica aguda que apresenta um definidor de doença conhecido como *retinoic acid receptor–activating t(15:17) reciprocal translocation*. A síndrome de ácido retinoico aparece em aproximadamente 26% dos casos, tipicamente dentro dos primeiros 21 dias de tratamento.

A síndrome é caracterizada por febre, dispneia, hipotensão e derrame pericárdico e pleural. Aproximadamente 17% de pacientes podem apresentar redução importante na fração de ejeção ventricular (FEVE), o que pode causar miocardiopatia e insuficiência cardíaca (IC) severas.

Ao primeiro sinal ou sintoma da síndrome, deve-se descontinuar o ATRA e iniciar dexametasona, habitualmente 10 mg por via endovenosa duas vezes ao dia. Se resolvida, o ATRA pode ser reiniciado a 75% da dose inicial e, em seguida, aumentado para a dose completa após 3 a 5 dias, se não houver recorrência.

⬡ LEITURAS SUGERIDAS

- Gullestad L, Semb AG, Holt E, Skardal R, Ueland T, Yndestad A, et al. Effect of thalidomidein patients with chronic heart failure. Am Heart J 2002;144:847-50.

- Huang CH, Chen WJ, Wu CC, Chen YC, Lee YT. Complete atrioventricular block after arsenic trioxide treatment in na acute promyelocytic leukemic patient. Pacing Clin Electrophysiol 1999;22(6 Pt 1):965-7.

- Huang SY, Chang CS, Tang JL, Tien HF, Kuo TL, Huang SF, et al. Acute and chronic arsenic poisoning associated with treatment of acute promyelocytic leukaemia. Br J Haematol 1998;103:1092-5.

- Kaur A, Yu SS, Lee AJ, Chiao TB. Thalidomide-induced sinusbradycardia. Ann Pharmacother 2003;37:1040-3.

- Ohnishi K, Yoshida H, Shigeno K, Nakamura S, Fujisawa S, Naito K, et al. Prolongation of the QT interval and ventricular tachycardia inpatients treated with arsenic trioxide for acute promyelocytic leukemia. Ann Intern Med 2000;133:881-5.

- Palladini G, Perfetti V, Perlini S, Obici L, Lavatelli F, Caccialanza R, et al. The combination of thalidomide and intermediate-dosedexa methasone is an effective but toxic treatment for patients with primary amyloidosis (AL). Blood 2005;105:2949-51.

- Palumbo A, Rajkumar SV, Dimopoulos MA, Richardson PG, SanMiguel J, Barlogie B, et al. International Myeloma Working Group Prevention of thalidomide and lenalidomide associated thrombosis in myeloma. Leukemia 2008;22:414-23.

- Rajkumar SV. Thalidomide therapy and deep venous thrombosis inmultiple myeloma. Mayo Clin Proc 2005;80:1549-51.

- Rodeghiero F, Elice F. Thalidomide and thrombosis. Pathophysiol Haemost Thromb 2003;33(Suppl 1):15-8.

- Rosa GM, Gigli L, Tagliasacchi MI, Di Iorio C, Carbone F, Nencioni A, et al. Update on cardiotoxicity of anti-cancer treatments: review article. Eur J Clin Invest 2016; 46 (3): 264-284.

- Soignet SL, Frankel SR, Douer D, Tallman MS, Kantarjian Hm, Calleja E, et al. United States multicenter study of arsenic trioxide in relapsed acute promyelocytic leukemia. J Clin Oncol 2001;19:3852-60.

- Tallman MS, Andersen JW, Schiffer CA, Appelbaum FR, FeusnerJH, Ogden A, et al. Clinical description of 44 patients with acute promyelocytic leukemia who developed the retinoic acid syndrome. Blood 2000;95:90-5.

- Tallman MS, Andersen JW, Schiffer CA, Appelbaum FR, FeusnerJH, Ogden A et al. All-trans-retinoic acid in acute promyelocytic leukemia. N Engl J Med 1997;337:1021-8.

- Yeh ET, Bickford CL. Cardiovascular complications of cancer therapy: incidence, pathogenesis, diagnosis, and management. J Am Coll Cardiol 2009.

13

Radioterapia e coração

Isabela Bispo Santos da Silva Costa
Marília Harumi Higuchi dos Santos

INTRODUÇÃO

A radioterapia mediastinal é comumente utilizada em pacientes com linfoma de Hodgkin que apresentam massas mediastinais, neoplasias malignas da mama, pulmão e esôfago.

A exposição à radição das estruturas cardíacas está relacionada ao desenvolvimento de doenças cardíacas, sendo principalmente: doenças do pericárdio; doença arterial coronariana, doança valvar, insuficiência cardíaca (IC) e distúrbios no sistema de condução/arritmias.

A incidência atual da cardiotoxicidade induzida pela radiação é dificil de ser estimada por diversos motivos, entre os quais se destacam: longo tempo entre exposição à radiação e o surgimento de manifestações clínicas do dano cardíaco; uso concomitante de quimioterapia, aprimoramento das técnicas de radioterapia; mudanças de tratamento do paciente; e falha em atribuir a lesão cardíaca a exposição prévia à radiação.

DEFINIÇÃO

Doença cardíaca induzida pela radiação – surgimento de doença cardíaca após exposição à radiação torácica em pacientes sem doença cardíaca preexistente e sem outros fatores que justifiquem a cardiopatia, tais como doença reumática, doença arterial coronariana (DAC), entre outros.

CLASSIFICAÇÃO

A lesão cardíaca induzida pela radiação pode ser classificada quanto ao tempo de aparecimento em aguda e tardia (Quad. 13.1).

QUADRO 13.1 Classificação da lesão cardíaca induzida pela radição quanto ao tempo de aparecimento

Agudas	Tardias
Pericardite aguda	Pericardite constritiva
Miocardite aguda	Miocardiopatia restritiva / IC
	DAC
	Doença valvar
	Doença vascular

IC: insuficiência cardíaca; DAC doença arterial coronariana.

FISIOPATOLOGIA

A radiação pode afetar qualquer célula cardíaca, incluindo lesões com dano em micro e macrovasculatura. Múltiplos fatores são responsáveis por essas alterações, incluindo:

► lesão na microvasculatura com redução na densidade capilar e, consequentemente, isquemia, eventualmente associada à ocorrência de fibrose, disfunção diastólica e IC;

► aumento da rigidez aórtica;

► estímulo à cascata inflamatória que pode causar perda de células endoteliais e alteração no seu funcionamento;

► lesão na macrovascular induzindo aterosclerose acelerada, disfunção endotelial e estenose de artérias coronárias;

► patogênese da lesão coronária induzida pela radiação que parece envolver vias comuns de fatores genéticos e exógenos. A exposição à radiação concomitante a fatores exógenos provavelmente causa instabilidade no genoma, desencadeando as lesões enoteliais e aterosclerose acelerada.

FATORES DE RISCO

Compreendem altas doses de radiação sobre o coração; tipo de radiação e técnicas sem cardioproteção; uso concomitante quimioterapia, sobretudo com antraciclinas, bem como de outros agentes antineoplásicos; idade jovem; doença cardíaca preexistente; presença de fatores de risco cardiovascular. O Quadro 13.2 resume os principais fatores relacionados.

QUADRO 13.2 Fatores de risco de lesão cardíaca induzida pela radição

Irradiação torácica anterior ou esquerda
Dose de radiação cumulativa alta (> 30 Gy)
Pacientes jovens (< 50 anos)
Dose de radição fracionada elevada (> 2 Gy/dia)
Presença e extensão de tumor no coração ou próximo
Ausência de mecanismo de proteção radiológica
Quimioterapia concomitante (antraciclinas)
Fatores de risco cardiovasculares (diabetes melito, tabagismo, sobrepeso, hipertensão moderada, dislipidemia)
Doença cardíaca preexistente

⬡ APRESENTAÇÃO CLÍNICA

Na DAC, alguns pacientes, na fase inicial da radioterapia, apresentam defeito de perfusão miocárdica e alterações na contratilidade reversíveis, cujo significado clínico ainda não está estabelecido. A DAC, normalmente, se manifesta cerca de 10 anos após a exposição à radiação. Anormalidades em angiografia coronariana foram detectadas em quase 15% dos pacientes nos primeiros 5 anos após o tratamento. Aumento significativo (34%) ocorreu 10 anos após o tratamento. Lesões ostiais e de segmentos proximais são comuns e a presença de DAC duplica o risco de óbito, sendo o risco relativo de morte por infarto miocárdico de 2,2 a 8,8.

Quanto às arritmias, aproximadamente 30% dos pacientes apresentam distúrbios de condução após tratamento com radioterapia; a fibrilação atrial e a taquicardia supraventriculares são observadas em 28 e 30% dos pacientes, respectivamente; a taquicardia ventricular é infrequente; e a média de aparecimento de arritimias após radioterapia é de 14,2 anos.

Nas doenças valvares, as lesões valvares ocorrem de modo mais tardio; as lesões mais comuns são insuficiências; as estenoses envolvem preferencialmente a valva aórtica; e as alterações no aparelho valvar ocorrem comumente nas valvas mitral e aórtica. A incidência reportada de doença valvar clinicamente significativa é de 0,5% aos 5 anos; 1,4% aos 10 anos; 3,3% em 15 anos; 5% aos 20 anos; e 8,7% aos 25 anos depois de exposição à radiação. Aproximadamente um terço dos pacientes que desenvolvem lesões valvares necessita de tratamento cirúrgico.

Também as doenças do pericárdio são uma importante manifestação porque o pericárdio é a estrutura mais frequentemente acometida na fase inicial do tratamento. A pericardite exsudativa aguda é rara e ocorre como reação à necrose/inflamação de um tumor localizado próximo ao coração; a subaguda ocorre dentro de poucas semanas após a radioterapia e se manifesta como um derrame pericárdico assintomático ou por uma pericardite sintomática. O tamponamento cardíaco é raro. Normalmente, ocorre resolução espontânea do derrame em até 2 anos. A pericardite que surge várias semanas ou anos após a exposição à radiação torácica normalmente se manifesta com espessamento pericárdico e/ou derrame heterogêneo. Pode ocorrer em até 20% dos pacientes. Pericardite constritiva pode ser observada em 4 a 20% dos paciente e parece estar relacionada à dose da radiação e presença de pericardite subaguda.

Podem ocorrer quadros de miocardite aguda. Em longo prazo, nota-se mais comumente o desenvolvimento de disfunção diastólica, que pode levar, em casos mais avançados, a quadros de miocardiopatias restritivas. Os quadros de disfunção sistólica geralmente são observados quando a radioterapia é combinada a antraciclinas. IC pode ser agravada pelo desenvolvimento de doença valvar e DAC, induzidas pela radioterapia.

Com relação às doenças vasculares, é comum o acometimento de lesões em artérias carótidas graves, extensas e em locais não habituais. A incidência estimada de lesão carotídea e em artéria subclávia esquerda em paciente com linfoma de Hodgkin submetido à radioterapia é de 7,4%. Pode ser observado também o desenvolvimento de calcificação em aorta torácica.

⬡ DIAGNÓSTICO

Deve ser suspeitado sempre que existirem sintomas ou alterações no exame físico. O Quadro 13.3 sistematiza os exames que auxiliam o diagnóstico.

QUADRO 13.3 Exames para diagnóstico

Exame	Observações
ECG de 12 derivações	Deve ser sempre solicitado.
EcoTT	Exame inicial de rastreio para avaliação de doenças do pericárdio, miocárdio e valvas, por ser de baixo custo e fácil acesso permite avaliação da função ventricular, aparelho valvar e presença de derrames pericárdicos. Pode auxiliar no diagnóstico de acometimento valvar mediante avaliação de fibrose e calcificação da raiz aórtica, anel da valva aórtica, folhetos da valva aórtica, fibrosa aorticomitral intervalvar, anel valvar mitral e as porções basal e média dos folhetos da valva mitral. Tipicamente, essas modificações poupam as pontas e as comissuras da válvula mitral. A fibrose e a calcificação podem ser contíguas ou aleatoriamente dispersas.
RMC	Exame padrão-ouro para avaliação da função ventricular por meio das sequências de cinerressonância SSFP. Na pericardite aguda, permite observar espessamento pericárdico (mais com administração do gadolíneo). Possibilita localizar e caracterizar o líquido e quantificar o volume do derrame pericárdico. Permite o diagnóstico de miocardite pela identificação do edema e padrão do realce tardio. Útil na caracterização da dor torácica com a avaliação da perfusão miocárdica em repouso ou sob estresse farmacológico e na identificação de realce tardio de padrão subendocárdico ou transmural. Suas limitações são o alto custo e a acessibilidade.
Angiotomografia das artérias coronárias	Pode ser útil para identificar indivíduos assintomáticos com maior risco de DAC que possam requerer medidas preventivas ou curativas, além de identificar calcificações na aorta torácica.

ECG: eletrocardiograma; EcoTT: ecocardiograma transtorácico; RMC: ressonância magnética cardíaca; SSFP: steady-state free precession; DAC: doença arterial coronariana.

⬡ TRATAMENTO

O tratamento da lesão cardíaca induzida por radioterapia segue as mesmas recomendações das diretrizes nacionais e internacionais vigentes sobre cada cardiopatia. As indicações de intervenções cirúrgicas e implante de dispositvos seguem as mesmas da população em geral; entretanto, deve ser dada especial atenção à definição quanto ao prognóstico oncológico do paciente.

⚙ PROGNÓSTICO

Os fatores de risco convencionais de DAC (idade, hipertensão arterial e dislipidemia) e a dose de radiação são fatores prognósticos independentes de eventos.

Alguns estudos encontraram um risco relativo de evento cardiovascular fatal entre 2,2 e 12,7 em sobreviventes de linfoma de Hodgkin e entre 1 e 2,2 em pacientes com câncer de mama. O risco absoluto de mortalidade está em torno de 9,3 a 28 por 10.000 pessoas/ano de seguimento.

PRINCIPAIS CONSIDERAÇÕES

▶ Para o seguimento, são recomendados um ECG de 12 derivações e um EcoTT para todos os pacientes que serão submetidos à radioterapia mediastinal.

▶ Em cada visita, deve ser realizado um exame físico cardiovascular minucioso, com especial atenção aos murmúrios cardíacos e ao pulso carotídeo.

▶ Após o término da radioterapia, deve-se alertar para o surgimento de sintomas cardiovasculares nesses pacientes, bem como sobre cuidados de prevenção de surgimento de doença cardiovascular, com controle agressivo de fatores de risco para o desenvolvimento de doenças cardiovasculares.

▶ Os pacientes que desenvolvem até mesmo um derrame pericárdico mínimo após a radioterapia devem ser monitorizados com EcoTT periódico para detectar possível progressão para efusão pericárdica crônica. Na visita anual do paciente, ECG e EcoTT são obtidos apenas se clinicamente indicado. Na visita de seguimento de 5 anos, recomendam-se um ECG e um EcoTT. Na visita de seguimento de 10 anos, além do ECG e do EcoTT, recomenda-se a realização de teste de esforço ou angiotomografia das artérias coronárias para detectar a DAC significativa.

▶ Recomenda-se o uso de técnicas de radioterapia modernas, como a radioterapia 3D. Essa técnica reduz a radiação inadvertida ao coração, o que reduz o dano cardíaco.

⚙ LEITURAS SUGERIDAS

▪ Darby SC, Ewertz M, McGale P, Bennet AM, Blom-Goldman U, Brønnum D, et al. Risk of Ischemic Heart Disease in women after radiotherapy for breast cancer. N Engl Med 2013, 368:987-998.

▪ Gagliardi G, Constine LS, Moiseenko V, Correa C, Pierce LJ, Allen AM, et al. Radiation dose-volume effects in the heart. Int J Radiat Oncol Biol Phys 2010;76(3 Suppl):S77-85.

▪ Galper SL, Yu JB, Mauch PM, Strasser JF, Silver B, Lacasce A, et al. Clinically significant cardiac disease in patients with Hodgkin lymphoma treated with mediastinal irradiation. Blood 2011;117:412-8.

▪ Girinsky T, M'Kacher R, Lessard N, Koscielny S, Elfassy E, Raoux F, et al. Prospective coronary heart disease screening in asymptomatic Hodgkin lymphoma patients using coronary computed tomography angiography: results and risk factor analysis. Int J Radiation Oncol Biol Phys 2014;89:59-66.

▪ Hardy D, Liu CC, Cormier JN, Xia R, Du XL. Cardiac toxicity in association with chemotherapy and radiation therapy in a large cohort of older patients with non-small-cell lung cancer. Ann Oncol 2010;21(9):1825-33.

- Heidenreich PA, Schnittger I, Strauss HW, Vagelos RH, Lee BK, Mariscal CS, et al. Screening for coronary artery disease after mediastinal irradiation for Hodgkin's disease. J Clin Oncol 2007;25:43-9.

- Küpeli S, Hazirolan T, Varan A, Akata D, Alehan D, Hayran M, et al. Evaluation of coronary artery disease by computed tomography angiography in patients treated for childhood Hodgkin's lymphoma. J Clin Oncol 2010;28:1025-30. Heidenreich PA, Hancock SL, Lee BK. Asymptomatic cardiac disease following mediastinal irradiation. J Am Coll Cardiol 2003;42:743-9.

- Lancellotti P, Nkomo VT, Badano LP, Bergler-Klein J, Bogaert J, Davin L, et al. Expert consensus for multi-modality imaging evaluation of cardiovascular complications of radiotherapy in adults: a report from the European Association of Cardiovascular Imaging and the American Society of Echocardiography. Eur Heart J Cardiovasc Imaging 2013;14:721-40.

- Zamorano JL, Lancellotti P, Munoz DR, Aboyans V, Asteggiano R, Galderisi M, et al. 2016 ESC Position Paper on cancer treatments and cardiovascular toxicity developed under the auspices of the ESC Committee for Practice Guidelines. Eur Hearth J 2016; 37, 2768-2801.

PARTE II

ENVOLVIMENTO CARDÍACO POR NEOPLASIAS E EVENTOS CARDIOVASCULARES NO PACIENTE COM CÂNCER

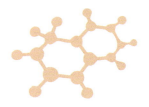

14

Massas e tumores cardíacos

Thamara Carvalho Morais
Antônio Fernando Lins de Paiva
Márcio Sommer Bittencourt
Veridiana Pires de Camargo
Carolina Maria Pinto Domingues de Carvalho e Silva

INTRODUÇÃO

As massas cardíacas são divididas em: tumores cardíacos primários metastáticos e pseudo-tumores. Os tumores cardíacos primários são extremamente raros, com uma prevalência de 0,002 a 0,03% em autópsias. Apesar de também serem incomuns, os tumores metas-táticos são muito mais frequentes que os primários, com prevalência até 40 vezes maior.

A maior parte das massas cardíacas é identificada de forma incidental em exames de ima-gem, particularmente no ecocardiograma de rotina. Nos pacientes oncológicos, são fre-quentemente encontradas em tomografias de rotina para estadiamento. O Quadro 14.1 resume as principais massas cardíacas.

QUADRO 14.1 Classificação das massas cardíacas e principais exemplos

Pseudotumores cardíacos	Tumores cardíacos benignos	Tumores cardíacos malignos	Tumores cardíacos metastáticos*
Trombo	Mixoma	Angiosarcomas	Pulmão
Vegetação	Fibroelastoma papilífero	Rabdomiosarcomas	Mama
Hipertrofia lipomatosa SIA	Lipoma	Outros sarcomas**	Esôfago
Cistos pericárdicos	Hemangioma	Linfomas	Linfomas e leucemias
Banda moderadora	Rabdomioma		Melanoma
Crista terminalis	Fibromas cardíacos		

*Sítios primários mais frequentes. ** Fibrosarcoma, histiosarcoma, osteosarcoma. SIA: septo interatrial.

✧ INVESTIGAÇÃO DE MASSAS CARDÍACAS

Os métodos de imagem têm papel central na avaliação das massas cardíacas, cujo diagnóstico etiológico é baseado na localização e características constitucionais da massa, associadas ao quadro clínico e eventual exame anatomopatológico (quando indicado). A investigação dessas massas deve ser iniciada com o ecocardiograma (ECO), por se tratar de exame de boa acurácia para análise estrutural cardíaca.

As vantagens em utilizar o ECO como método inicial são: fácil acesso, baixo custo, curto tempo de execução, possibilidade de avaliações à beira do leito nos casos de instabilidade clínica. Além disso, permite a rápida análise da função ventricular, pericárdio e valvas, informações de suma importância para o manejo inicial destes pacientes. O ECO tem ainda importante papel no diagnóstico diferencial de outras cardiopatias com alterações focais que mimetizam tumores cardíacos, bem como na análise dos pseudotumores cardíacos (como trombos ou vegetações).

Após triagem com o ECO, a ressonância cardíaca pode ser indicada como método sequencial, a depender da suspeita diagnóstica. Em geral, está indicada para análise dos casos de suspeita de tumores cardíacos ou de massas indeterminadas ao ECO. As características das massas avaliadas pela ressonância (Quad. 14.2) são as seguintes:

▶ Morfologia: contornos, largura da base, número de lesões, invasão de estruturas adjacentes, mobilidade, localização (câmaras cardíacas, valvas, miocárdio, pericárdio). O envolvimento de câmaras cardíacas direitas e a presença de base larga determinam maior chance de malignidade.

▶ Caracterização tecidual: homogeneidade/heterogeneidade da massa, intensidade de sinal em sequências ponderadas em T1 e T2 (sem e com supressão de gordura), presença ou ausência de perfusão de primeira passagem pós-contraste (gadolínio) e avaliação do realce tardio.

▶ Complicações: derrame pericárdico, sinais de tamponamento cardíaco, obstruções de via de saída e de entrada ventriculares, disfunção sistólica e diastólica, invasão da veia cava e embolizações.

A ressonância cardíaca é o método padrão-ouro para avaliação estrutural cardíaca em razão de sua alta acurácia, no entanto não é indicada como método inicial devido ao seu alto custo, alto tempo de execução e baixa disponibilidade.

Outro método de imagem não invasivo que pode ser utilizado é a tomografia computadorizada por emissão de pósitrons (PET-TC), que utiliza a quantificação de um radiofármaco no corpo, sendo o mais utilizado o fluordesoxiglicose (FDG). Esse radiofármaco é ávido pela molécula de glicose e demonstra áreas com alto consumo glicolítico, como nos processos inflamatórios/infecciosos e neoplásicos.

A PET-TC cardíaca pode ser indicada como método complementar na avaliação de massas cardíacas quando a ressonância não for definitiva na avaliação da massa e de sua relação com estruturas adjacentes. Já a PETC-TC de corpo inteiro auxilia na diferenciação entre tumores primários e metástases – a captação extracardíaca fala a favor de tumor metastático. Nos casos em que há necessidade de confirmação diagnóstica ou os achados de imagem se mostram inconclusivos, a biópsia ou exérese da massa se mostram necessárias.

QUADRO 14.2 Características das massas cardíacas na ressonância cardíaca

	T1w	T2w	STIR	Cine	Realce tardio	Principais achados
Mixoma	Isso (heterogêneo)	Hiper (heterogêneo)	Sem mu-dança	Hipo	Heterogêneo	Átrio esquerdo
Fibroelastoma papilífero	Isso	Isso	Isso	Hipo	Geralmente não acessível	Lesão móvel, fluxo peritumo-ral turbulento
Fibroma	Isso	Hipo	Hipo	Isso-Hipo	Precoce; nenhum; 10 min; homogê-neo intenso	Realce tardio intenso e homogêneo
Hemangioma	Isso	Hiper	Hiper	Hiper	Heterogêneo intenso e prolongado	Realce tardio "angioma-like"
Paraganglioma	Isso-hipo	Hiper	Hiper	Hiper	Forte	Alto SI nas imagens t2w
Angiossarcoma	Isso (heterogêneo)	Hiper (heterogêneo)	Hiper	Isso (heterogêneo)	Forte	Aspecto de couve-flor nas imagens sangue escuro, realce ávido com aspecto em raios de sol
Rabdomiossarcoma	Isso	Isso-hiper	Hiper	Isso	Heterogêneo	Aspecto infiltrativo com realce ávido heterogêneo
Linfoma	Hipo-isso	Levemente hiper	Hiper	Isso	Moderado	Aspecto infiltrativo sem destruição de estruturas anatômicas, realce moderado progressivo
Trombo	Isso-hiper Hipo	Isso-hiper Hipo	Sem mu-dança	Isso-hipo	Nenhum raro	Lesão aderente a segmentos hipo-acinéticos do coração, usualmente sem realce
Necrose caseosa	Hipo	Hipo	Hipo	Hipo	Periférico	Hipo em todas as sequências, sem realce, envolvimento anular mitral

⬡ PROTOCOLO PARA INVESTIGAÇÃO DIAGNÓSTICA

Após a realização do ECO como triagem inicial, para efeito prático, podemos subdividir as massas cardíacas em três grandes grupos: tumores, trombos ou vegetações. Cada grupo apresenta uma sequência distinta de métodos complementares para investigação, mas, fundamentalmente, diferem quanto ao prognóstico e conduta clínica.

Feita a avaliação inicial com o ECO transtorácico, os casos com suspeita de tumor cardíaco devem prosseguir investigação com ressonância cardíaca. O PET-TC deve ser individualizado e utilizado nos casos em que há necessidade de avaliar a extensão da doença, possíveis sítios primário/secundário extracardíacos e resposta terapêutica (fluxogramas das Figs. 14.1 a 14.3).

Nos casos sugestivos de trombos cavitários, muitas vezes o ECO transtorácico é suficiente para o diagnóstico. Havendo dúvida entre trombo ou vegetação, em geral o ECO-TE é suficiente para distinção.

Na presença de trombo em cavidades direitas, sugere-se a realização de angiotomografia de tórax com protocolo de tromboembolismo pulmonar (TEP) para descarte, em virtude da alta incidência de embolia pulmonar nestas condições.

Na suspeita de endocardite, a complementação com ECO-TE é conclusiva na maioria dos casos. Neste cenário, os dados clínicos são fundamentais e os escores clínicos para endocardite, muitas vezes, permitem concluir o diagnóstico mesmo com imagens duvidosas. A Figura 14.1 apresenta uma proposta de fluxograma para investigação das massas cardíacas.

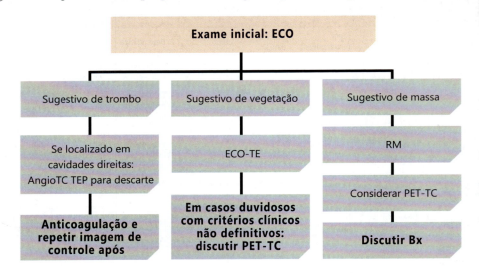

FIGURA 14.1 Proposta de fluxograma para investigação de massas cardíacas

RM: ressonância magnética; PET-TC: tomografia computadorizada por emissão de pósitrons; ECO; ecocardiograma; ECO-TE: ecocardiograma transesofágico.

As características anatômicas das massas cardíacas reveladas pelos métodos de imagem auxiliam na definição diagnóstica. Desse modo, dados de ECO, RM e PET-TC podem ser usados em conjunto na tentativa de definição da etiologia da massa. A seguir, fluxogramas de definição etiológica das massas cardíacas (Figs. 14.2 e 14.3).

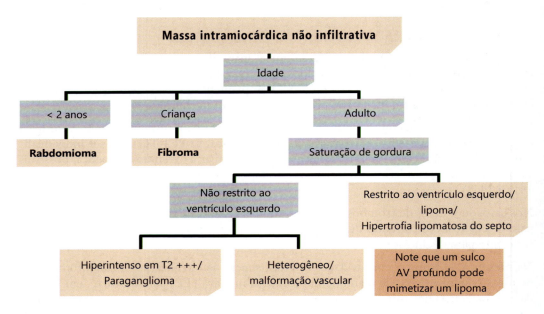

FIGURA 14.2 Proposta de fluxograma para avaliação de massas não infiltrativas (massas que envolvem apenas uma camada da parede do coração).

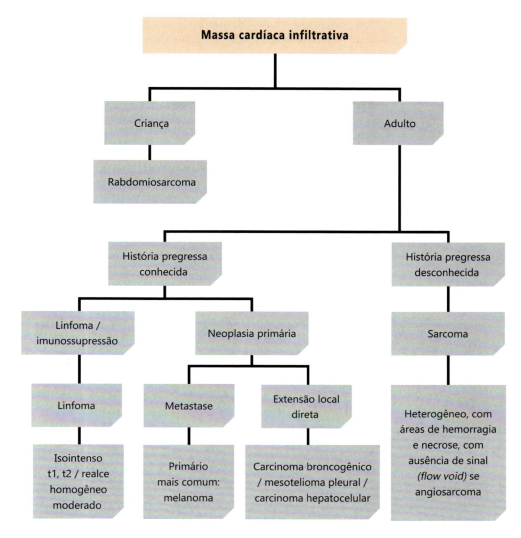

FIGURA 14.3 Proposta de fluxograma para avaliação de massas infiltrativas (massas que envolvem mais de uma camada da parede do coração, múltiplas câmaras cardíacas ou extensão para parede torácica, diafragma ou pulmões).

⬣ PRINCIPAIS MASSAS CARDÍACA

Pseudotumores cardíacos

A história clínica e os aspectos de imagem ajudam a fazer o diagnóstico diferencial entre tumores cardíacos e artefatos, variações anatômicas ou pseudotumores (trombos, vegetações, hipertrofia lipomatosa do septo interatrial e cistos pericárdicos). Algumas variantes anatômicas que podem eventualmente ser confundidas com massas cardíacas incluem:

▶   Crista terminal: estrutura fibromuscular que divide o apêndice atrial e a parede atrial lisa (posterior e septal) da parede trabeculada (anterior).

▶ Banda moderadora: estrutura muscular que atravessa transversalmente o ventrículo direito, do septo interventricular até a base anterior do músculo papilar da valva tricúspide.

Os principais pseudotumores são descritos a seguir.

Trombo

Algumas situações clínicas aumentam a suspeita de trombo intracavitário, como a presença de:

▶ Dilatação ou disfunção ventricular, particularmente com alteração de contratilidade segmentar associada à massa intraventricular.

▶ Massa próxima a cateter venoso central ou cateter de longa permanência.

▶ Massa no apêndice atrial esquerdo (particularmente em pacientes com fibrilação atrial), aumento de volume atrial esquerdo ou estenose mitral.

Na ressonância cardíaca, o trombo crônico apresenta hipossinal nas sequências ponderadas em T1 (Double-IR) e T2 (Triple-IR) e não apresenta captação de contraste nas sequências de perfusão pós-gadolínio e no realce tardio. Raramente trombos crônicos podem apresentar realce na sua periferia (Fig. 14.4).

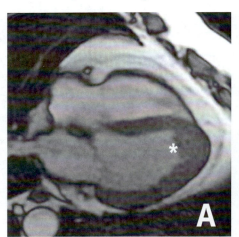
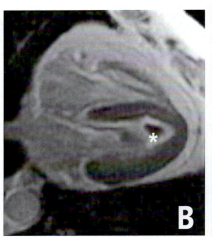

FIGURA 14.4 Ressonância cardíaca. A) Trombo apical ventricular esquerdo (asterisco) com isossinal em relação ao miocárdio na Cine-SSFP. B) Após a injeção de contraste, há ausência de captação central e presença de realce periférico, podendo ocorrer em trombos crônicos com vascularização periférica.

Nos casos duvidosos, as sequências de realce tardio ajudam na confirmação diagnóstica comparando-se imagens realizadas em diferentes tempos de inversão. Nas imagens realizadas com tempo de inversão habitual (200 a 300 ms), o trombo mostra-se cinzento e, muitas vezes, é difícil diferenciar o trombo do miocárdio. Por esse motivo, são realizadas imagens com tempo de inversão longo (600 ms), nas quais o sinal de estruturas avasculares é anulado, e o trombo torna-se preto, enquanto o miocárdio circundante permanece branco.

Na suspeita de trombo intracavitário, pode-se considerar a prova terapêutica com anticoagulação plena por 8 semanas e posterior reavaliação com o mesmo método de imagem. Em casos de trombo, espera-se a redução ou o desaparecimento da massa com o tratamento. Em casos de persistência, deve-se considerar a investigação da massa cardíaca.

A diferenciação entre trombo e tumor cardíaco é particularmente importante em pacientes com história neoplásica conhecida, pois além do maior risco de desenvolver fenômenos tromboembólicos, também estão sujeitos ao desenvolvimento de metástases cardíacas.

Vegetações

São massas infectadas ligadas a estruturas endocárdicas e apresentam-se como massas intracardíacas aderidas às valvas, estruturas endocárdicas ou materiais intracardíacos implantados. Cerca de 90% dos pacientes apresentam febre, frequentemente associada a sintomas sistêmicos como calafrios, inapetência, perda de peso, além da presença de sopro ao exame físico.

Apresentações atípicas são comuns em idosos, imunodeprimidos e pacientes oncológicos, nos quais a febre pode estar ausente; nestes pacientes, é necessário alto grau de suspeição. O método de imagem indicado na investigação é o ECO, que deve ser indicado em contexto clínico compatível. O ECO transtorácico deve ser o método inicial e indica-se prosseguir com ECO-TE para avaliação detalhada da vegetação (especialmente em casos de prótese valvar e para pesquisa de complicações como abscessos perivalvares, perfuração, fístulas, deiscência de próteses valvares).

O ECO-TE não é mandatório nos casos de ECO transtorácico de boa qualidade em endocardite de câmaras direitas em valvas nativas e com achados ecocardiográficos inequívocos. O tratamento medicamentoso e seguimento da endocardite se orientam pelas diretrizes vigentes e não é tema deste capítulo.

Cistos pericárdicos

Podem ser congênitos ou adquiridos e, na maioria dos casos, são encontrados incidentalmente. Massa de contornos bem delimitados e conteúdo líquido, geralmente situada junto à borda cardíaca direita (Fig. 14.5). A maioria dos pacientes é assintomática, porém, sintomas decorrentes da compressão de estruturas adjacentes podem estar presentes.

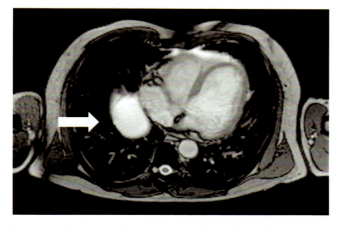

FIGURA 14.5 Ressonância cardíaca. Sequência ponderada em T2 (Triple) mostrando imagem nodular de contornos bem definidos na região paracardíaca à direita, com alto sinal homogêneo, compatível com cisto pericárdico (seta).

Hipertrofia lipomatosa do septo interatrial

Processo não neoplásico de hiperplasia de células adiposas, que pode ser confundida com um tumor. É mais comum em pacientes com idade avançada e obesos. Não necessita de tratamento específico.

Tumores cardíacos primários

Tumores cardíacos primários benignos

Aproximadamente 75% de todos os tumores cardíacos são benignos; entre eles, os mais frequentes na população adulta são: mixoma (50%); fibroelastoma papilífero (20%); lipoma (15 a 20%); hemangioma (5%). O Quadro 14.3 sumariza as características gerais das massas cardíacas benignas.

QUADRO 14.3 Características gerais das massas cardíacas benignas

Tipo de tumor	Idade do paciente ao diagnóstico	Localizações mais comuns	Carcterísticas morfológicas típicas	Características ecocardigráficas	Características a TC	Características da RM
Mixoma (50% de todas as neoplasias primárias do coração)	30-60 anos	Septo interatrial na fossa oval, átrio esquerdo mais comum que o direito	Gelatinoso, aderido ao colo, calcificação comum, hemorragia ou necrose comum	Tumor móvel, colo estreito	Heterogêneo, baixa atenuação	Heterogêneo, brilhante no t2w, realce heterogêneo
Fibroelastoma papilífero	Meia idade	Valvas cardíacas	Pequeno (< 1 cm), colo estreito, calcificação rara, sem hemorragia ou necrose	Bordas cintilantes	Geralmente não visualizado se < 1 cm	Geralmente não visualizado se < 1 cm
Lipoma	Variável	Espaço pericárdico e outras câmaras	Muito grande, base ampla, sem calcificação, hemorragia ou necrose	Geralmente hipoecoico no espaço pericárdico, ecogênico nas câmaras cardíacas	Atenuação da gordura homogênea	Intensidade de sinal de gordura homogêneo (aumentado em t1), sem realce
Rabdomioma	Crianças	VE, VD, valvas AV, via de saída	Múltiplas lesões pendunculares murais, regressão espontânea	Mais brilhante que o miocárdio ao redor	Hipodenso a TC com contraste	Isointenso no miccárdio t1w, hiperintenso no miocárdio t2w
Fibroma	Crianças e adultos jovens	Ventrículos	Grande e intramural, calcificação comum, sem hemorragia ou trombose	Intramural e calcificado	Baixa atenuação, calcificado	Isointenso no t1W, preto no t2W, em geral pequeno a nenhum realce

VE: ventrículo esquerdo, VD: ventrículo direito, valvas AV: valvas atrioventriculares

Mixomas

São tumores cardíacos benignos mais comuns. Cerca de 75% deles ocorrem no átrio esquerdo e 20% no átrio direito. Outras localizações são raras. Algumas formas podem ser familiares, com herança autossômica dominante e fenótipo variável. Costumam localizar-se próximo ao septo interatrial, com tamanho variando entre 1 e 15 cm (Fig. 14.6).

As características dos mixomas nos exames de imagem estão descritas nos Quadros 14.1 e 14.2.

De forma geral, o tratamento dos mixomas é a ressecção em bloco do tumor. Pelo risco de recidiva, alguns grupos sugerem seguimento por imagem (ECO ou ressonância cardíaca) semestral ou anual após a ressecção.

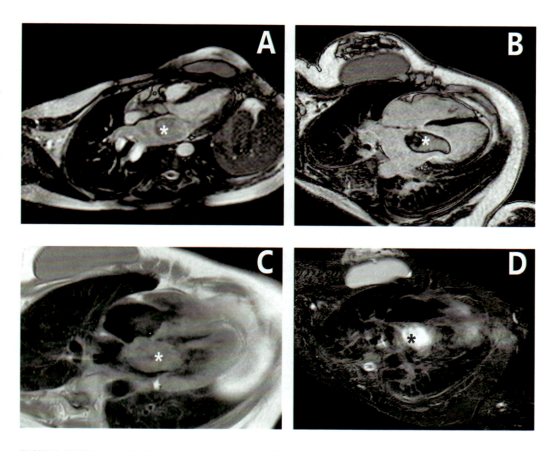

FIGURA 14.6 Ressonância cardíaca. Imagem nodular centrada no átrio esquerdo (asteriscos), em íntimo contato com o septo interatrial, com proeminência através da valva mitral. A) Sequência de Cine-SSFP com hipossinal. B) Avaliação de realce tardio após a injeção de gadolínio com presença de realce heterogêneo. C) Sequência ponderada em Double T2 com isossinal. D) Sequência ponderada em Triple T2 com hipersinal. Os achados são típicos de mixoma atrial.

Fibroelastomas papilíferos

O fibroelastoma papilífero costuma ser uma estrutura pequena que aparece na superfície endocárdica, particularmente nas valvas cardíacas (Fig. 14.7). Costumam apresentar crescimento lento, com quadro clínico habitualmente assintomático por um longo período, mas, na sua evolução, podem ocorrer embolizações periféricas do tumor.

A definição dos fibroelastomas nos exames de imagem costuma ser fácil (Quads. 14.1 e 14.2).

Habitualmente, recomenda-se a ressecção dos casos em que o tumor se encontra em câmaras direitas, quando maior que 1 cm de diâmetro e móvel ou quando já apresentou quadro de embolização. Outros fatores que devem ser considerados como favoráveis às ressecções são jovens com baixo risco cirúrgico e em casos que outra cirurgia cardíaca está programada.

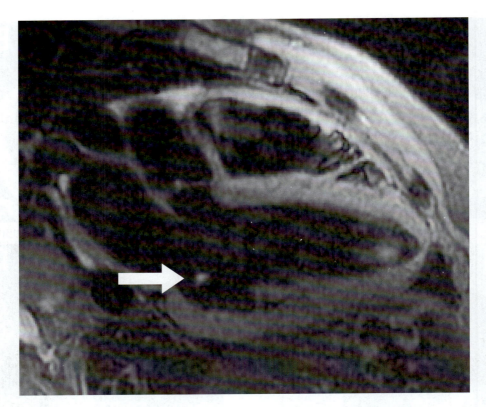

FIGURA 14.7 Ressonância cardíaca. Sequência ponderada em Double T2 com discreta imagem nodular regular e com hipersinal na região subvalvar do folheto mitral posterior (seta), compatível com fibroelastoma papilífero.

Lipomas

Lipomas cardíacos são muito raros (< 5% dos tumores cardíacos primários). Costumam ter aspecto gorduroso e homogêneo, habitualmente na superfície epicárdica. Quando subendocárdicos podem ser pequenos e sésseis, podendo se tornar massas pedunculadas com o seu crescimento (Fig. 14.8). Raramente são sintomáticos. As características do lipoma nos exames de imagem estão descritas nos Quadros 14.1 e 14.2.

Hemangiomas

Hemangiomas cardíacos primários são muito raros. A localização é variada, sem predileção por uma cavidade específica. Apresentam diferentes tipos de evolução, com regressão espontânea e bom prognóstico, ou com complicações consequentes à hemorragia dos seus pequenos vasos, como insuficiência cardíaca (IC) de alto débito, trombocitopenia, taquicardias ventriculares, sinais de obstrução da via de saída do ventrículo direito, derrame pericárdico, tamponamento cardíaco e morte súbita.

Na ressonância cardíaca, os hemangiomas apresentam rápido aumento de intensidade de sinal na perfusão de primeira passagem do gadolínio, indicando alta vascularização do tumor. Apresentam isossinal nas sequências ponderadas em T1 (Double-IR), hipersinal nas sequências ponderadas em T2 (Triple-IR) e realce tardio heterogêneo e prolongado (Fig. 14.9).

A ressecção cirúrgica, em geral, tem bom prognóstico e é o tratamento de escolha nos pacientes sintomáticos. Nos assintomáticos portadores de hemangiomas extensos e/ou complexos, deve-se evitar a resseção cirúrgica pelo risco de complicações hemorrágicas.

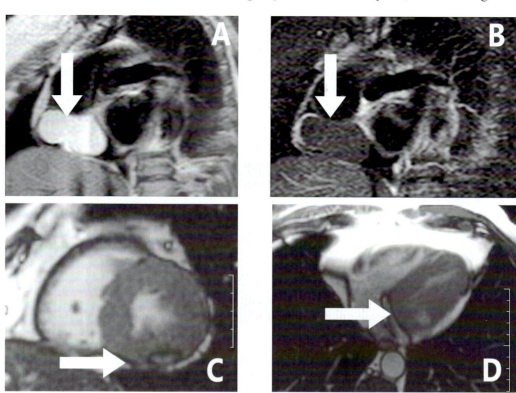

FIGURA 14.8 Ressonância cardíaca. Pacientes com diagnóstico de lipoma (setas). A) Hipersinal em sequência T1. B) Hipossinal na sequência T2 com saturação de gordura. C e D) Hipersinal homogêneo em sequências de Cine-SSFP.

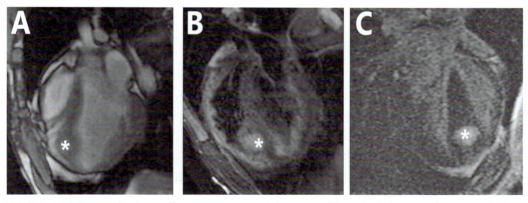

FIGURA 14.9 Ressonância cardíaca. Imagem nodular na região apical do septo interventricular (hemangioma - asteriscos). A) Hipersinal na sequência de Cine-SSFP. B) Hipersinal homogêneo nas sequências Double T2. C) Realce intenso e prolongado após a injeção de gadolínio.

Rabdomiomas

Costumam ocorrer na parede ventricular ou nas valvas mitral e tricúspide. São mais comuns em indivíduos com esclerose tuberosa, uma síndrome com acometimento de múltiplos órgãos, normalmente associada à epilepsia e lesões de pele. O tamanho é variável, podendo ser de forma pedunculada e, eventualmente, levando a obstruções de fluxo (Fig. 14.10). Também estão associados a síndromes de pré-excitação e têm risco aumentado de arritmias. Muitos rabdomiomas regridem de tamanho em crianças menores de 4 anos. As características do rabdomiomas nos exames de imagem estão descritas nos Quadros 14.1 e 14.2. Pelo quadro comum de regressão, a conduta expectante é recomendada em grande parte dos casos. Eventualmente, pode ser necessária a ressecção nos casos em que há obstrução de fluxo ou arritmias.

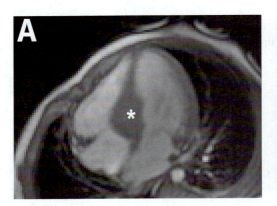
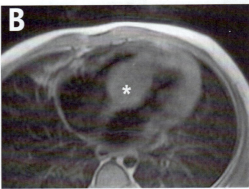

FIGURA 14.10 Ressonância cardíaca. Lesão de aspecto nodular no septo interventricular da região basal (asteriscos). A) Com isossinal nas sequências de Cine-SSFP. B) Double T2. A biópsia da lesão confirmou o diagnóstico de rabdomioma.

Fibromas cardíacos

Costumam ser únicos e localizados nos ventrículos. Apresentam crescimento progressivo, com morfologia circunscrita e calcificação central (Fig. 14.11). Mais comuns em crianças, particularmente no primeiro ano de vida. Podem estar associados a arritmias, IC, síncope e até quadros de morte súbita.

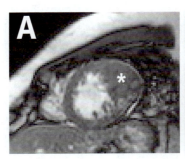
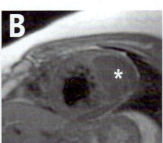
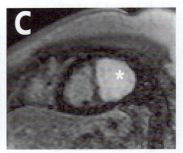

FIGURA 14.11 Ressonância cardíaca. Imagem nodular aderida a parede lateral do ventrículo esquerdo (asteriscos). A) Com isossinal na sequência Cine-SSF. B) Hipossinal na sequência Double T2. C) Realce homogêneo após a infusão do gadolínio, compatível com fibroma.

As características dos fibromas nos exames de imagem estão descritas nos Quadros 14.1 e 14.2. Na maior parte dos casos, a ressecção cirúrgica está indicada. Em casos completamente assintomáticos, alguns autores questionam a necessidade do procedimento.

Tumores cardíacos malignos

Dentre os tumores primários cardíacos, 25% são malignos; destes, 95% são sarcomas e 5%, linfomas.

Sarcomas

Apresentam localização variável e progressão rápida, levando à infiltração local, obstrução intracavitária e metástases. Muitas dessas características podem já estar presentes no diagnóstico inicial em virtude da agressividade do tumor. O tipo histológico mais frequente são os angiosarcomas, que costumam ser mais comuns no átrio direito. O quadro clínico costuma ser caracterizado por IC direita.

Outros tipos histológicos dos sarcomas incluem osteossarcomas, histiosarcomas e fibrosarcomas. Na ressonância cardíaca, é comum encontrar invasão de estruturas adjacentes por contiguidade. O rabdomiosarcoma apresenta isossinal nas imagens ponderadas em T1 (Double-IR) e T2 (Triple-IR),e realce tardio intenso e heterogêneo (Fig. 14.12).

O angiossarcoma apresenta isossinal nas imagens ponderadas em T1 (Double-IR), hipersinal nas ponderadas em T2 (Triple-IR), com aspecto em couve-flor e realce tardio intenso com aspecto em raios de sol. O prognóstico dos sarcomas costuma ser limitado. Apesar disso, há melhor prognóstico com a ressecção cirúrgica, que deve ser indicada quando possível. Outros tratamentos como radioterapia, quimioterapia e transplante cardíaco são controversos.

Linfomas

Linfomas cardíacos primários são tumores raros e correspondem a cerca de 1% de todos os tumores cardíacos. Metástases cardíacas de linfomas extracardíacos são mais comuns que os linfomas cardíacos primários. O acometimento cardíaco ocorre em aproximadamente 25% dos casos de linfoma extracardíaco. A maioria dos linfomas cardíacos primários são linfomas não Hodgkin de células B, de alta malignidade e rápido crescimento. São mais comuns em imunocomprometidos, principalmente nos portadores de HIV.

É comum o acometimento das câmaras direitas (principalmente do átrio direito), invasão pericárdica acompanhada de grandes derrames pericárdicos e presença de múltiplas massas. Os pacientes podem evoluir com quadro de IC de rápida progressão, arritmias, derrame pericárdico e tamponamento cardíaco. Na ressonância cardíaca, os linfomas apresentam isossinal (ou discreto hipersinal) nas imagens ponderadas em T1 (Double-IR) e T2 (Triple-IR) e discreto realce tardio heterogêneo.

A quimioterapia é o tratamento de escolha e há relatos de remissão em até 61% dos casos. O tratamento cirúrgico, seguido de quimioterapia adjuvante, é necessário na presença de complicações hemodinâmicas consequentes a obstruções ou tamponamento cardíaco.

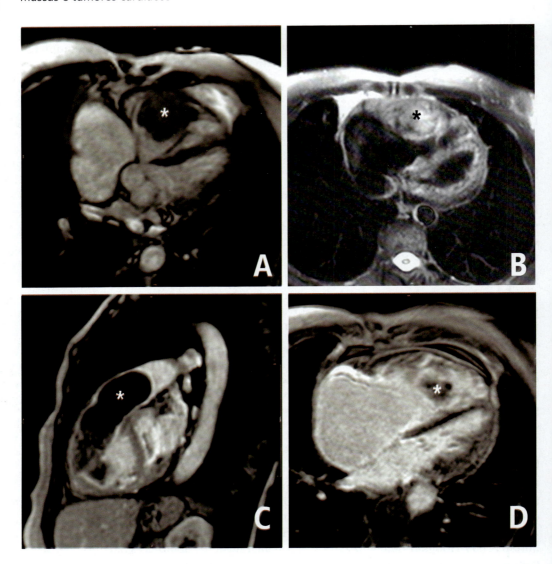

FIGURA 26.12 Ressonância cardíaca. Lesão nodular de aspecto infiltrativo na cavidade ventricular direita (asteriscos), com sinais de invasão do tronco pulmonar. A) Apresenta isossinal discretamente heterogêneo nas sequências Cine-SSFP. B) Double T2. C e D) Sinal intenso e heterogêneo nas sequências pós-contraste gadolínio. Os achados são sugestivos de malignidade (biópsia confirmou o diagnóstico de sarcoma).

METÁSTASES CARDÍACAS

As metástases de tumores extracardíacos são a principal causa de tumores malignos no coração. Habitualmente, acometem pacientes com neoplasia claramente manifesta, e o diagnóstico etiológico não costuma ser difícil. A prevalência é subestimada, pois diversos casos de metástases cardíacas não são investigados pela ausência de sintomas cardiovasculares. Apesar de terem origem variável, as causas mais comuns de metástases cardíacas são pulmão, mama, esôfago, linfomas, leucemias e melanomas.

As metástases costumam ser pequenas e múltiplas. Quando o mecanismo de disseminação é linfático, costumam ocorrer predominantemente no pericárdio. Nos casos de disseminação hematogênica, há predomínio de envolvimento miocárdico. Alguns tumores também atingem o átrio direito por extensão através da veia cava, como ocorre em casos de carcinoma de células renais, entre outros.

Na ressonância cardíaca, costumam apresentar hipossinal nas sequências ponderadas em T1, hipersinal nas sequências ponderadas em T2 e, na maioria dos casos, realce intenso após a injeção de contraste gadolínio (Fig. 14.13).

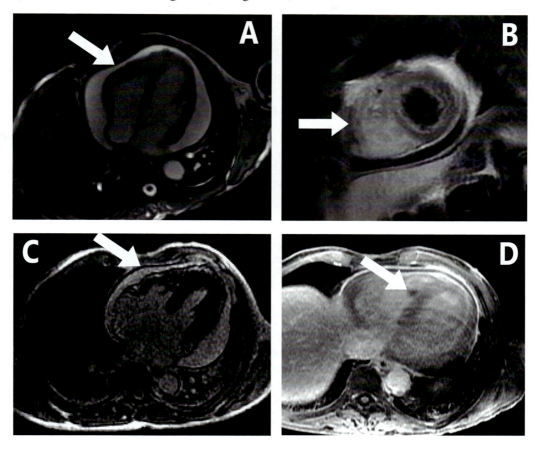

FIGURA 26.13 Ressonância cardíaca. Paciente com diagnóstico de CEC de base de língua, com imagem duvidosa observada no ventrículo direito pelo ecocardiograma. A) Lesão infiltrativa na região apical do ventrículo direito, com isossinal na sequência Cine-SSFP. B) Hipersinal na sequência Double T2. C) Realce difuso e heterogêneo pós-contraste gadolínio. D) T2 pós-contraste com imagem com hipossinal após 25 minutos de injeção, compatível com trombo. Associa-se acentuado derrame pericárdico com espessamento difuso dos seus folhetos.

A sintomatologia é variável, porém a maioria tem poucos sintomas cardíacos e o quadro clínico predominante é causado pelo tumor primário.

O tratamento preferencial costuma ser o da doença de base, sem intervenções cardíacas específicas. A ressecção costuma ser um procedimento de exceção. No entanto, em alguns

Massas e tumores cardíacos

casos de tumores por extensão venosas, relatos sugerem resseção como uma alternativa terapêutica aceitável.

De forma geral, o prognóstico costuma ser reservado, particularmente devido ao quadro avançado da neoplasia primária.

⌬ LEITURAS SUGERIDAS

■ Braggion-Santos MF, Santos MK, Teixeira SR, Jardim G, Volpe Trad HS, Schmidt A. Avaliação por ressonância magnética de massas cardíacas. Arq Bras Cardiol 2013; 101(3): 263-272.

■ Habib G, Lancellotti P, Antunes MJ, Bongiorni MG, Casalta JP, Del Zotti F, et al. 2015 ESC Guidelines for the management of infective endocarditis: the task force for the management of infective endocarditis of the European Society of Cardiology (ESC). Eur Heart J. 2015; Nov; 21;36(44):3075-128.

■ Lam KY, Dickens P, Chan A. Tumorsoftheheart: a 20-yearexperiencewith a reviewof 12.485 consecutive autopsies [in German]. Arch Pathol Lab Med 1993; 117(10): 1027-1031.

■ Motwani M, Kidambi A, Herzoq BA, Uddin A, Greenwoo JB, Plein S. MR imaging of cardiac tumors and masses: a review of methods and clinical applications. Radiol 2013; 268(1): 26-43.

■ Nomura CH, Azevedo CF, Jasinowodolinski D, Tassi EM, Medeiros FM, Kay FU, et al. Ressonância e tomografia cardiovascular. Barueri: Manole, 2013 (474).

■ O'Donnell DH, Abbara S, Chaithiraphan V, Yared K, Killeen RP, Cury RC, et al. CardiacTumors: optimal cardiac MR sequences and spectrum of imaging appearances. Am J Roentgenol 2009; 193(2): 377-387.

■ Roberts WC. Primary and secondary neoplasms of the heart. Am J Cardiol 1997; 80(5):671-682.

■ Sparrow PJ, Kurian JB, Jones TR, Sivananthan MU. MR imaging of cardiac tumors. Radiographics 2005; 25(5): 1255-1276.

15

Amiloidose cardíaca

Juliano Pinheiro de Almeida
Ludhmila Abrahão Hajjar
Silvia Moulin Ribeiro Fonseca
Stéphanie Itala Rizk

INTRODUÇÃO

A amiloidose sistêmica é causada por infiltração, em órgãos e tecidos, de proteínas insolúveis formadoras de fibrilas amiloides, levando à disfunção orgânica e uma variedade de manifestações clínicas. Vários órgãos podem estar envolvidos, como coração, rins, pulmões, fígado, sistema nervoso periférico, fígado, olhos, pele e vasos sanguíneos. Mais de trinta proteínas podem causar amiloidose sistêmica, no entanto, são duas as principais envolvidas com o coração: a amiloidose de cadeia leve (AL) e amiloidose pela transtirretina (ATTR), com seus subtipos amiloidose sistêmica senil (SSA), também conhecida como transtirretina tipo selvagem (ATTRwt) e amiloidose hereditária (ATTRm).

Sua apresentação clínica ocorre na forma de insuficiência cardíaca (IC), angina e arritmias. Apesar de haver proteínas diferentes na AL e na ATTR, o envolvimento cardíaco é similar e não pode ser diferenciado na microscopia de luz.

A prevalência da amiloidose cardíaca é baixa, cerca de 8 a 12 por milhão de pessoas. A prevalência de ATTR é ainda mais baixa, pois é comum em pessoas mais idosas e sua forma de apresentação pode mimetizar diagnósticos comuns nesta idade, tais como IC com fração de ejeção preservada, estenose aórtica discreta ou fibrilação atrial.

O diagnóstico geralmente é tardio, em razão da heterogeneidade na forma de apresentação resultante do fenótipo cardíaco e outros órgãos acometidos. O envolvimento cardíaco na amiloidose determina um prognóstico ruim, especialmente na forma AL. Apesar do melhor entendimento da fisiopatologia, atualmente, muitos pacientes ainda apresentam diagnóstico negligenciado.

⬡ MANIFESTAÇÕES CLÍNICAS

No passado, o acometimento extracardíaco, como macroglossia ou púrpura periorbitária, era considerado condição necessária para o diagnóstico de amiloidose cardíaca. No entanto, embora específico, este critério está presente apenas na minoria dos casos de AL e não está presente na ATTR.

Atualmente, outros indícios são considerados sugestivos de amiloidose cardíaca, como a presença de síndrome do túnel do carpo ATTR, que geralmente ocorre bilateral e em homens; a rutura atraumática do tendão do bíceps, com dor neuropática não explicada; a hipotensão ortostática; e o diagnóstico de cardiomiopatia hipertrófica após a sexta década de vida.

Hipertrofia ventricular inexplicada ou cardiomiopatia restritiva devem direcionar à suspeita de amiloidose cardíaca. A taxa de diagnóstico correto e mais precoce ocorre quando primeiramente se conhece mais sobre a doença.

Amiloidose de cadeia leve

A AL é causada por proliferação de imunoglobulina de cadeia leve e pode ocorrer isolada ou em associação com o mieloma múltiplo (MM). Cerca de 10% dos pacientes com MM apresentam associação à amiloidose AL e, cerca de 10% dos pacientes com AL, apresentam também MM. A amiloidose AL afeta comumente coração e rins, mas outros órgãos também podem estar envolvidos. Cerca de 50 a 70% dos pacientes com amiloidose AL apresentam envolvimento cardíaco. O depósito amiloide no miocárdio leva à necrose do cardiomiócito e à fibrose intersticial.

A infiltração pode ocorrer nos dois ventrículos, átrios, valvas e vasos sanguíneos. Já a disfunção cardíaca pode ocorrer também pelo estresse oxidativo gerado pelas proteínas de cadeia leve circulantes (Fig. 27.1). A AL de cadeia leve lambda é 3 vezes mais comum que a kappa.

Ocorre, em geral na sexta década de vida e em ambos os sexos, sendo uma doença agressiva e de sobrevida média de 4 meses.

Amiloidose hereditária (ATTRm)

ATTRm é uma doença hereditária causada pela mutação da proteína transtirretina, que é uma enzima de transporte encontrada no plasma e normalmente produzida pelo fígado. Mais de 75 mutações da transtirretina são conhecidas, das quais 44 envolvem o coração. As mutações mais comuns são: substituição da valina por metionina, na posição 30 (V30M); e substituição de valina por isoleucina, na posição 122 (V122I). Esta última é encontrada em 4% da população afro-americana e é a mais comum nos Estados Unidos. As mutações da transtirretina são hereditárias, autossômicas dominantes e acometem igualmente ambos os sexos. A idade de início das manifestações varia de acordo com a mutação presente, no entanto, os sintomas de IC ocorrem na sexta década de vida.

Amiloidose sistêmica senil ou selvagem

SSA é causada pela infiltração da proteína transtirretina tipo selvagem. O início da doença tende a ser mais tardio que a AL e a ATTRm, afetando idosos acima de 65 anos e, preferencialmente, no sexo masculino, em uma relação de 20 homens para 1 mulher. Estudos mostram prevalência de 25% de SSA em autópsias de idosos acima de 80 anos. O envolvimento cardíaco pela SSA tende a ser menos agressivo que a AL, e a média de sobrevida é de 75 meses.

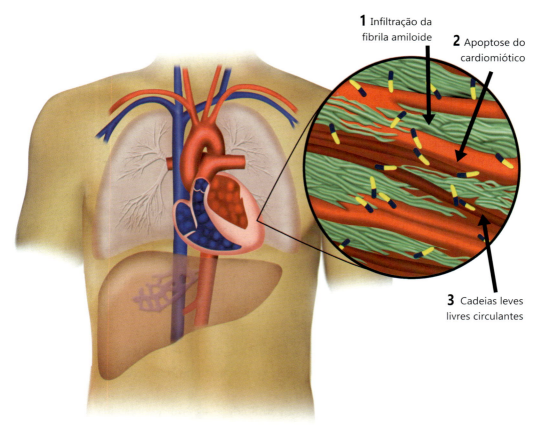

FIGURA 15.1 Fisiopatologia da AL. A ilustração demonstra três mecanismos chaves: (1) a infiltração da fibrila amiloide, em verde, resulta em espessamento da parede ventricular e disfunção diastólica; (2) o efeito local pela infiltração com fibrila contribui para disfunção miocitária e apoptose; (3) cadeias leves livres circulantes contribuem para a disfunção miocárdica.

⚙ DIAGNÓSTICO

O diagnóstico precoce da amiloidose cardíaca é crucial, pois o prognóstico dos casos de diagnóstico tardio é reservado. Muitos sintomas e sinais levantam suspeita de amiloidose cardíaca, e a IC é a forma mais comum de apresentação clínica. Angina pode ocorrer por infiltração de vasos intramiocárdicos.

O diagnóstico definitivo é dado pela biópsia tecidual, com positividade ao vermelho do Congo. Uma vez confirmada a amiloidose cardíaca, seu subtipo deve ser identificado para que seja definido o tratamento. A AL é diagnosticada através da pesquisa sérica de cadeias leves e eletroforese/imunofixação de proteínas plasmáticas e urinárias. Já para diagnosticar a ATTR, é necessária a análise do DNA para identificação da forma mutante.

Exames complementares

A baixa voltagem no eletrocariograma (ECG), definida como ≤ 1 mV nas derivações precordiais ou $\leq 0,5$ mV nas derivações periféricas, associada à evidência de espessamento da parede ventricular esquerda em exames de imagem sugere amiloidose. Esse é o principal indicador de amiloidose cardíaca, no entanto, sua ausência não exclui o diagnóstico. Esse padrão é encontrado em 60% dos pacientes com AL e 20% dos pacientes com ATTR. A área inativa ou os atrasos no final da condução também são padrões encontrados, assim como bloqueios de ramo esquerdo, presentes em 30% dos pacientes com SSA.

Na AL, a combinação da quantificação de cadeias leves livres plasmáticas com sua imunofixação sérica e na urina possui cerca de 99% de sensibilidade para diagnóstico. Já na ATTR isto ainda não é possível. É importante saber que o aumento isolado de cadeias leves livres plasmáticas não é específico para o diagnóstico de AL, pois 5% da população acima dos 65 anos apresenta este aumento, configurando gamopatia monoclonal de significado indeterminado.

Os peptídeos natriuréticos (BNP) em geral apresentam níveis bastante elevados na AL, diferentemente do que ocorre na SSA e na ATTRm. As cadeias leves na AL induzem diretamente secreção de BNP e, pelo efeito apoptótico, podem resultar no aumento dos níveis de troponina. Este fato simula quadros de síndrome coronariana aguda (SCA) em pacientes com IC.

Tanto a concentração de cadeias leves livres plasmáticas como os níveis de BNP e troponina são importantes no estadiamento da AL, além de possuírem importante papel prognóstico. Já na ATTR, até o momento, não existem evidências suficientes para a utilização de biomarcadores.

Os exames de imagem, na prática clínica, são importantes em 3 quesitos:

1. Para realização de diagnóstico diferencial de cardiomiopatia hipertrófica e cardiomiopatia restritiva.

2. Avaliação cardíaca de paciente com amiloidose sistêmica conhecida ou suspeita.

3. Monitorizar pacientes sabidamente com amiloidose cardíaca, durante seu tratamento.

O **ecocardiograma** tem sua importância na avaliação da espessura da parede ventricular e nos achados de restrição. O aumento simétrico das paredes do ventrículo esquerdo (VE), o aumento da espessura da parede livre de ventrículo direito (VD) e o derrame pericárdico podem ser encontrados na amiloidose cardíaca, no entanto, esses achados não são específicos. Os achados ecocardiográficos não distinguem a amiloidose AL da ATTR. A fração de ejeção pode estar preservada mesmo na presença de quadro clínico de insuficiência cardíaca congestiva (ICC), pois predomina a disfunção diastólica.

O ecocardiograma com *strain* é uma modalidade confiável e não invasiva para avaliação quantitativa da deformidade miocárdica nesses pacientes, além de permitir diagnosticar precocemente disfunção miocárdica. Estudos recentes mostram que anormalidades encontradas no *strain* podem acontecer previamente ao quadro de disfunção ventricular manifesta. Alterações do *strain* longitudinal podem ser encontradas nos 3 subtipos de amiloidose. O *apical sparing* é um achado ao *strain* que distingue amiloidose de outras causas de hipertrofia de VE, como estenose aórtica e cardiomiopatia hipertrófica. Sua sensibilidade é de 93% e especificidade de 82%.

Recentemente, o desenvolvimento de outras técnicas de imagem não invasivas como a **ressonância nuclear magnética cardíaca (RMC)** e a **cintilografia**, tem aumentado as chances de diagnóstico precoce.

Contrariamente ao ecocardiograma, a RMC é um exame que não depende de janela acústica, e sua resolução espacial é melhor, permitindo caracterização tecidual mais adequada. O depósito miocárdico de fibrilas amiloides aumenta o volume extracelular e resulta no acúmulo de contraste gadolíneo, sendo este realce tardio um sinal característico da amiloidose. A pesquisa do realce tardio pode ser utilizada para a confirmação do diagnóstico de amiloidose e também possui papel como marcador de pior prognóstico. Assim como no ecocardiograma, a RMC não consegue diferenciar os tipos de amiloidose e possui limitações quando o paciente possui insuficiência renal, marcapasso (MP) ou desfibrilador implantável (CDI). Além disso, depósitos irregulares no coração podem não realçar com gadolíneo, gerando resultado falso-negativo.

Já nas cintilografias ósseas realizadas com 99mTc-pirofosfato (PYP) e 99m3,3difosfono-1, 2-ácido propanodicarboxílico (DPD), há a identificação, de forma específica, de complexos amiloides ATTR. São utilizadas no diagnóstico diferencial de amiloidose cardíaca AL e outras cardiomiopatias hipertróficas, sendo possível afirmar que, na ausência de evidências de discrasias plasmáticas (eletroforese urinária ou séricas anormais) associada à captação de PYP ou DPD fortemente positivo, é capaz de estabelecer diagnóstico da ATTR.

Veja os algoritmos para diagnóstico em pacientes com amiloidose estabelecida pela biópsia (Fig. 15.2) e para diagnóstico em pacientes com suspeita de amiloidose (Fig. 15.3).

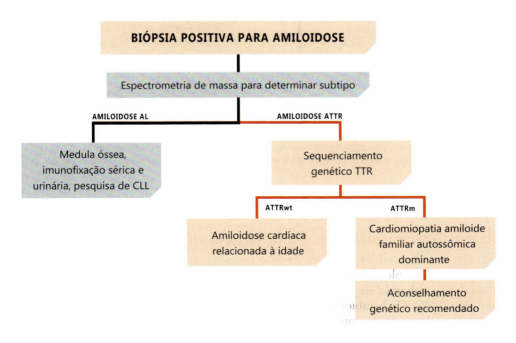

FIGURA 15.2 Algoritmo diagnóstico para amiloidose cardíaca. Em pacientes diagnosticados com amiloidose AL, NT-proBNP e troponina tem significado prognóstico. Eletroforese de proteínas sem imunofixação é insuficiente.
Fonte: Adaptada de Gertz M et al., 2015.

Amiloidose cardíaca

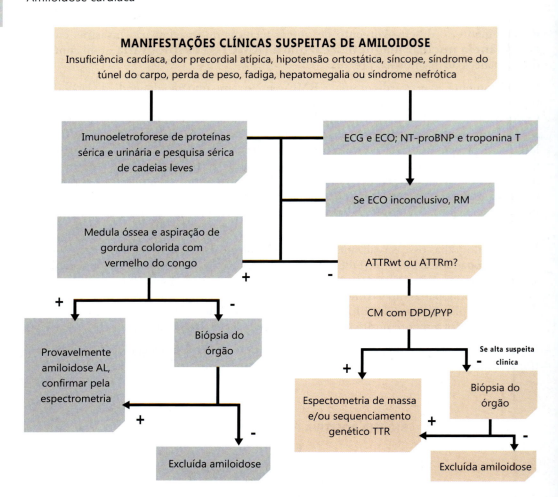

FIGURA 15.3 Algoritmo para diagnóstico em pacientes com suspeita de amiloidose.
ECG: eletrocardiograma; ECO: ecocardiograma; NT-proBNP: fragmento terminal do peptídeo natriurético cerebral; AL: amiloidose de cadeia leve; ATTRm: amiloidose transtirretina hereditária; FLC: (do inglês, *free light chains)* cadeiras leves livres; ATTRwt: amiloidose transtirretina tipo selvagem; DPD: 99m3,3difosfono-1,2-ácido propanodicarboxilico; PYP: 99mTc-pirofosfato; CM: cintilografia miocárdica.

TRATAMENTO

Tratamento farmacológico e dispositivos cardíacos

A IC causada pela amiloidose é um desafio terapêutico, pois consiste de cardiopatia de complexa fisiopatologia. Frequentemente está associada à insuficiência renal e disfunção autonômica, resultando na contraindicação da maioria das medicações consagradas para tratamento da IC. Os betabloqueadores, inibidores de enzima de conversão da angiotensina e bloqueadores do receptor de angiotensina, podem piorar os sintomas e aumentar a mortalidade, por este motivo o diagnóstico preciso é de suma importância para a condução do tratamento correto.

A terapia de suporte baseia-se em diuréticos (de alça e antagonistas da aldosterona), além da monitorização de eletrólitos e da creatinina. O uso de dispositivos de assistência ventricular esquerda é um desafio nos pacientes com cavidade ventricular pequena e disfunção de ventrículo direito. Em séries retrospectivas, o uso do cardiodesfibrilador implantável (CDI) não mostrou benefício em sobrevida em pacientes com amiloidose cardíaca, portanto o implante é controverso, inclusive naqueles pacientes que preencham os critérios habituais para o implante. Desafios adicionais ao suporte mecânico são manejo da infecção e sangramento e trombose relacionados ao dispositivo nessa população.

Transplante cardíaco

Além das restrições típicas associadas ao transplante, há risco de novos depósitos da proteína amiloide no coração transplantado, o que reduz a chance de sucesso do procedimento. No entanto, alguns pacientes com acometimento cardíaco isolado podem ser elegíveis para transplante. As terapias emergentes prometem melhorar a função orgânica, diminuindo, assim, a necessidade de transplante.

Tratamentos emergentes - terapia direcionada para amiloidose

Imunoterapia

Anticorpos mediadores da fagocitose combinados com depuração da proteína amiloide são uma abordagem promissora para reversão das disfunções orgânicas (3 anticorpos estão em fase de desenvolvimento).

Recentemente, foi publicado um relatório parcial de um ensaio clínico fase 1/2 com 27 pacientes com amiloidose, tratados com NEOD001 (ClinicalTrials. Gov, NCT01707264), um anticorpo que tem como alvo o enovelamento da imunoglobulina LC. Foram observadas respostas favoráveis na função renal e cardíaca. O NEOD001 foi bem tolerado pelos pacientes e não houve relato de hipersensibilidades relacionadas à infusão da droga. A redução do NT-proBNP sugere potencial aumento de sobrevida e, além disso, a melhora das funções orgânicas foram evidentes após dois anos da terapia com NEOD001. Dois ensaios clínicos randomizados (ClinicalTrials. Gov, NCT02632786 e NCT02312206), placebo--controlado, estão acontecendo pra testar eficácia e segurança desse anticorpo em pacientes com amiloidose AL.

Em relatório de um ensaio de fase 1, Richards et al. (ClinicalTrials. Gov, NCT01777243), observaram uma redução do componente amiloide sérico P (SAP), proteína de ligação à amiloide que estabiliza e promove formação de fibrilas, após infusão de anticorpo anti-SAP, em 8 pacientes com amiloidose também tratados com uma pequena molécula circulante chamada SAP-binder CPHPC ((2R) -1- [6 - [(2R) -2-carboxipirrolidina-1-il] -6-oxo-hexanoil] Pirrolidina-2- ácido carboxílico). A significância clínica dessa redução ainda é desconhecida, e a resposta cardíaca não foi avaliada. Diversos pacientes apresentaram resposta inflamatória relacionada à infusão da droga. Assim, estudos adicionais são necessários para a avaliação da segurança do tratamento anti-SAP.

Resultados preliminares de um ensaio de fase 1a (ClinicalTrials. Gov, NCT02245867) de 8 doentes que receberam tratamento sistêmico com infusão única de 11-1F4 (que possui mecanismo de ação similar ao NEOD001) também parecem promissores. Nesse pequeno estudo em curso, a melhora das funções orgânicas foi observada 8 semanas após o tratamento.

Terapia antiformação da fibrila

Estudos pré-clínicos demonstram que a doxiciclina inibe a fibrilogênese. Resultados preliminares de um estudo com 30 pacientes com amiloidose cardíaca em estágio III (Alchemy, Centro Nacional de Amiloidose do Reino Unido) demonstraram melhora de sobrevida com doxiciclina (100 mg), duas vezes ao dia.

PRINCIPAIS CONSIDERAÇÕES

▶ A amiloidose cardíaca é uma doença grave cujo diagnóstico precoce tem impacto importante no prognóstico dos pacientes.

▶ O entendimento da fisiopatologia associado aos avanços propedêuticos tem resultado no aumento do diagnóstico da doença.

▶ Espera-se que nos próximos anos avanços na terapêutica resultem em melhora da sobrevida dos pacientes.

LEITURAS SUGERIDAS

■ Aljaroudi WA, Desai MY, Tang WH, Phelan D, Cerqueira MD, Jaber WA. Role of imaging in the diagnosis and management of patients with cardiac amyloidosis: state of the art review and focus on emerging nuclear techniques. J Nucl Cardiol 2014;21(2):271–83.

■ Gertz MA, Dispenzieri A, Sher T. Pathophysiology and treatment of cardiac amyloidosis. Nat Rev Cardiol 2015;12:91-102.

■ Gertz MA, Landau H, Comenzo RL, Seldin D†, Weiss B, Zonder J, et al. First-in-human phase I/II study of NEOD001 in patients with light chain amyloidosis and persistent organ dysfunction. J Clin Oncol 2016;34:1097-103.

■ Grogan M, Dispenzieri A. Natural history and therapy of AL cardiac amyloidosis. Heart Fail Rev 2015;20:155-62.

■ Grogan M, Gertz M, McCurdy A, Roeker L, Kyle R, Kushwaha S, et al. Long term outcomes of cardiac transplant for immunoglobulin light chain amyloidosis: the Mayo Clinic experience. World J Transplant 2016;6:380-8.

■ Langer A, Gould J, Miao S, et al. Interim analysis of phase 1 study of chimeric fibril reactive monoclonal antibody 11-1F4V in patients with AL amyloidosis. Proceedings of the XVth ISA International Symposium of Amyloidosis. Uppsala, Sweden, July 2016:3-7.

■ Lin G, Dispenzieri A, Kyle R, Grogan M, Brady PA. Implantable cardioverter defibrillators in patients with cardiac amyloidosis. J Cardiovasc Electrophysiol 2013;24(7):793-8.

■ Maurer MS, Elliott P, Comenzo R, Semigran M, Rapezzi C. Addressing Common Questions Encountered in the Diagnosis and Management of Cardiac Amyloidosis. Circulation. 2017; 4;135(14):1357-1377.

■ Richards DB, Cookson LM, Berges AC, Barton SV, Lane T, Ritter JM, et al. Therapeutic clearance of amyloid by antibodies to serum amyloid P component. N Engl J Med 2015;373:1106-14.

■ Siddiqi OK, Ruberg FL. Cardiac amyloidoses: An uptodate on pathophysiology, diagnosis, and treatment. Trends Cardiovas Med. 2017;13:S1050-1738(17)30108-1.

■ Swiecicki PL, Edwards BS, Kushwaha SS, Dispenzieri A, Park SJ, Gertz MA. Left ventricular device implantation for advanced cardiac amyloidosis. J Heart Lung Transplant 2013;32:563-8.

- Tuzovic M, Yang EH, Baas AS, Depasquale EC, Deng MC, Cruz D, et al. Cardiac Amyloidosis: Diagnosis and Treatment Strategies. Curr Oncol Rep. 2017;19(7)46.

- Ward JE, Ren R, Toraldo G, Soohoo P, Guan J, O'Hara C, et al. Doxycycline reduces fibril formation in a transgenic mouse model of AL amyloidosis. Blood 2011;118:6610-7.

- Wechalekar A, Whelan C, Lachmann H, Fontana M, Gilmore JD, Hawkins PN. Oral doxycycline improves outcomes of stage III AL amyloidosis – a matched case control study. Proceedings of the 57th ASH Annual Meeting and Exposition. Orlando, FL, 2015:5-8.

16

Cardiopatia carcinoide

Carolina Maria Pinto Domingues de Carvalho e Silva

Marília Harumi Higuchi dos Santos

Ludhmila Abrahão Hajjar

INTRODUÇÃO

Tumores neuroendócrinos (TNEs) são neoplasias raras, de crescimento indolente e originárias das células enterocromafins, com incidência geral estimada em 1:75.000 a 1:100.000. As localizações mais frequentes (Tab. 16.1) são o trato gastrointestinal (73% casos) e sistema respiratório (25,1% casos).

TABELA 16.1 Frequência da localização dos tumores neuroendócrinos

Localizações	% total
Apêndice	35
Íleo	20
Estômago	10
Reto	10
Brônquios	10
Cólon	5
Duodeno	5
Outros sítios	5

Dentre os portadores de TNEs, 30 a 50% desenvolvem síndrome carcinoide e, destes, 50% evoluem com cardiopatia carcinoide. Em 20% dos casos, a cardiopatia é a primeira manifestação, cuja apresentação mais frequente é o comprometimento das câmaras direitas. O Quadro 16.1 apresenta as características da cardiopatia carcinoide.

Cardiopatia carcinoide

QUADRO 16.1 Características gerais da cardiopatia carcinoide

Prevalencia média de 50% entre os portadores de cardiopatia carcinoide
Idade média ao diagnóstico de 60 anos
Relação homem/mulher:1.2
Comprometimento câmaras direitas em 89% dos casos e esquerdas em 11% dos casos
Sobrevida média de 4 anos

DEFINIÇÕES

A **síndrome carcinoide** é uma síndrome paraneoplásica relacionada aos TNEs e caracterizada por diarreia, hipotensão, *flushing* e broncoespasmo. Decorre da produção tumoral de 5-hidroxitroptamina (serotonina ou 5-HT) e de peptídeos vasoativos, como bradicininas, substância P, prostaglandinas, dentre outros. Essas substâncias, quando liberadas para a circulação sistêmica, resultam nos sintomas descritos.

A **cardiopatia carcinoide** é caracterizada pelo dano cardíaco relacionado ao efeito direto dessas substâncias no coração, transportadas via drenagem venosa sistêmica caval. Ocorre habitualmente em câmaras direitas, com incidência em aproximadamente 50% dos pacientes com síndrome carcinoide.

CLASSIFICAÇÃO

A cardiopatia carcinoide pode ser classificada conforme sua localização em relação às câmaras cardíacas acometidas, conforme apresentado no Quadro 16.2.

QUADRO 16.2 Classificação da cardiopatia carcinoide

Cardiopatia carcinoide direita	Cardiopatia carcinoide esquerda	Localizações atípicas
Átrio e ventrículo direito	Átrio e ventrículo esquerdo	Massas intramiocárdicas, únicas ou múltiplas
Folhetos valvares e aparato subvalvar tricúspide e pulmonar	Folhetos valvares e aparato subvalvar mitral e aórtico	
Veia cava, artérias pulmonares, seio coronário		

O comprometimento cardíaco esquerdo é raro, devido ao alto *clearance* pulmonar da serotonina e demais peptídeos produzidos pelos tumores carcinoides. Pode estar presente nos casos de tumores de origem brônquica, tumores gastrintestinais de alta secreção e presença de forame oval patente (FOP) associado.

FISIOPATOLOGIA

Os TNEs produzem inúmeras substâncias vasoativas, entre as quais a serotonina ou 5-HT. Esses produtos tumorais são metabolizados no fígado; entretanto, podem ganhar a circulação sistêmica em sua forma ativa em algumas circunstâncias, como nos casos em que excedem a capacidade de degradação hepática (doença de alto volume ou metástases hepáticas), casos em que a drenagem tumoral exclui o fígado (tumores com colaterais retroperitoneais ou lesões ovarianas) ou em casos de tumores brônquicos.

Ao ganharem a circulação sistêmica, estes peptídeos levam aos sintomas da síndrome carcinoide, e podem resultar em dano cardíaco e cardiopatia carcinoide. O dano cardíaco é supostamente decorrente do efeito direto da ação dos metabólitos da serotonina que atingem o coração via câmaras cardíacas direitas (Fig. 16.1).

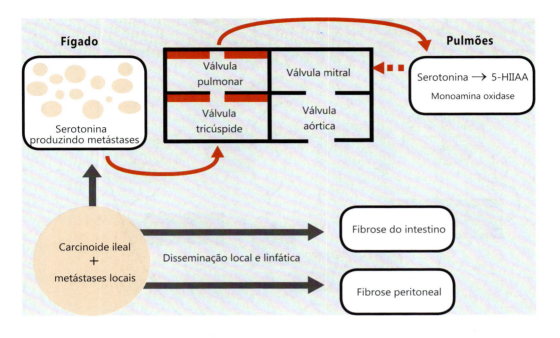

FIGURA 16.1 Topografia da fibrose carcinoide.
5-HIIAA: 5-hidroxi-indolacético.

Fonte: Adaptada de Gustafsson BI, Hauso O, Drozdov I, Kidd M, Modlin IM, 2008.

A teoria da ação direta destas substâncias no coração foi reforçada após a descrição de receptores de 5-HT em fibroblastos valvares e endocárdio.

Seu mecanismo pode ser descrito como a ativação dos receptores de 5-HT no coração, deflagrando as vias de sinalização múltiplas, mediadas via fator de crescimen- to derivado das plaquetas (PDGF – *Platelet derived growth factor*) e fator de crescimento epidermal (EGF- *Epidermal growth factor*), resultando em última instância na deposição de placas no endocárdio e valvas cardíacas (Fig. 16.2).

Suas características são lesões valvares carcinoides decorrentes da deposição de placas fibróticas nos folhetos valvares e aparato subvalvar, contendo miofibroblastos, células musculares lisas e matriz extracelular, além da ativação do colágeno.

A serotonina (5-HT) parece desempenhar um papel chave na estimulação de fibroblastos e na fibrogênese cardíaca. O metabolismo da 5-HT resulta no ácido 5-hidroxi-indolacético (5-HIAA), metabólito urinário que reflete indiretamente a produção de 5-HT (Fig. 16.3).

Níveis elevados de 5-HIAA têm correlação com atividade dos TNEs e com a ocorrência de síndrome carcinoide; bem como têm papel preditor para a ocorrência de cardiopatia carcinoide.

Cardiopatia carcinoide

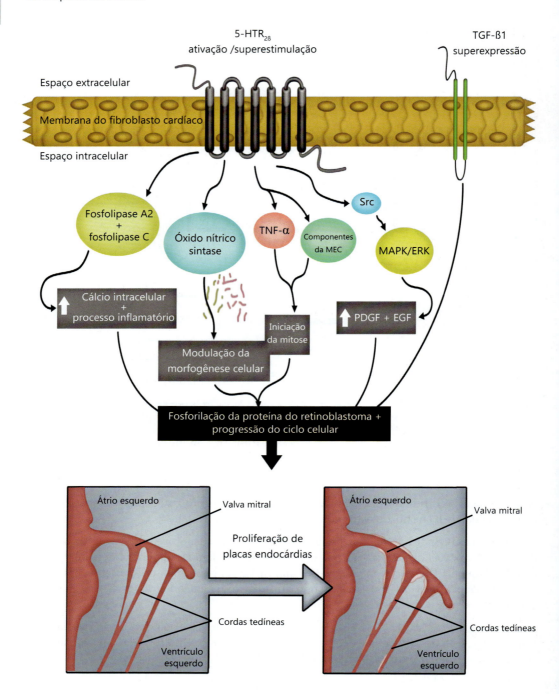

FIGURA 16.2 Efeitos de transdução de sinal induzidos pela ativação do receptor 5-HT, resultando na proliferação de placas endocárdias.

Fonte: Adaptada de Grozinsky-Glasberg S, Grossman AB, Gross DJ. Carcinoid Heart Disease: From Pathophysiology to Treatment-Something in the Way It Moves. Neuroendocrinol. 2015;101(4):263-73. Hutcheson JD, Setola V, Roth BL, Merryman WD. Serotonin receptors and heart valve disease it was meant 2B.Pharmacol Ther 2011 Nov;132(2):146-57.

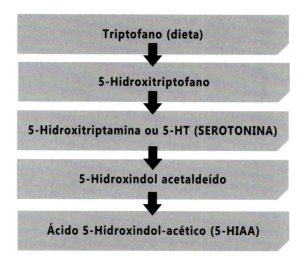

FIGURA 16.3 Relação da serotonina na estimulação de fibroblastos e na fibrogênese cardíaca.

Fatores de risco para cardiopatia carcinoide

Dentre os fatores de risco encontrados para cardiopatia carcinoide, estão:

▶ Níveis 5-HIAA elevados, especialmente se mantidos elevados ao longo da evolução. Picos de 5-HIAA também devem ser indicativos de maior risco de desenvolvimento de cardiopatia.

▶ Mais de três episódios *flushing*/dia.

▶ Fragmento terminal do peptídeo natriurético cerebral (NT-proBNP) elevado é um forte preditor de cardiopatia carcinoide e também correlacionado à gravidade da cardiopatia.

APRESENTAÇÃO CLÍNICA

A localização mais frequente da cardiopatia carcinoide são as câmaras diretas, acometidas em até 89% dos casos (Tab. 16.2). A regurgitação é a lesão mais frequente, embora estenose também seja possível. As valvas mais acometidas são a tricúspide e a pulmonar.

TABELA 16.2 Lesões cardíacas mais frequentes cardiopatia carcinoide

Localização	Total de casos
Insuficiência tricúspide	97%
Estenose tricúspide	59%
Insuficiência pulmonar	50%
Estenose pulmonar	25%
Acometimento do coração esquerdo	11%

A insuficiência cardíaca (IC) direita decorre da combinação entre insuficiência tricúspide e estenose pulmonar, e está presente em até 1/3 dos pacientes. Seu quadro clínico varia, a depender da valva acometida e da presença ou não de disfunção ventricular.

Cardiopatia carcinoide

O **comprometimento das valvas tricúspide e pulmonar** geralmente se manifesta pela presença de sopro cardíaco e dispneia, sendo a evolução para IC direita marcada, em geral, pela piora da dispneia associada a sinais de congestão venosa sistêmica: edema nos membros inferiores, ascite, hepatomegalia, refluxo hepato jugular, estase venosa pulsátil, etc.

O **comprometimento mitral e aórtico** geralmente está associado ao sopro cardíaco e sinais de congestão pulmonar, podendo também evoluir para sinais de IC esquerda com dispneia ao esforço progressiva, edema pulmonar e eventualmente sinais de baixo débito cardíaco associado.

A presença de arritmias supraventriculares como a fibrilação atrial pode ocorrer e em geral indica gravidade e progressão das valvopatias tricúspide e/ou mitral. O Quadro 16.3 apresenta as manifestações de cardiopatias carcinoides direita ou esquerda.

QUADRO 16.3 Quadro clínico da cardiopatia carcinoide

Cardiopatia carcinoide direita	Cardiopatia carcinoide esquerda
Sopro tricúspide e/ou pulmonar	Sopro mitral e/ou aórtico
Sinais de congestão venosa sistêmica	Sinais de congestão pulmonar
Pode haver hepatopatia congestiva associada	Podem ocorrer sinais de baixo débito cardíaco eventual
Dispneia e edema progressivo	Dispneia e hipoxemia progressivas
Ascite e derrames cavitários frequentes	Edema frequente, baixa ocorrência de derrames cavitários

⬡ DIAGNÓSTICO

O diagnóstico é baseado no achado de lesões valvares com alterações estruturais características, principalmente em câmaras direitas, em portadores de TNEs e síndrome carcinoide.

O NT-proBNP é útil para rastreamento e está relacionado à presença e, possivelmente, a extensão do comprometimento cardíaco, com importante papel na progressão de doença. Já os níveis elevados de 5-HIAA ao diagnóstico (principalmente se mantidos ao longo da evolução) ou aumento progressivo estão relacionados a maior incidência de cardiopatia carcinoide.

O ecocardiograma ainda é o método mais difundido e utilizado para avaliação da cardiopatia carcinoide, em razão de seu baixo custo e alta acessibilidade. Protocolos de avaliação específica para doença carcinoide são recomendados, uma vez que a acurácia clínica do método para avaliação de câmaras direitas é baixa. A pesquisa de FOP com teste de microbolhas deve ser estimulada caso disponível, devido à alta associação do FOP com o comprometimento de câmaras esquerdas. Trata-se de um teste de fácil aplicação e baixo custo.

A ressonância magnética cardíaca (RMC) é o método padrão-ouro para a avaliação de câmaras direitas, pois possibilita a detecção de placas carcinoides pela técnica do realce tardio com gadolíneo. Apesar de alta validação clínica, a RMC tem papel limitado pelo seu alto custo, baixa acessibilidade e alto tempo de aquisição das imagens.

O Quadro 16.4 apresenta uma sugestão de rotina de exames complementares e o Quadro 16.5, uma comparação entre exames.

QUADRO 16.4 Rotina complementar para avaliação da cardiopatia carcinoide

ECG
NT-proBNP seriado
5-HIAA urinário seriado
Ecocardiograma com protocolo para avaliação comprometimento carcinoide
Ecocardiograma com teste microbolhas
Se disponível RMC

ECG: eletrocardiograma; NT-proBNP: fragmento terminal do peptídeo natriurético cerebral; 5-HIAA: 5-hidroxi-indolacético;RMC: ressonância magnética cardíaca.

QUADRO 16.5 Comparação entre exames de imagem na cardiopatia carcinoide

ECOTT	RMC
Baixo custo	Alto custo
Grande acessibilidade	Baixa acessibilidade
Não utiliza radiação	Baixa radiação Risco de fibrose nefrogênica com gadolíneo
Baixa validação clínica para câmaras direitas	Padrão-ouro para avaliação de câmaras direitas
Rápida execução	Alto tempo de execução

ECOTT: ecocardiograma transtorácico; RMC: ressonância magnética cardíaca.

Vários **escores ecocardiográficos** foram desenvolvidos para avaliação do comprometimento cardíaco carcinoide. No Quadro 16.6 está apresentada uma comparação entre dois dos escores mais utilizados atualmente.

QUADRO 16.6 Comparação entre escores ecocardiográficos

Bhattacharyya escore	Westberg escore
Escore mais detalhado e mais longo	Escore mais rápido e prático
Maior correlação com NT-proBNP	Correlação com NT-proBNP e 5-HIAA semelhante aos outros escores
Melhor indicado para avaliação em candidatos a cirurgia cardíaca	Mais indicado para *screening* geral

NT-proBNP: fragmento terminal do peptídeo natriurético cerebral; 5-HIAA: 5-hidroxi-indolacético.

Fonte: Adaptado de Dobson R, Cuthbertson DJ, Jones J, Valle JW, Keevil B, Chadwick C, et al., 2014.

Embora não haja clara superioridade de um escore específico, sugerimos o escore de Westberg (Fig. 16.4) como rotina para seguimento dos pacientes com suspeita de cardiopatia carcinoide pela sua facilidade de aplicação na prática diária. Sugerimos reservar o escore de Bhattacharyya para os casos de cardiopatia carcinoide avançada e complexa, principalmente nos candidatos ao tratamento cirúrgico.

WESTBERG ESCORE

1. Alterações estruturais das valvas tricúspide e pulmonar

0: normal
1: espessamento discreto
2: espessamento moderado
3: espessamento moderado/importante com retração
4: espessamento importante com retração

2. Regurgitação tricúspide

0: ausente
1: imínima
2: leve
3: moderada
4: importante

3. Regurgitação pulmonar

0: ausente
1: imínima
2: leve
3: moderada
4: importante

FIGURA 16.4 Escore de Westberg.

Fonte: Adaptada de Westberg G, Wängberg B, Ahlman H, Bergh CH, Beckman-Suurküla M, Caidahl K, 2001.

⬡ TRATAMENTO INICIAL

A ressecção tumoral é eficaz para redução dos sintomas da síndrome carcinoide e para prevenção da doença cardíaca, pois elimina ou, ao menos, reduz o foco secretor das substâncias vasoativas, especialmente 5-HT.

A paliação dos sintomas da síndrome carcinoide é realizada por meio do uso de análogos da somatostatina (octreotida com ajuste de dose até controle adequado), loperamida e inibidores 5-HT3 (não apresentam relação com regressão tumoral e não reduzem a progressão do dano cardíaco).

O tratamento sintomático da IC direita visa, fundamentalmente, aliviar a sobrecarga de volume com restrição hidrossalina e diuréticos. Nos casos de persistência dos sintomas, deve-se considerar espironolactona e digital, porém não há evidências que suportem que tais medidas não apresentam benefícios em longo prazo.

O tratamento sintomático da IC esquerda segue as diretrizes vigentes. Na fase aguda, é indicada a diureticoterapia até o controle da hipervolemia e a melhora congestiva, com eventual vasodilatação, se necessário. Na fase crônica, são indicados medicamentos redutores de mortalidade, como betabloqueadores, inibidores da enzima de conversão da angiotensina (IECA), bloqueadores do receptor da angiotensina (BRA) e bloqueadores da aldosterona.

O Quadro 16.7 esquematiza o tratamento sintomático da IC direita e esquerda.

QUADRO 16.7 Tratamento sintomático da insuficiência cardíaca

Tratamento da IC direita	Tratamento da IC esquerda
Restrição hidrossalina	Restrição hidrossalina
Diuréticos	Diuréticos
Vasodilatação em geral está contraindicada	Vasodilatação pode ser indicada
Considerar espironolactona e digital se houver sintomas refratários	Na fase crônica, betabloqueadores, IECA/BRA, espironolactona

IC: insuficiência cardíaca; IECA: inibidores da enzima de conversão angiotensina; BRA: bloqueadores do receptor da angiotensina.

⬡ TRATAMENTO DEFINITIVO

O tratamento definitivo para a cardiopatia carcinoide é o tratamento cirurgico valvar, que objetiva postergar a evolução da IC direta e melhorar a classe funcional. Contudo, apresenta altas taxas de mortalidade em 30 dias. Dados antigos de mortalidade indicavam números próximos a 60%, que atualmente estão entre 16 e 35% (taxas ainda muito elevadas comparadas aos dados de mortalidade de cirurgia cardíaca em outros cenários, que giram em torno de 1-4%).

A cirurgia está formalmente indicada para os casos sintomáticos refratários. Nos casos oligossintomáticos, com dilatação de ventrículo direito (VD) progressiva ou na presença de disfunção VD, há maior tendência ao tratamento cirúrgico. A principal controvérsia reside nos casos de pacientes assintomáticos com insuficiência tricúspide importante e disfunção VD, algumas correntes defendem o tratamento cirúrgico imediato. Essa indicação não é consensual, principalmente pesando no alto risco cirúrgico envolvido.

Nos casos avançados com disfunção VD grave, com hipertensão pulmonar e/ou cardiopatia esquerda associada, em geral, o tratamento cirúrgico é desencorajado, em razão das altas taxas de complicações pré-operatórias e baixa taxa de sucesso (Quad.16.8).

QUADRO 16.8 Indicação cirúrgica na cardiopatia carcinoide

Sintomáticos refratários
Oligossintomáticos com dilatação VD progressiva ou disfunção VD
Assintomáticos com insuficiência tricúspide importante e disfunção VD*
Disfunção VD grave com HP e/ou cardiopatia esquerda associada: nesta situação a cirurgia não é recomendada

*Indicação discutível e ainda não consensual,conforme exposto anteriormente; VD: ventrículo direito; HP: hipertensão pulmonar.

PRINCIPAIS CONSIDERAÇÕES

▶ As valvas biológicas são preferíveis para evitar os riscos da anticoagulação permanente. Estudos demonstram boa durabilidade e excelente evolução das bioproteses, sem sinais de recidiva de infiltração carcinoide ao longo dos anos de seguimento.

▶ A troca valvar é preferencial ao reparo ou plástica valvar, sendo que a presença de dupla lesão reduz consideravelmente o sucesso da plástica.

▶ As trocas multivalvares não são sugeridas como rotina, devido a menor taxa de sucesso e ao aumento do tempo cirúrgico e de complicações.

- No manejo anestésico é preciso atentar para o risco de crise carcinoide e hipotensão. A infusão intravenosa (IV) de octreotida visa à prevenção das crises de síndrome carcinoide relacionadas à manipulação cirúrgica.
- Na indução anestésica deve-se evitar o uso de opioides (meperidina e morfina), bloqueadores neuromusculares (atracúrio, mivacúrio, e d-tubocurarina), adrenalina, noradrenalina, dopamina e isoproterenol.
- No intraoperatório, o uso de octreotida tem dose preconizada IV de 50 a 100 ng/h, a ser iniciado pelo menos 2 horas antes da cirurgia, com infusão contínua durante 48 horas após a cirurgia.
- O centro operador deve contar com um grupo cirúrgico e anestésico experiente.
- A causa mais frequente de mortalidade precoce é a falência VD e o sangramento.
- Sobreviventes do período pré-operatório podem apresentar melhora sintomática importante e redução de mortalidade significativa.

PROGNÓSTICO E SEGUIMENTO

O tratamento farmacológico da cardiopatia carcinoide melhora os sintomas e a qualidade de vida sem alterar a evolução e a progressão da doença cardíaca. A ressecção cirúrgica dos TNEs é o único tratamento eficaz em retardar ou impedir a evolução da cardiopatia carcinoide, aumentando a sobrevida e qualidade de vida.

Após o controle da doença oncológica, a cirurgia de troca valvar deve ser considerada o tratamento definitivo em casos selecionados (devido aos riscos elevados envolvidos).

A cardiopatia carcinoide é uma doença rara e que deve ser manejada baseada em uma abordagem multidisciplinar, incluindo oncologistas, cardiologistas, endocrinologistas e cirurgiões (oncológico e cardíaco).

As Figuras 16.5 e 16.6 apresentam propostas de fluxograma para seguimento.

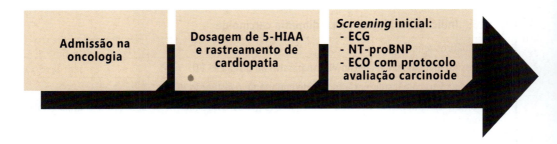

FIGURA 16.5 Procedimentos a partir da admissão.
ECG: eletrocardiograma; NT-proBNP: fragmento terminal do peptídeo natriurético cerebral; 5-HIAA: 5-hidroxi-indolacético; ECO: ecocardiograma.

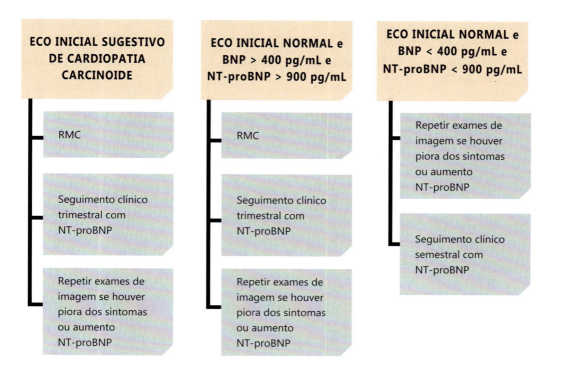

FIGURA 16.6 Exames para seguimento.
RMC: ressonância magnética cardíaca; NT-proBNP: fragmento terminal do peptídeo natriurético cerebral.

LEITURAS SUGERIDAS

- Askew JW, Connolly HM.Carcinoid valve disease.Curr Treat Options Card Med 2013; Out;15(5):544-55.

- Bhattacharyya S, Toumpanakis C, Caplin ME, Davar J.Analysis of 150 patients with carcinoid syndrome seen in a single year at one institution in the first decade of the twenty-first century.Am J Cardiol 2008; Fev1;101(3):378-81.

- Connolly HM, Schaff HV, Abel MD, Rubin J, Askew JW, Li Z, et al.Early and Late Outcomes of Surgical Treatment in Carcinoid Heart Disease.J Am Col Cardiol 2015; Nov 17;66(20):2189-96.

- Dobson R, Burgess MI, Banks M, Pritchard DM, Vora J, Valle JW, et al.The association of a panel of biomarkers with the presence and severity of carcinoid heart disease: a cross-sectional study. PLoS One. 2013; Sep12;8(9):e73679.

- Dobson R, Burgess MI, Pritchard DM, Cuthbertson DJ.The clinical presentation and management of carcinoid heart disease.Int J Cardiol 2014; Abr 15;173(1):29-32.

- Dobson R, Cuthbertson DJ, Burgess MI.The optimal use of cardiac imaging in the quantification of carcinoid heart disease. Endocr Relat Cancer 2013; Ago 19;20(5):R247-55.

- Dobson R, Cuthbertson DJ, Jones J, Valle JW, Keevil B, Chadwick C, et al.Determination of the optimal echocardiographic scoring system to quantify carcinoid heart disease.Neuroendocrinol 2014;99(2):85-93.

- Grozinsky-Glasberg S, Grossman AB, Gross DJ. Carcinoid Heart Disease: From Pathophysiology to Treatment-Something in the Way It Moves. Neuroendocrinol. 2015;101(4):263-73.

- Gustafsson BI, Hauso O, Drozdov I, Kidd M, Modlin IM. Carcinoid heart disease. Int J Cardiol 2008; Out13;129(3):318-24.

- Hutcheson JD, Setola V, Roth BL, Merryman WD. Serotonin receptors and heart valve diseaseit was meant 2B. Pharmacol Ther 2011 Nov;132(2):146-57.

17

Insuficiência cardíaca aguda e crônica

Giovanni Henrique Pinto
Isabela Bispo Santos da Silva Costa

INTRODUÇÃO

Com os avanços na terapia oncológica, houve melhoria significativa na sobrevivência em longo prazo para muitos tipos de câncer, levando ao aumento na prevalência de complicações crônicas associadas ao tratamento oncológico.

Dentre essas complicações, a cardiomiopatia associada à quimioterapia, provocando, consequentemente, insuficiência cardíaca (IC), é particularmente comum e preocupante, pois é uma causa significativa de morbimortalidade nos pacientes oncológicos.

A IC sistólica no contexto de cardiotoxicidade pode ser definida como fração de ejeção de ventrículo esquerdo (FEVE) menor que 55% ou, de acordo com novos estudos, menor que 50%. Para disfunção diastólica, considera-se diagnóstico a alteração grave da complacência/relaxamento (ver capítulo Ecocardiograma). Classicamente, subdividimos a cardiopatia relacionada à quimioterapia em dois grupos (ver detalhes no capítulo Cardiotoxicidade: definições e principais drogas):

▶ Tipo I: droga protótipo: antracíclicos (doxorrubicina). Habitualmente, dose-dependente e irreversível. Inclui também ciclofosfamida (ver capítulos: Antraciclinas e Agentes alquilantes).

▶ Tipo II: droga protótipo: trastuzumabe. Habitualmente, não dose-dependente e reversível. Inclui também os inibidores da tirosina quinase (ver capítulo Terapias por anti--HER2 e Inibidores de tirosina quinase)

A IC pode ser classificada como aguda e crônica em razão das diferenças na apresentação clínica, tempo de manifestação, no tratamento e prognóstico. Dessa forma, no presente capítulo discutiremos essas apresentações separadamente.

⬡ INSUFICIÊNCIA CARDÍACA AGUDA

Apresentação clínica

Os sinais e sintomas de IC são importantes para o diagnóstico. Habitualmente, apresentar-se-ão como na população em geral. No entanto, muitas vezes podem ser semelhantes às complicações do próprio câncer (p. ex.: cansaço, fraqueza, edema de membros inferiores).

Investigação

Assim como fazemos para pacientes não oncológicos, usamos para o diagnóstico dados clínicos auxiliados por métodos complementares, como:

▶ **Radiografia de tórax posteroanterior e perfil:** avaliação de congestão pulmonar e área cardíaca. Também é útil no diagnóstico diferencial de outras condições como consolidação (processo infeccioso) e derrame pleural.

▶ **Eletrocardiograma (ECG)**: avalia sinais como baixa voltagem, bloqueio do ramo direito (BRD) ou esquerdo (BRE), sobrecargas ventriculares, sinais de isquemia, prolongamento de QT e arritmias (principalmente fibrilação atrial, arritmias ventriculares).

▶ **Ecocardiograma (ECO) transtorácico:** permite avaliar não só as funções sistólica e diastólica, mas também a de valvas cardíacas e pericárdio (ver capítulo Ecocardiograma).

▶ **NT-proBNP ou BNP:** preditores de gravidade da lesão miocárdica, mas podem estar aumentados mesmo sem sinais e sintomas de IC. Ainda há poucas evidências sobre uso desses marcadores na avaliação inicial.

▶ **Troponina:** pode ser útil na identificação precoce de lesão cardíaca por quimioterápicos, porém os resultados de estudos atuais não são definitivos. Pode ser particularmente útil com a dosagem seriada para afastar síndrome coronariana aguda (ver capítulo Doença coronária).

▶ **Eletrólitos:** descarta distúrbios hidreletrolíticos, comuns nos pacientes oncológicos.

▶ **Hemograma completo**: descarta anemia e infecções, comuns nesses pacientes.

▶ **Ureia e creatinina:** avaliar a função renal e as complicações da IC (como síndrome cardiorrenal). Também são necessários para definição do uso de inibidores da enzima conversa de angiotensina (IECA), bloqueadores de receptor da angiotensina (BRA) e diuréticos.

Tratamento

O tratamento da IC aguda em pacientes oncológicos faz-se da mesma forma que em paciente não oncológicos, baseado no perfil hemodinâmico apresentado (Quad. 17.1), com o diferencial de se orientar suspensão temporária da quimioterapia na maior parte dos casos.

QUADRO 17.1 Perfil hemodinâmico

	Seco	Úmido
Quente	A	B
Frio	L	C

Perfil A

▶ Restrição hidrossalina;
▶ Ajuste de medicações;
◊ Introdução de IECA/BRA e/ou betabloqueadores.

Perfil B

▶ Diurético endovenoso (furosemida);
▶ Vasodilatadores (nitroglicerina ou nitroprussiato);
▶ IECA/BRA – se não houver hipotensão ou contraindicações;
▶ Reduzir betabloqueadores para metade da dose ou suspender;
▶ Pode-se considerar digitálicos;
▶ Ventilação não invasiva (VNI).

Perfil C

▶ Diurético endovenoso (furosemida);
▶ Inotrópicos (dobutamina, milrinone, levosimedana);
▶ Considerar vasodilatadores (nitroglicerina ou nitroprussiato) conforme tolerância;
▶ VNI ou intubação orotraqueal;
▶ Suspender IECA/BRA;
▶ Considerar suspensão ou redução de 50% da dose de betabloqueador.

Perfil L

▶ Hidratação (considerar prova volêmica);
▶ Inotrópicos;
▶ Vasodilatadores;
▶ Suspender IECA/BRA;
▶ Considerar suspensão ou redução de 50% da dose de betabloqueador.

⬡ INSUFICIÊNCIA CARDÍACA CRÔNICA

Apresentação clínica

Os sinais e sintomas de IC, nesses pacientes, habitualmente, apresentar-se-ão como na população em geral. No entanto, muitas vezes podem ser semelhantes às complicações do próprio câncer ou serão oligossintomáticos.

Investigação

Seguimos os padrões de investigação inicial aplicadas nos pacientes com IC aguda, para casos selecionados acrescentamos:

▶ **Angiotomografia de coronárias:** útil para diagnóstico diferencial de miocardiopatia isquêmica em pacientes com fatores de risco para doença arterial coronariana (DAC) e disfunção segmentar ao ECO.

▶ **Ressonância magnética de coração (RMC)**: útil para o diagnóstico diferencial de massa intracardíaca, miocardite ou quando há discrepância entre métodos de avaliação (ver capítulo Massas e tumores cardíacos).

Tratamento

Para o tratamento dos sintomas, também seguimos as orientações das diretrizes atuais, com tratamento medicamentoso de acordo com a classe funcional (Quad. 17.2 e Tab. 17.1).

QUADRO 17.2 New York Heart Association - classes funcionais

I	Doença cardíaca sem limitação para atividades habituais
II	Leve limitação para atividades habituais e/ou dispneia aos moderados esforços
III	Limitação importante para atividades habituais e/ou dispneia aos pequenos esforços. Porém assintomático em repouso
IV	Sintomático, dispneia em repouso

TABELA 17.1 Medicamentos utilizados no tratamento de insuficiência cardíaca

Classe	Medicamento	Dose	Indicação	Contraindicação
IECA	Enalapril	5 a 20 mg 12/12 h	Redução da FEVE sintomática ou assintomática	$K^+ > 6$ Cr > 2,5 Insuficiência renal aguda Tosse após uso
IECA	Captopril	25 a 50 mg 8/8 h		
IECA	Lisinopril	10 a 40 mg/dia		
BRA	Losartana	50 a 100 mg/dia	Redução da FEVE sintomática ou assintomática *estudos indicam efetividade inferior aos IECA	$K^+ > 6$ Cr > 2,5 Insuficiência renal aguda
BRA	Valsartana	80 a 320 mg/dia		
BRA	Omelsartana	20 a 40 mg/dia		
Betabloqueador	Carvedilol	3,125 a 25mg 12/12 h	Disfunção de VE assintomático e em classe funcional II a IV	Bloqueios sinoatriais e atrioventriculares avançados, bradicardia ou hipotensão sintomática, asma
Betabloqueador	Metoprolol (succinato)	50 a 100 mg 12/12 h		
Betabloqueador	Bisoprolol	2,5 a 10 mg/dia		
Antagonista da aldosterona	Espironolactona	12,5 a 25 mg/dia	Pacientes em CF II associados ao tratamento padrão para redução de mortalidade. CF III e IV. FE < 40%	Não se recomenda uso: $K^+ > 6$ Cr > 2,5 Insuficiência renal aguda
Diuréticos de alça	Furosemida	40 a 320 mg/dia	Prevenir descompensação, manter qualidade de vida. Sinais de congestão	Hipocalemia Hipovolemia Hipotensão sintomática
Vasodilatadores diretos	Nitrato (mononitrato de isossorbida)	20 a 40 mg 3 x/dia	Em associação com hidralazina CF II a IV com contraindicação a IECA/BRA ou refratários ao tratamento otimizado	Intolerância Hipotensão

continua

Classe	Medicamento	Dose	Indicação	Contraindicação
Vasodilatadores diretos	Hidralazina	25 a 50 mg 8/8 h	Em associação com nitrato CF II a IV com contraindicação a IECA/ BRA ou refratários ao tratamento otimizado	Intolerância Hipotensão
Digitálico	Digoxina	0,125 a 0,25 mg/dia	FE < 45% sintomáticos em terapia otimizada	Insuficiência renal avançada, bradicardia severa
Inibidor específico e seletivo da corrente "If" do nó sinoatrial	Ivabradina	5 a 7,5 mg 12/12 h	Ritmo sinusal, FC > 70, disfunção sistólica, CF II a IV em terapia otimizada	Bloqueios sinoatriais e atrioventriculares avançados, bradicardia

VE: ventrículo esquerdo; FE: fração de ejeção; BRA: bloqueadores de receptor angiotensina; IECA: inibidores da enzima conversa de angiotensina; FEVE: fração de ejeção de ventrículo esquerdo; CF: classe funcional

A principal diferença entre os pacientes oncológicos e não oncológicos que desenvolvem IC se refere ao momento de interromper a quimioterapia. Para essa discussão ainda não há consenso, mais estudos e evidências são necessários e a comunicação entre o cardiologista e o oncologista é fundamental. Algumas sociedades orientam:

Com relação aos antracíclicos – Tipo I

Os critérios aceitos e validados para a suspensão da quimioterapia são redução da FEVE maior que 10 pontos percentuais e/ou redução para valores absolutos menores que 50%. Confirmada por exames cardíacos repetidos. O estudo de confirmação deve ser realizado de 2 a 3 semanas após o exame que demonstrou a queda inicial da FEVE (ver capítulo Ecocardiograma). Para pacientes com FEVE inicial inferior a 50%, considerar queda para valores absolutos abaixo de ≤ 30%.

Para trastuzumabe – Tipo II

Manutenção do tratamento em pacientes assintomáticos com queda da FEVE > 10%, mas ainda com valor dentro da normalidade. Recomenda-se repetir ecocardiograma em 4 semanas. Manutenção do tratamento em pacientes assintomáticos com queda da FEVE entre 10 e 15%, mas ainda com valor acima de 40%. Recomenda-se iniciar terapia com betabloqueador e IECA e repetir ECO em 2 a 4 semanas. Se não houver recuperação da função, recomenda-se suspender o trastuzumabe.

A interrupção do tratamento em pacientes assintomáticos com queda da FEVE > 15% ou FEVE < 30%. Recomenda-se terapia com betabloqueador e IECA e repetir ECO em 2 a 4 semanas. Se a FEVE não melhorar, manter terapia suspensa. Se a FEVE estiver acima de 45%, pode se reiniciar o trastuzumabe.

Pacientes sintomáticos com queda da FEVE > 10%, mas ainda com valor dentro da normalidade, podem ter seu tratamento continuado. Recomenda-se terapia com IECA e betabloqueador e repetir ecocardiograma em 2 a 4 semanas. Se a FEVE permanecer estável ou melhorar, a terapia deve ser mantida. Se houver queda, o trastuzumabe deve ser suspenso. Interrupção do tratamento em pacientes sintomáticos com queda da FEVE > 15%.

⬡ SEGUIMENTO

O seguimento desses pacientes é similar ao da população em geral, todavia requer o cuidado especial em três pontos principais:

1. Pacientes que desenvolveram cardiotoxicidade com disfunção miocárdica e ainda estão em tratamento (ver capítulo Ecocardiograma).

2. Na avaliação dos que tiveram a quimioterapia interrompida e indicação em quando retornar, visto que nas diretrizes e estudos atuais não se tem evidências e determinações claras para quando fazê-la. Cabendo essa decisão ao cardiologista e ao oncologista do paciente.

3. Determinação do momento para interromper o tratamento para IC nos pacientes que desenvolveram cardiotoxicidade tipo II, estão fora de tratamento e recuperaram a FE. Este é o outro ponto que também gera bastante dúvida e para o qual também mais estudos são necessários.

⬡ PROFILAXIA

Em casos selecionados, podemos utilizar IECA/BRA ou betabloqueadores ou terapia combinada com intuito de profilaxia para cardiotoxicidade. Especialmente em pacientes com fatores de risco (Quad. 17.3, ver capítulo Cardiotoxicidade: definições e prinicpais drogas). No entanto, mais estudos são necessários para mostrar efetividade da terapia profilática.

QUADRO 17.3 Fatores de risco

Relacionados à quimioterapia
Antracíclicos:
Dose de doxorrubicina (ou equivalente) ≥ 450 mg/m²
Idade < 15 anos ou > 60 anos
Sexo femenino
Irradiação prévia ou concomitante do tórax
Disfunção ventricular preexistente
Riscos cardiovasculares tradicionais
Trastuzumabe:
Idade > 50 anos
Exposição prévia ou concomitante a antraciclina (especialmente > 300 mg/m²)
Disfunção ventricular preexistente
Combinação de quimioterápicos de alto risco
Relacionados à radioterapia
Idade < 15 anos (quando irradiado)
Riscos cardiovasculares tradicionais
Doença coronária preexistente
Irradiação torácica com dose superior a 30 Gy
Dose por fração superior a 2 Gy/dia
Grande extensão do tórax irradiado

continua

| Longo tempo desde a exposição (superior a 10 anos) |
| Radiação anterior a 1975 |
| Combinação radioterapia e antracíclicos |

Fonte: Adaptado de Carter LP, Clarke BA, 2015.

O dexrazoxane é um quelante do ferro, que reduz a cardiotoxicidade das antraciclinas, é aprovado como cardioproteção apenas em pacientes com câncer de mama metastático que receberam doses ≥ 300 mg/m² de doxorrubicina e necessitarão de doses extras e crianças. É frequentemente associado à segunda neoplasia, mielossupressão e interferência na eficácia antitumor dos antracíclicos. Sua segurança e eficácia ainda não estão bem estabelecidas.

INSUFICIÊNCIA CARDÍACA DIASTÓLICA E RESTRITIVA

A IC diastólica e restritiva frequentemente se relaciona a pacientes que receberam irradiação torácica à esquerda. A miocardiopatia restritiva também pode estar relacionada à cardiotoxicidade tardia por antracíclicos em sobreviventes que receberam quimioterapia na infância.

Apesar de ainda não demonstrada uma relação entre a função diastólica e o prognóstico de cardiotoxicidade. Alterações diastólicas podem preceder as alterações sistólicas na cardiomiopatia induzida pelos quimioterápicos (ver Capítulo 27). A abordagem terapêutica faz-se como na população em geral.

TERAPIA DE RESSINCRONIZAÇÃO E TRANSPLANTE CARDÍACO

A IC secundária à cardiotoxicidade não é uma contraindicação à terapia de ressincronização e ao transplante cardíaco. Não há evidências e diretrizes específicas sobre o assunto em pacientes oncológicos. As indicações e contraindicações seguem as mesmas da população não oncológica, no entanto existem algumas ressalvas/contraindicações específicas:

▶ Doença oncológica ativa ou metastática é contraindicação absoluta;

▶ Recorrência da doença em um período inferior a 5 anos é contraindicação absoluta;

Alguns tipos de câncer merecem consideração, como melanoma, devido ao alto índice de recorrência.

Pacientes oncológicos têm maior probabilidade de desenvolverem eventos tromboembólicos, complicações hemorrágicas. Deve-se atentar e realizar avaliação cuidadosa de mediastino em pacientes que receberam irradiação torácica.

LEITURAS SUGERIDAS

- Bloom MW, Hamo CE, Cardinale D, Ky B, Nohria A, Baer L, et al. Cancer therapy – related cardiac dysfunction and heart failure – part 1: definitions, pathophysiology, risk factors, and imaging. Circulation Heart Failure. 2016.

- Bloom MW, Hamo CE, Cardinale D, Ky B, Nohria A, Baer L, et al Cancer therapy – related cardiac dysfunction and hear failure – part 2: prevention, treatment, guidelines, and future directions. Circulation Heart Failure. 2016.

- Carter LP, Clarke BA. A practical approach to the oncology patient with heart failure. Canad J Cardiol; 2015; 31;1489-1492.

- Curigliano G, Cardinale D, Suter T, Plataniotis G, de Azambuja E, Sandri MT, et al. Cardiovascular toxicity induced by chemotherapy, targeted agents and radiotherapy: ESMO Clinical Practice Guidelines. Ann Oncol 2012;23(suppl 7):vii155-66.

- Herrmann J, Lerman A, Villarraqa HR, Mulvagh SL, Kohli M. Evaluation and management of patients with heart disease and cancer: cardio-oncology. Mayo Clin Proc. 2014; Sep; 89(9): 1287-1306.

- Jaworski C, Mariani JA, Wheeler G, Kaye DM. Cardiac complications of thoracic irradiation. J Am Coll Cardiol 2013;61:2319-28.

- Kalil Filho R, Hajjar LA, Bacal F, Hoff PM, Diz M del P, Galas FRBG, et al. I Diretriz Brasileira de Cardio-Oncologia da Sociedade Brasileira de Cardiologia. Arq Bras Cardiol 2011; 96(2 supl.1): 1-52.

- Plana JC, Galderisi M, Barac A, Ewer MS, Ky B, Scherrer-Crosbie M, et al. Expert consensus for multimodality imaging evaluation of adult patients during and after cancer therapy: a report from the American Society of Echocardiography and the European Association of Cardiovascular Imaging. J Am Soc Echocardiogr 2014;27:911-39.

- Shah S, Nohria A. Advanced heart failure due to cancer therapy. Curr Cardiol Rep. 2015; 17:16.

18

Doença coronária

Carolina Maria Pinto Domingues de Carvalho e Silva
Giovanni Henrique Pinto
Isabela Bispo Santos da Silva Costa

INTRODUÇÃO

A doença arterial coronária (DAC) é comum em pacientes oncológicos, tanto pela elevada prevalência de fatores de risco clássicos nessa população como pelas diversas terapias utilizadas nesses pacientes que precipitam quadros de isquemia miocárdica.

CARACTERÍSTICAS E MANIFESTAÇÕES CLÍNICAS

A avaliação clínica desses pacientes deve incluir uma história detalhada e um exame físico minucioso. Na anamnese, além da investigação de fatores risco clássicos cardiovasculares e aspectos relacionados à neoplasia deve-se incluir o diagnóstico oncológico, a *perfomance status* dos pacientes, a exposição prévia à radiação e o prognóstico oncológico.

Em pacientes com dor torácica, é importante a caracterização da dor, uma vez que pacientes oncológicos frequentemente apresentam quadros de dor torácica atípica. Nesses pacientes, é importante excluir diagnósticos diferenciais de dor torácica, como dor pleurítica, dor oncológica por metástases ósseas, neoplasias pulmonares e embolia pulmonar.

Pode haver também presença de angina típica, aquela desencadeada pelo esforço físico ou estresse emocional e que melhora com o uso de nitroglicerina e derivados ou repouso. A intensidade e a frequência do aparecimento da angina também são importantes para o correto diagnóstico. Os Quadros 18.1 e 18.2 ajudam na caracterização e classificação da angina.

QUADRO 18.1 Classificação clínica da dor torácica

Angina típica (definitiva)	Desconforto ou dor retroesternal Desencadeada pelo exercício ou estresse emocional Aliviada com o repouso ou uso de nitroglicerina
Angina atípica (provável)	Presença somente de dois fatores na angina típica
Dor torácica não cardíaca	Presença somente de um ou nenhum dos fatores da angina típica

QUADRO 18.2 Graduação da angina, segundo a Sociedade Canadense Cardiovascular

Classe I	Atividade física habitual como caminhar ou subir escada não provoca angina. Angina ocorre com esforços prolongados e intensos.
Classe II	Discreta limitação para atividades habituais. A angina ocorre ao caminhar ou subir escadas rapidamente, caminhar em aclives, caminhar ou subir escadas após refeições, ou no frio, ao vento, ou sob estresse emocional, ou apenas durante poucas horas após o despertar. A angina ocorre após caminhar dois quarteirões planos ou subir mais de um lance de escada em condições normais.
Classe III	Limitação com atividades habituais. A angina ocorre ao caminhar um quarteirão plano ou subir um lance de escada.
Classe IV	Incapacidade de realizar qualquer atividade habitual sem desconforto – os sintomas podem estar presentes no repouso.

Os quadros de síndrome coronariana aguda (SCA) também têm apresentação predominantemente atípica, sendo muitas vezes assintomáticos ou oligossintomáticos. São considerados quadros de angina instável: dor que aparece em repouso, de início recente ou crescente (Quadro 18.3).

QUADRO 18.3 Apresentação de angina instável

Angina em repouso	Usualmente com duração > 20 minutos, ocorrendo há cerca de 1 semana
Angina de aparecimento recente	Com, pelo menos, gravidade classe III e recente com início há 2 meses
Angina em crescendo	Angina previamente diagnosticada, que se apresenta mais frequente, com episódios de maior duração, ou com limiar menor.

⬡ FISIOPATOLOGIA

A doença coronária em pacientes com câncer têm características especiais que devem ser sempre consideradas. Os pacientes oncológicos são mais propensos a desenvolverem plaquetopenia. Independentemente da contagem de plaquetas baixa, os pacientes com câncer estão, também, predispostos à trombose coronária, porque as plaquetas são maiores, mais aderentes à superfície vascular e produzem micropartículas trombogênicas, promovendo a formação do *plug* hemostático, que pode levar a eventos cardiovasculares. Estima-se uma prevalência de até 30% de SCA em pacientes oncológicos com plaquetopenia.

A radiação torácica também está relacionada ao desenvolvimento de DAC em pacientes oncológicos, e seus mecanismos envolvem lesões endoteliais e parecem ter relação com fatores genéticos. A exposição à radiação concomitante a fatores exógenos provavelmente causa instabilidade no genoma, desencadeando as lesões endoteliais e aterosclerose acelerada.

CLASSIFICAÇÃO

A classificação segue as mesmas da população em geral: doença crônica estável, angina instável, infarto agudo sem supradesnivelamento do segmento ST ou infarto agudo com supradesnivelamento do seguimento ST.

FATORES PRECIPITANTES

Alguns fatores comuns no paciente oncológico podem precipitar ou agravar o quadro de dor torácica ou angina, inclusive em pacientes sem evidência de DAC.

Condições que reduzam a oferta de oxigênio para as artérias coronárias podem precipitar os sintomas. A anemia, frequente em pacientes oncológicos, reduz a capacidade de transporte de oxigênio do sangue, além de aumentar a sobrecarga cardíaca. A hipoxemia resultante de doença pulmonar, como ocorre em neoplasias primárias ou secundárias de pulmão e pleural, também pode precipitar angina.

Condições associadas à elevada viscosidade sanguínea também podem aumentar a resistência coronariana e, assim, reduzir o fluxo sanguíneo e precipitar angina em pacientes com estenoses coronarianas importantes. Viscosidade aumentada é vista em condições como leucemia, trombocitose e hipergamaglobulinemia.

Além disso, alguns agentes quimioterápicos podem precipitar episódios de angina. A incidência de cardiotoxicidade associada com 5-fluorouracil (5-FU) varia na literatura entre 1 e 18%. Alguns autores descrevem até 68% de alterações eletrocardiográficas com o seu uso.

O 5-FU leva ao vasoespasmo coronariano, que resulta em eventos cardíacos, geralmente entre o 2º e o 5º dia do tratamento, com duração de até 48 horas, não relacionados à dose e mais comuns em pacientes tratados com infusão contínua. A manifestação clínica mais frequente é a angina, mas podem ocorrer também casos de SCA. Recomenda-se o uso de nitratos e bloqueadores dos canais de cálcio na prevenção secundária de eventos relacionados ao uso de 5-FU.

A capecitabina é um pró-fármaco oral do 5-FU, que é convertido pelas células tumorais em 5-FU. A incidência de cardiotoxicidade varia de 3 a 9%, incluindo infarto do miocárdio documentado, anormalidades no eletrocardiograma (ECG) e extrassístoles ventriculares.

Outro fármaco relacionado ao desenvolvimento de SCA é o sorafenibe. A cardiotoxicidade desse fármaco parece estar relacionada à dose, e a incidência é de aproximadamente 3%. O bevacizumabe tem sido associado a um risco aumentado de trombose arterial, incluindo infarto do miocárdio em 0,6 a 1,5% dos pacientes.

O paclitaxel tem sido associado a casos de isquemia miocárdica e infarto. Estudos clínicos mostram que 5% tiveram quadros de dor torácica e 0,5% sofreram um infarto do miocárdio. A maioria dos casos relatados era de pacientes com fatores de risco para DAC ou DAC conhecida. O docetaxel também tem sido associado à isquemia do miocárdio, com incidência em um estudo de até 1,7% dos pacientes.

A cisplatina parece induzir trombose arterial com consequente desenvolvimento de isquemia miocárdica e cerebrovascular em até 2% dos pacientes. O mecanismo fisiopatológico é multifatorial, incluindo efeitos pró-coagulante e lesão endotelial direta.

A Tabela 18.1 resume os principais agentes quimioterápicos associados à isquemia miocárdica.

TABELA 18.1 Incidência de eventos coronarianos associados a agentes quimioterápicos

Agente quimioterápico	Incidência
5-Fluorouracil	1 a 18%
Capecitabine	3 a 9%
Paclitaxel	1 a 5%
Docetaxel	1,7%
Bevacizumabe	0,6 a 1,5%
Sorafenibe	3%
Cisplatina	2%

DIAGNÓSTICO

A definição da investigação de DAC em um paciente com câncer deve ser feita de modo cauteloso, uma vez que a maioria dos algoritmos que auxiliam o profissional a definir a probabilidade de presença de DAC são baseados em sintomas, sexo e idade, e não incluí-ram pacientes oncológicos nos estudos de validação. Dessa forma, para a estimativa pré-teste de risco cardiovascular e decisão de investigação, não se deve considerar apenas o resultado desses algoritmos, mas principalmente as condições clínicas, a programação do tratamento e o prognóstico do paciente oncológico.

A abordagem de DAC no paciente oncológico deve ser realizada de modo a não postergar ou prejudicar o tratamento oncológico. Não se recomenda a investigação rotineira de DAC em todos os pacientes que iniciarão tratamento oncológico. Na doença estável ou nas SCA de baixo risco, os testes não invasivos costumam ser a primeira escolha na avaliação desses pacientes.

O ECG é limitado na DAC estável, uma vez que as alterações de repolarização podem es-tar presentes mesmo em indivíduos que não apresentam a doença. Na SCA, ele mantém a grande importância diagnóstica na identificação das alterações do segmento ST.

A radiografia de tórax é útil na identificação de outras etiologias de dor torácica e deve ser sempre realizada. Já o teste ergométrico é recomendado em pacientes com probabilidade intermediária pré-teste de ter obstrução coronariana com base em idade, sexo e sintomas. No paciente oncológico, a realização do teste ergométrico é, por vezes, limitada devido ao comprometimento do *status performance* do paciente.

Para pesquisa funcional nesses doentes, devem ser considerados outros métodos, como a ecocardiografia sob estresse, a cintilografia de perfusão miocárdica ou a ressonância mag-nética (RM) cardíaca. Estes últimos métodos podem ainda fornecer informações prognós-ticas importantes como a função ventricular e viabilidade miocárdica.

A angiotomografia de artérias coronárias permite a visualização detalhada da luz das arté-rias coronárias com alta acurácia diagnóstica, quando comparada ao cateterismo cardíaco, porém de maneira não invasiva, rápida e segura. É uma opção adequada para a maioria dos pacientes sintomáticos.

O cateterismo cardíaco segue como o padrão-ouro para o diagnóstico de DAC e suas in-dicações são as mesmas da população em geral. As evidências atuais não definem uma contagem mínima de plaquetas que seja uma contraindicação absoluta para realização desse exame; entretanto, deve-se evitar a sua realização quando a contagem de plaquetas for inferior 10.000. Recomendamos considerar a realização desse exame, quando a contagem for menor que 40.000, apenas em casos de quadros agudos urgentes.

Uma contagem de 40.000 a 50.000 plaquetas geralmente é suficiente para a realização da maioria dos procedimentos de intervenção percutânea, na ausência de distúrbios de coagulação associados.

A dose padrão de heparina de 50 a 70 U/kg pode ser usada em pacientes com plaquetas acima de 50.000. Recomenda-se redução de dose para 30 a 50 U/kg quando a contagem de plaquetas estiver abaixo de 50.000, sendo realizada dose de heparina adicional se o tempo de coagulação ativado (TCA) estiver abaixo de 250 segundos.

Recomenda-se o acesso via radial, por ser de mais fácil hemostasia.

⌥ TRATAMENTO

A definição do tratamento de DAC em pacientes oncológicos, de modo semelhante ao diagnóstico, deve ser feita de maneira rápida, para não postergar ou prejudicar o tratamento da doença oncológica. A decisão entre tratamento clínico da DAC estável ou tratamento invasivo (percutâneo ou cirúrgico) deve seguir as recomendações das Diretrizes Brasileiras de Doença Arterial Crônica Estável, e ser tomada preferencialmente após reunião clínica entre cardiologista, hematologista e oncologista.

A definição da estratificação na SCA também deve seguir as recomendações das diretrizes vigentes e, quando possível, após reunião clínica cardiologista, hematologista e oncologista. A terapia padrão no tratamento da SCA envolve a utilização de ácido acetilsalicílico, clopidogrel, heparina, trombolíticos e intervenção percutânea, como indicado nas diretrizes. A seguir, serão abordadas as particularidades encontradas nos pacientes oncológicos.

O tratamento clínico deve incluir controle rigoroso dos fatores de risco cardiovasculares. O tratamento padrão com inibidores da enzima de conversão da angiotensina (IECA), estatinas e betabloqueadores deve ser mantido quando tolerado, respeitando as mesmas contraindicações da população em geral.

Devido a maior incidência de trombogênese, coagulopatia e plaquetopenia nesses pacientes, algumas particularidades dessa população devem ser consideradas:

▶ Deve-se sempre considerar o risco/benefício das intervenções indicadas, considerando-se que nessa população o risco de sangramento e trombose é elevado.

▶ O ácido acetilsalicílico pode ser utilizado em paciente em vigência de quimioterapia ou nos pacientes que serão submetidos à intervenção (radiointervenção ou cirurgias), quando a contagem de plaquetas for >10.000.

▶ A dupla antiagregação pode ser mantida com segurança com contagem de plaquetas acima de 50.000. Com contagem de plaquetas entre 30.000 e 50.000 a dupla antiagregação pode ser mantida; entretanto, recomenda-se controle rigoroso da contagem de plaquetas. Abaixo de 30.000 ou se houver sangramentos ativos, recomenda-se a suspensão.

▶ Não se recomenda o uso rotineiro dos novos antiagregantes plaquetários como prasugrel ou ticagrelor em pacientes em vigência de quimioterapia. Prasugrel, ticagrelor e inibidores IIB-IIIA não devem ser usados com plaquetas < 50.000.

▶ O tempo de tratamento é semelhante ao da população em geral. Pode-se considerar redução do tempo quando a contagem de plaquetas for < 50.000 para: 2 semanas após angioplastia sem *stent*, 4 semanas após angioplastia com *stent* convencional e 6 meses após angioplastia com *stents* farmacológicos de segunda ou terceira geração.

▶ A anticoagulação pode ser feita com contagem de plaquetas acima de 50.000.

▶ Caso os pacientes sejam submetidos à revascularização percutânea em vigência de plaquetopenia, o acesso radial é preferido. Dose reduzida de heparina (30-50 U/kg) é indicada quando a contagem de plaquetas for < 50.000.

▶ Recomenda-se o uso de *stents* farmacológicos nesses pacientes, em razão dos resultados superiores quando comparados ao *stent* convencional. Entretanto, em pacientes com previsão de procedimentos cirúrgicos para o tratamento oncológico em menos de 3 meses, deve-se considerar a utilização de *stents* convencionais ou *stents* farmacológicos de nova geração, pelo menor tempo necessário de dupla agregração plaquetária.

▶ Se optado por cirurgia de revascularização cirúrgica do miocárdio, deve-se lembrar que a irradiação torácica prévia pode trazer dificuldades técnicas ao cirurgião e/ou dificuldade na cicatrização. Essas limitações não parecem alterar os resultados cirúrgicos.

▶ Nos pacientes oncológicos submetidos à cirurgia de revascularização cirúrgica do miocárdio, deve ser ressaltado o risco de trombose venosa profunda (TVP) perioperatória, o que impõe a necessidade de medidas profiláticas nesse grupo em especial.

⬡ LEITURAS SUGERIDAS

■ Berardi R, Caramanti M, Savini A, Chiorrini S, Pierantoni C, Onofri A, et al. State of the art for cardiotoxicity due to chemotherapy and to targeted therapies: a literature review. Crit Rev Oncol/Hematol 2013;88:75-86.

■ Cardiac Society of Australia and New Zealand. Guidelines for the management of antiplatelet therapy in patients with coronary stents undergoing non-cardiac surgery. Heart Lung Circ 2010;19(1):2-10.

■ Cesar LA, Ferreira JF, Armaganijan D, Gowdak LH, Mansur AP, Bodanese LC, et al. Diretriz de Doença Coronária Estável. Arq Bras Cardiol 2014;103(2Supl.2):1-59.

■ Darby SC, Ewertz M, McGale P, Bennet AM, Blom-Goldman U, Brønnum D, et al. Risk of Ischemic Heart Disease in women after radiotherapy for breast cancer. N Engl J Med 2013,368:987-998.

■ Iliescu CA, Grines CL, Herrmann J, Yang EH, Cilingiroglu M, Charitakis K, et al. SCAI Expert consensus statement: Evaluation, management, and special considerations of cardio-oncology patients in the cardiac catheterization laboratory (endorsed by the cardiological society of india, and sociedad Latino Americana de Cardiologia intervencionista). Catheter Cardiovasc Interv 2016;87(5):E202.

■ Krone RJ. Managing coronary artery disease in the cancer patient. Prog Cardiovasc Dis. 2010;53(2):149-56.

■ Piegas LS, Timerman A, Feitosa GS, Nicolau JC, Mattos LAP, Andrade MD, et al. V Diretriz da Sociedade Brasileira de Cardiologia sobre Tratamento do Infarto Agudo do Miocárdio com Supradesnível do Segmento ST. Arq Bras Cardiol. 2015;105(2):1-105

■ Sarkiss MG, Yusuf SW, Warneke CL, Botz G, Lakkis N, Hirch-Ginsburg C, et al. Impact of aspirin therapy in cancer patients with thrombocytopenia and acute coronary syndromes. Cancer 2007;109 (3):621-7.

- Todaro MC, Oreto L, Qamar R, Timothy E. Paterick Cardioncology: State of the heart. Inter J Cardiol 2013;168:680–687.

- Yusuf SW, Iliescu C, Bathina JD, Daher IN, Durand JB. Antiplatelet therapy and percutaneous coronary intervention in patients with acute coronary syndrome and thrombocytopenia. Tex Heart Inst J 2010;37(3):336-40.

- Zamorano JL, Lancellotti P, Munoz DR, Aboyans V, Asteggiano R, Galderisi M, et al. 2016 ESC Position Paper on cancer treatments and cardiovascular toxicity developed under the auspices of the ESC Committee for Practice Guidelines. Eur Heart J 2016;37:2768–2801.

19

Arritmias

Cristina Salvadori Bittar

INTRODUÇÃO

Arritmias e outras alterações eletrofisiológicas cada vez mais têm sido identificadas como complicações associadas à terapia antineoplásica e pós-operatório de cirurgias oncológicas. Muitas vezes, o manejo de arritmias em pacientes oncológicos pode ser dificultado em razão das particularidades como uso de quimioterápicos, distúrbios hidreletrolíticos, infecções e invasão tumoral de estruturas cardíacas. O tratamento com o uso de anticoagulantes permanece um desafio nesta população tanto pelo maior risco de fenômenos tromboembólicos como pela a ausência de estudos nesta população.

⌀ FIBRILAÇÃO ATRIAL

A prevalência de fibrilação arterial (FA) preexistente no momento do diagnóstico de câncer é cerca de 2,4% e essa arritmia se desenvolve em mais 1,8% dos pacientes após o diagnóstico. A FA de início recente está associada a um aumento de duas vezes do risco de eventos tromboembólicos e aumento de seis vezes no risco de insuficiência cardíaca (IC).

A forma mais comum de FA relacionada a câncer ocorre no pós-operatório de cirurgias torácicas (ressecções de neoplasias pulmonares), com uma incidência de 12,6%. Nesses pacientes, aumenta a mortalidade (6,4% *versus* 1%), com tempo prolongado de internação e admissão em unidades de terapia intensiva (UTI).

Fisiopatologia

Pacientes com neoplasia apresentam vários fatores predisponentes à FA como idade avançada, distúrbios hidreletrolíticos, hipóxia, alterações metabólicas. O sistema nervoso autônomo também apresenta aumento no tônus simpático causado por dor e outras formas de estresse (Fig. 19.1).

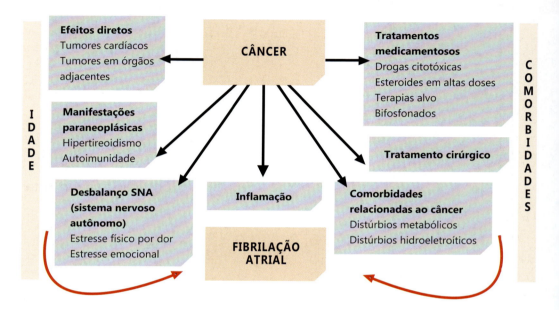

FIGURA 19.1 Visão geral do potencial patogênico dos mecanismos associando câncer com fibrilação atrial.

A FA também pode ocorrer como efeito direto da neoplasia no caso de tumores primários ou metastáticos no coração e em estruturas adjacentes como pulmões e esôfago. Alguns tratamentos também podem induzir FA, como cisplatina, 5-fluorouracil, doxorrubicina, paclitaxel/docetaxel, ifosfamida, corticosteroides em altas doses e antieméticos como ondansetron.

Tratamento

O tratamento da FA inclui a decisão sobre o manejo da arritmia propriamente dita (controle de ritmo ou frequência) e a definição sobre a indicação de anticoagulação para a prevenção de fenômenos tromboembólicos.

Em pacientes oncológicos, o tratamento da FA é complexo particularmente em relação à terapia antitrombótica. A neoplasia por si leva a um estado pró-trombótico, o que aumenta o risco de eventos tromboembólicos em pacientes com FA. Por outro lado, alguns tumores primários ou metastáticos de sistema nervoso central (SNC) e neoplasia hematológicas podem apresentar um risco maior de sangramento.

Apesar dessas particularidades, as neoplasias não fazem parte dos critérios de indicação de anticoagulação mais utilizados, como $CHADS_2$ (IC, idade, diabetes e acidente vascular encefálico [AVE]) e o CHA_2DS_2VASC (IC, hipertensão, idade > 75 anos, diabetes, AVE, doença vascular, sexo feminino). Além disso, os pacientes com doenças neoplásicas costumam ser excluídos da maior parte dos estudos clínicos.

Por esses motivos, a validade desses escores na população oncológica é desconhecida. Apesar disso, algumas particularidades dos pacientes oncológicos são importantes no momento da decisão sobre anticoagulação. Os fatores que aumentam o risco de sangramento são: tumores intracranianos; trombocitopenia induzida por quimioterapia; e alterações na coagulação por neoplasias hematológicas e hepáticas. Enquanto os fatores que aumentam o risco tromboembólico são: tumores de pâncreas, ovário, pulmão e neoplasia primária de fígado; uso dos agentes quimioterápicos cisplatina, gemcitabina, 5-fluorouracil, talidomida e inibidores de angiogênese; e uso de terapias de suporte – eritropoietina e fatores estimulantes de granulócitos.

Terapias antitrombóticas

O uso da anticoagulação com antagonistas de vitamina K (varfarina, coumadin) pode não ter uma resposta previsível em pacientes com neoplasia, com dificuldade em se manter a razão normalizada internacional (INR, do inglês *international normalized ratio*) na faixa terapêutica em razão do uso concomitante de quimioterápicos e medicações que alteram o metabolismo da vitamina K e alterações na dieta em virtude de anorexia e vômitos.

Apesar de a heparina de baixo peso molecular (HBPM) ser preferível para o tratamento de trombose venosa profunda em pacientes com neoplasias quando comparada a antagonistas de vitamina K, não existem dados com HBPM na prevenção de tromboembolismo nesta população.

A simplicidade da administração oral sem necessidade de monitorização laboratorial torna o uso dos novos anticoagulantes orais (NOAC), como dabigatran, rivaroxaban e apixabanuma, opção atraente para prevenção de eventos tromboembólicos. Apesar disso, tais drogas têm uso mais restrito em pacientes oncológicos pelas seguintes razões:

- ▶ Estado pró-trombótico de base e risco aumentado de sangramento.
- ▶ Maior probabilidade de mudanças abruptas na função renal e hepática.
- ▶ Falta de agentes que possam reverter os efeitos desta medicação.
- ▶ Muitos agentes quimioterápicos têm interações significativas com a enzima CYP3A4 que pode alterar o nível sérico dos NOAC e predispor a complicações de sangramento ou trombose.
- ▶ Nos grandes *clinical trials* do dabigatran, apixaban e rivaroxaban em pacientes com FA foram excluídos pacientes de alto risco para sangramentos ou com expectativa de vida menor que 3 anos, excluindo, dessa forma, muitos pacientes com neoplasia ativa.

Na ausência de estudos de segurança e eficácia na população oncológica, estes agentes devem ser utilizados com cautela em pacientes com neoplasia em atividade. Pacientes com sangramentos recentes não são candidatos ao uso de NOAC. Também não devem ser utilizados em pacientes com coagulopatia, trombocitopenia e função hepática alterada. Pacientes com *clearance* de creatinina < 30 mL/min não devem receber rivaroxaban e pacientes com *clearance* de creatinina < 15 mL/min ou em hemodiálise não devem receber nenhum dos NOAC.

⬡ QT LONGO

O aumento do intervalo QT é uma alteração da atividade elétrica do coração que pode aumentar o risco de arritmias ventriculares *(torsades de pointes)*.

O intervalo QT no eletrocardiograma (ECG) de 12 derivações é calculado do começo do complexo QRS até o fim da onda T (Fig. 19.2). A fórmula de Bazett (intervalo QT dividido pela raiz quadrada do intervalo RR) é a mais utilizada na prática clínica. Infelizmente, ela superestima o valor de frequência cardíaca (FC) mais altas e subestima em FC mais baixas. A fórmula de Fridericia (intervalo QT dividido pela raiz cubica do intervalo RR), apesar de menos utilizada, é mais apropriada para a população oncológica por ser mais precisa com FC mais baixas e superestimar menos em FC mais altas (Figs. 19.2 e 19.3 e Tabs. 19.1 e 19.2 e Quad. 19.1).

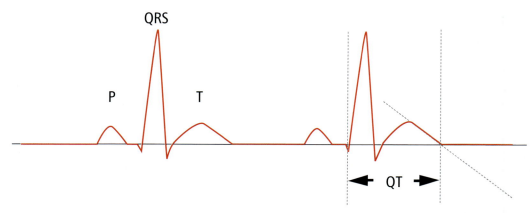

FIGURA 19.2 Intervalo QT no eletrocardiograma.

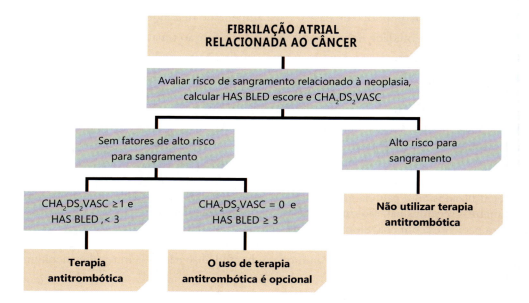

FIGURA 19.3 Algoritmo para terapia antitrombótica no câncer associado à fibrilação atrial.

TABELA 19.1 Fórmula de Fridericia

	Bazett	Fridericia
Fórmula	$QT_c = \dfrac{QT}{\sqrt[2]{RR}}$	$QT_c = \dfrac{QT}{\sqrt[3]{RR}}$
Tipo	Não linear	Não linear
Limitação	Corrige para mais com FC Corrige para menos com FC baixa	Corrige para mais com FC elevada

TABELA 19.2 CHA2DS2-VASc

	Descrição	Pontos
C	IC	1
H	Hipertensão	1
A2	Idade ($\geq$ 75 anos)	2
D	Diabetes melito	1
S2	AIT ou AVE prévio	2
V	Doença vascular	1
A	Idade (65-74 anos)	1
Sc	Sexo feminino	1

IC: Insuficiência cardíaca; AIT: ataque isquêmico transitório; AVE: acidente vascular encefálico.

QUADRO 19.1 HAS BLED

Hipertensão – PAS >160 mmHg
Alteração da função renal (1 ponto) ou hepática (1 ponto) – Cr > 2,6, necessidade de diálise ou transplantado renal; cirrose ou bilirrubinas > 2 vezes o normal associado a TGO/TGP/fosfatase alcalina > 3 vezes o normal
Stroke (AVE prévio)
Bleeding (sangramento prévio ou predisposição a sangramento como coagulopatia)
Labile INR (INR que variam muito ou que estão em < 60% das vezes na faixa terapêutica)
Elderly (> 65 anos)
Drogas (1 ponto) ou alcoolismo (1 ponto) – uso de antiplaquetários, AINE ou corticoide; uso abusivo de álcool (> 8 doses por semana)
De modo geral, pacientes com escore maior ou igual a 3 são considerados de alto risco para sangramento.

PAS: pressão arterial sistólica; AVE: acidente vascular encefálico; INR: razão normalizada internacional; AINE: anti-inflamatório não esteroide.

Pacientes com câncer estão mais propensos ao aumento do intervalo QT com 16 a 36% dos pacientes apresentando alterações no ECG. Vários fatores podem influenciar o aumento do intervalo QT nos pacientes oncológicos:

▶ causas habituais de QT longo não relacionadas à doença oncológica;

▶ drogas: vandetanibe, sunitinibe, pazopanibe;

▶ condições endócrinas: hipotireoidismo, hiperparatireoidismo, feocromocitoma, hiperaldosteronismo;

▶ distúrbios eletrolíticos causados por náuseas, vômitos, diurese, baixa ingesta oral com desidratação e distúrbios hidreletrolíticos (hipocalemia, hipomagnesemia, hipocalcemia), insuficiência renal e hepática, descontrole de diabetes melito.

Medicamentos que levam ao aumento do intervalo QT

Inúmeras drogas podem levar a aumento do intervalo QT, algumas delas são detalhadas a seguir (Quad. 19.2 e Tab. 19.3).

QUADRO 19.2 Medicamentos associados ao prolongamento de QT

Antiarrítmico	Antibiótico	Antifúngico	Antiviral
Amiodarona	Azitromicina	Fluconazol	Telaprevir
Disopiramida	Ciprofloxacina	Itraconazol	Atazanavir
Dofetilida	Claritromicina	Cetoconazol	Foscarnet
Flecainida	Gemifloxacina		Rilpivirina
Ibutilida	Levofloxacina		Ritonavir
Quinidina	Moxifloxacina		Saquinavir
Sotalol	Norfloxacina		
Dronedarona	Ofloxacina		
	Sulfa-Trimetoprim		
	Eritromicina		
	Metronidazol		
Antiemético	Antipsicótico	Imunossupressores	Opioides
Droperidol	Haloperidol	Tacrolimus	Metadona
Prometazina	Clozapina		
Clorpromazina	Quetiapina		
Ondansentron	Risperidona		

TABELA 19.3 Agentes quimioterápicos associados ao prolongamento de QT

Agentes quimioterápicos		Incidência (%)	Frequência de uso
Inibidores de histona deacetilases	Vorinostat	3.5 - 6	+
Miscelânea	Trióxido de Arsênio	26 - 93	+
Inibidores de tirosina quinase de pequena molécula	Dasatinibe	< 1 - 3	+ +
	Lapatinibe	16	+
	Nilotinibe	1 - 10	+

Trióxido de arsênico

A incidência de QT longo em pacientes em uso de trióxido de arsênico foi de 38%, sendo 26% com intervalo maior que 500 ms.

As recomendações atuais são de realizar ECG semanalmente, suspender a medicação se intervalo QTc > 500 ms ou se sintomas sugestivos de arritmias ventriculares (síncopes, taquicardias). A terapia pode ser retornada se QTc < 460 ms, com níveis de potássio de 4 mEq/L e magnésio acima de 1,8 mEq/L.

Nilotinibe

Este agente aumenta o intervalo QT em 18 ms em média, com aumentos acima de 500 ms ocorrendo em apenas 1% dos pacientes e morte súbita relatada em 0,3%. As recomendações contemplam:

▶ rever medicações em uso se QTc > 500 ms;

▶ corrigir eletrólitos e rever medicações em uso pelo paciente;

▶ se o QTc se mantiver > 480 ms, descontinuar a medicação e, se entre 450 e 480 ms, a medicação pode ser utilizada com redução de dose e controle com ECG seriado. Se o QTc estiver < 450 ms, a medicação pode ser usada normalmente.

Dasatinibe, sunitinibe, pazopanibe, vorinostat

Recomendam-se ECG, dosagem de potássio sérico e magnésio.

Se QTc > 500 ms ou aumento de 60 ms deve-se realizar reposição de eletrólitos e suspender medicações que possam aumentar intervalo QT. Considerar regime alternativo de quimioterapia se não houver melhora.

Bradicardia

Bradicardia e bloqueios podem ser causados por múltiplas condições nos pacientes com câncer. O sistema de condução pode ser afetado por fibrose em virtude de idade, por tumores como amiloidose e tumores primários cardíacos. Também podem resultar de agentes quimioterápicos, sendo os principais o paclitaxel e a talidomida. O paclitaxel pode causar bradicardias, geralmente assintomáticas e reversíveis, cuja incidência varia de < 0,1 a 31%. A talidomida apresenta incidência, nos estudos, altamente variável, de 5 a 55%.

Tratamento

Não há necessidade de tratamento se o paciente estiver assintomático. Se o paciente apresentar sintomas, é necessária a suspensão da medicação. Se o paciente apresentar bloqueios de 3° grau, o marca-passo está indicado. Em pacientes com mieloma múltiplo responsivo à talidomida, em que não há outra terapia disponível, pode ser necessário o implante de marca-passo para que se possa continuar o uso da talidomida.

Em todos os casos devem ser suspensas medicações que possam causar bradicardia como betabloqueadores, bloqueadores de canal de cálcio e digoxina. Dever ser descartado hipotireoidismo como causa da bradicardia.

⟡ LEITURAS SUGERIDAS

▪ Farmakis D, Parissis J, Filippatos G. Insights into onco-cardiology: atrial fibrillation in cancer. J Am Coll Cardiol. 2014; Mar 18;63(10):945-53

▪ Lee YJ, Park JK, Uhm JS, Kim JY, Pak HN, Lee MH, et al. Bleedingrisk and majoradverseevents in patients with cancer on oral anticoagulation therapy. Int J Cardiol 2016; Jan 15;203:372-8.

- Mathur P, Paydak H, Thanendrarajan S, van Rhee F. Atrial fibrillation in hematologic malignancies, especially after autologous hematopoietic stem cell transplantation: review of risk factors, current management, and future directions. Clin Lymphoma Myeloma Leuk. 2016 Feb;16(2):70-5.

- O'Neal WT, Lakoski SG, Qureshi W, Judd SE, Howard G, Howard VJ, et al. Relation between cancer and atrial fibrillation (from the REasons for Geographic And Racial Differences in Stroke Study). Am J Cardiol 2015; Apr 15;115(8):1090-4.

- Short NJ, Connors JM. New oral anticoagulants and the cancer patient. Oncologist. 2014; Jan;19(1):82-93.

- Viganego F, Singh R, Fradley MG. Arrhythmias and other electrophysiology issues in cancer patients receiving chemotherapy or radiation. Curr Cardiol Rep; 2016 Jun;18(6):52.

- Yeh ET, Bickford CL. Cardiovascular complications of cancer therapy: incidence, pathogenesis, diagnosis, and management. J Am Coll Cardiol. 2009; Jun 16;53(24):2231-47.

- Yeh, Edward. MD Anderson Practices in Onco-Cardiology. Disponível em: www.cancerandtheheart.gov.

20

Síncope

Silvia Moulin Ribeiro Fonseca

INTRODUÇÃO

Síncope é a perda transitória de consciência resultante de hipoperfusão cerebral caracterizada por ser de início rápido, curta duração (10 a 20 segundos) e recuperação completa espontânea, sem alteração neurológica residual após evento. A síncope pode preceder pródromos, com sintomas variados como náusea, sudorese profusa, fraqueza ou turvação visual. Sua recuperação é acompanhada de restauração imediata de comportamento e orientação, no entanto, alguns pacientes referem fadiga após evento e amnésia retrógada.

Não há estudos que evidenciam se há diferença na prevalência de síncope em pacientes oncológicos.

Outras condições diagnosticadas erroneamente como síncope devem ser descartadas.

QUADRO 20.1 Diagnóstico diferencial de síncope

Alterações com perda de consciência total ou parcial sem hipoperfusão cerebral global	Epilepsias
	Alterações metabólicas como hipoglicemia, hipóxia, hiperventilação com hipocapnia
	Intoxicação exógena
	Acidente isquêmico transitório (AIT) de origem vertebrobasilar
Doenças sem perda de consciência	Cataplexia
	Quedas
	Pseudossíncope psicogênica
	AIT de origem carotídea

⬡ EPIDEMIOLOGIA

Eventos de síncope são extremamente frequentes na população geral, no entanto, a maioria dos pacientes não procura atendimento médico, e apenas uma pequena parcela desses pacientes procura atendimento de emergência.

A incidência de síncope na população parece ser bimodal. A prevalência é aumentada em pacientes entre os 10 e 30 anos, incomum em adultos com idade média de 40 anos e tem novo pico em pacientes acima de 65 anos. No estudo de Framingham, a incidência de síncope foi de 11% para ambos os sexos entre 70 e 79 anos e 17 e 19% em homem e mulher, respectivamente, aos 80 anos.

⬡ CLASSIFICAÇÃO E FISIOPATOLOGIA

QUADRO 20.2 Síncope reflexa

Vasovagal	Mediada por estresse emocional: medo, dor, fobias
	Mediada por estresse ortostático
Situacional	Tosse, espirro
	Engolir, defecação, dor visceral
	Micção
	Pós-prandial
	Pós-exercício
	Outros, como risos, tocar instrumento de sopro, etc.
Hipersensibilidade do seio carotídeo	Desencadeada após manipulação do seio carotídeo
Outras formas, sem aparente gatilho para seu acontecimento	

QUADRO 20.3 Síncope relacionada à hipotensão ortostática

Disfunção autonômica primária	Presente na doença de Parkinson com disfunção autonômica, demência de corpos de Lewy
Disfunção autonômica secundária	Presente no diabetes, na amiloidose, na uremia, na lesão da coluna espinhal
Hipotensão ortostática induzida por drogas	Álcool, vasodilatadores, diuréticos, fenotiazinas e antidepressivos
Hipovolemia	Hemorragia, diarreia, vômitos

QUADRO 20.4 Síncope de origem cardiovascular

Arritmia: é a principal causa de síncope cardíaca	Bradiarritmias, como disfunção do nó sinusal, bloqueios atrioventriculares avançados, disfunção do marca-passo
	Taquiarritmias, como taquicardias ventriculares e supraventriculares
	Bradicardias e taquicardias induzidas por drogas
Cardiopatia estrutural	Doenças valvares, infarto agudo do miocárdio (IAM), cardiomiopatia hipertrófica, massas cardíacas, doenças em pericárdio, artérias coronárias anômalas, disfunção protética

O Quadro 20.5 sumariza as considerações gerais sobre síncope.

QUADRO 20.5 Considerações gerais sobre síncope

Síncope reflexa é a causa mais frequente de síncope
Síncope secundária à DCV é a segunda causa mais comum de síncope
O número de pacientes com síncope varia entre estudos e ela é mais frequente quando a população é mais idosa e os hospitais são referenciados de cardiologia
Em pacientes em torno de 40 anos, hipotensão ortostática é uma causa rara de síncope, sendo mais encontrada na população idosa
A alta taxa de síncope sem etiologia definida justifica novas estratégias de avaliação e diagnóstico

DCV: doença cardiovascular.

Fonte: Adaptado de Moya et al., 2009.

DIAGNÓSTICO

Há duas principais considerações que devem ser feitas quando se avalia um paciente com síncope: 1) identificar sua etiologia no intuito de tratar de forma efetiva; e 2) Avaliar risco de eventos adversos graves, por meio de escalas prognósticas com objetivo de definir se a investigação da síncope deve ser em ambiente intra- ou extra-hospitalar.

Avaliação inicial

Na história clínica, devem ser investigados fatores desencadeantes: como uso de drogas, presença de pródromos e, se possível, obter o relato de observador do evento, no intuito de descrever esse momento: se houve presença de movimentos tonicoclônicos e de liberação esfincteriana, além de como foi o despertar.

Exame físico

▶ Avaliação de pressão arterial nas posições supina e ortotase para descartar hipotensão ortostática;

▶ Avaliação de frequência cardíaca e ritmo;

▶ Avaliação de outros estigmas de doença cardíaca, como sopro cardíaco e pulso periférico;

▶ Atentar para possíveis quadros de disautonomia.

Exames complementares

▶ Exames laboratoriais com avaliação de níveis de hemoglobina, eletrólitos, função renal, função tireoidiana, glicemia.

▶ Eletrocardiograma com objetivo de avaliar ritmo e frequência cardíaca.

▶ Holter 24 horas: considerar quando paciente apresenta evento recorrente.

▶ Ecocardiograma transtorácico no intuito de avaliar cardiopatias estruturais.

▶ Teste ergométrico e cintilografia miocárdica: avaliar isquemia coronariana e presença de arritmias associadas ao esforço.

▶ Tilt Test: indicado quando há suspeita de síncope neurocardiogênica, hipotensão postural ou disautonomia.

Síncope

▶ Ecocardiograma transesofágico, tomografia computadorizada (angiotomografia pulmonar, coronariana e aórtica) e ressonância nuclear magnética cardíaca podem ser realizados em casos selecionados, como na suspeita de dissecção aórtica ou hematoma aórtico, doença coronariana, embolia pulmonar, massas cardíacas, doenças do pericárdio e do miocárdio, bom como anomalias congênitas das artérias coronárias.

▶ Cineangiocoronariografia deve ser realizada quando há suspeita de isquemia miocárdica ou infarto e para descartar arritmias desencadeadas por isquêmica coronariana.

⬡ PROGNÓSTICO

Existem alguns estudos que avaliam mortalidade cardíaca em pacientes com síncope. As avaliações de risco mais utilizadas são a OESIL e a EGSYS-U, mostradas nos Quadros 20.6 e 20.7.

QUADRO 20.6 Escala de OESIL

Fatores de risco	Pontuação
Idade > 65 anos	1 ponto
História de doença cardiovascular	1 ponto
Síncope sem pródromos	1 ponto
ECG anormal	1 ponto

A presença de 2 fatores de risco, na escala de OESIL implica o aumento do risco de morte cardíaca.

QUADRO 20.7 Escala de EGSYS-U

Fatores de risco	Pontuação
ECG anormal/cardiopatia	3 pontos
Palpitações/dispneia	3 pontos
Síncope na posição supina/síncope de esforço	2 pontos
Idade > 64 anos	1 ponto
Sem fatores precipitantes	1 ponto
Sem pródromos	1 ponto
Visão turva	1 ponto
Sinais neurovegetativos durante recuperação	1 ponto
Presença de fatores precipitantes	2 pontos
Pródromos neurovegetativos	2 pontos

A soma dos pontos no escore de EGSYS-U igual ou acima de 1 aumenta o risco de síncope de etiologia cardíaca, bem como a soma dos pontos, se inferior a 2, sugere síncope não cardíaca.

Portanto, a soma dos pontos do escore de OESIL igual a 2 ou mais e a soma dos pontos sugestiva de síncope cardíaca no escore de EGSYS-U são indicativos de que esse paciente deve ser internado para investigação imediata e tratado de acordo com sua etiologia. Se a soma dos pontos não sugerir síncope cardíaca, o paciente pode ser investigado ambulatorialmente.

⚲ LEITURAS SUGERIDAS

■ Colivicchi F, Ammirati F, Melina D, Guido V, Imperoli G, Santini M, et al. OESIL (Osservatorio Epidemiologico sulla Sincope nel Lazio) Study Investigators. Development and prospective validation of risk stratification system for patients with syncope in the emergency department: the OESIL risk score. Eur Heart J 2003; 24: 811-819.

■ Del Rosso A, Ungar A, Maggi R, Giada F, Petix NR, De Santo T, et al. Clinical predictors of cardiac syncope at initial evaluation in patients referred urgently to a general hospital: the EGSYS score. Heart 2008; 94: 1620-1626.

■ Moya A, Sutton R, Ammirati F, Blanc JJ, Brignole M, Dahm JB, et al. Guideline for the diagnosis and management of syncope. Eur Soc Cardiol EHJ 2009; 30:2631-71.

■ Puppala VK, Dickinson A, Benditt DG. Syncope: classification and risk stratification. J Cardiol 2014; 63: 171-177.

■ Soteriades ES, Evans JC, Larson MG, Chen MH, Chen L, Benjamin EJ, et al. Incidence and prognosis of syncope. N Engl J Med 2002;347:878-85.

21

Doenças do pericárdio e câncer

Maria Alice Estrada Gaiane

Dayenne Hianaê de Paula Souza

Márcia Rodrigues Sundin Dias

Orlando Ferreira Dias Neto

INTRODUÇÃO

O pericárdio é um saco fibroelástico, formado pelas camadas visceral e parietal, separadas por um espaço, a cavidade pericárdica. Em indivíduos saudáveis, essa cavidade contém de 15 a 50 mL de plasma. Derrame pericárdico é considerado presente quando se acumula uma quantidade de líquido acima do normal no saco pericárdico. Este, por sua vez, pode se desenvolver em qualquer condição que afete o pericárdio, como pericardite aguda e em uma variedade de distúrbios sistêmicos.

Doenças do pericárdio em pacientes com câncer ocorrem em cerca de 7 a 12%; taxa variável de acordo com o tipo da neoplasia, sendo maior nos pacientes com neoplasia sólidas; destas, principalmente pulmão (19 a 40%) e mama (10 a 28%). Nas hematológicas, linfomas e leucemias (9 a 28%). O acometimento pericárdico secundário à neoplasia manifesta-se de forma variada, desde acometimentos sem repercussão clínica e/ou hemodinâmica, até as formas mais graves como tamponamento cardíaco. Ocorre principalmente secundário a uma metástase, visto que as neoplasias do pericárdio como mesoteliomas e sarcomas são extremamente raras (40 vezes menos comum do que as metastáticas).

As principais formas de manifestação clínica do envolvimento pericárdico por neoplasia são pericardite, derrame pericárdico, pericardite constritiva e tamponamento cardíaco. Muitas vezes, essa manifestação é o primeiro sinal da existência da doença. Varia de 4 a 7% a probabilidade de se encontrar uma neoplasia não diagnosticada nos pacientes com pericardite ou pequeno derrame pericárdico e 13% nos pacientes que apresentam grandes derrames pericárdicos ou até mesmo tamponamento cardíaco. Dentre os pacientes com derrame pericárdico sintomático, 33% o apresentam como etiologia da doença neoplásica e, destes, a maior parte já conhecia o diagnóstico (77%).

ETIOLOGIA

A etiologia das doenças do pericárdio é variada, podendo decorrer do acometimento primário — envolvimento do pericárdio pela própria neoplasia (tumores originados no pericárdio ou metástases); ou secundário, relacionado aos efeitos diretos da radioterapia, da quimioterapia e até mesmo outras situações clínicas (hipoalbuminemia, drenagem linfática insuficiente).

Tumores malignos podem acometer o pericárdio por invasão local direta ou pela propagação metastática via corrente sanguínea ou vasos linfáticos. Além disso, tumores primários podem surgir no pericárdio (os mais frequentes são rabdomiossarcoma, teratoma, fibroma, lipoma, leiomioma, angioma), embora estes sejam muito menos frequentes do que o envolvimento secundário. Estudos relacionados à pericardiocentese comprovaram que até 60% dos derrames relacionados à neoplasia eram metástases tumorais.

A anomalia cardíaca mais comum resultante da irradiação torácica, especialmente do mediastino, é o dano pericárdico que se manifesta como espessamento fibroso que compromete especialmente o ventrículo direito e derrame serofibrino, que pode progredir para tamponamento cardíaco e/ou pericardite constritiva. No derrame pericárdico, geralmente os sintomas aparecem no início da doença, enquanto na pericardite constritiva após 18 meses.

Os agentes quimioterápicos mais relacionados a efeitos colaterais no pericárdio são principalmente os utilizados no tratamento de doença hematológica (trióxido arsênico, ácido transretinoico, imatinibe, dasatinibe e citarabina – utilizadas para tratamento da leucemia), mas também há relatos desses efeitos com ciclofosfamida, metrotexate e pentostatin.

DIAGNÓSTICO

A presença de derrame pericárdico em pacientes com câncer nem sempre está relacionada à neoplasia de base, podendo decorrer, como dito anteriormente, de complicações de radioterapia, efeito colateral de quimioterápicos ou outras situações clínicas comuns nessa população como hipoalbuminemia e drenagem linfática insuficiente. Felizmente, a prevalência de complicações relacionadas ao pericárdio vem diminuindo nos últimos anos, provavelmente em razão dos avanços no diagnóstico precoce do derrame pericárdico, assim como no tratamento do câncer. O Quadro 21.1 correlaciona os principais agentes quimioterápicos, com os tipos de neoplasia e seus efeitos no pericárdio.

QUADRO 21.1 Agentes quimioterápicos utilizados como tratamento específico para alguns tipos de tumores e seus respectivos efeitos colaterais envolvendo o pericárdio

Quimioterápico	Neoplasia	Efeito colateral no pericárdio
Ciclofosfamida	Utilizado em várias neoplasias	Miopericardite hemorrágica/rara
Citarabina	Leucemia	Pericardite, derrame pericárdico/raros (< 0,1%)
Metotrexato	Utilizado em várias neoplasias	Pericardite, derrame periárdico/relato
Pentostatin	Leucemia de células pilosas	Derrame pericárdico/relato
Trióxido arsênico	Leucemia	Edema, derrame pericárdico/40%
Ácido transretinoico	Leucemia promielocítica aguda	Derrame pericárdico/25%
Imatinibe	Leucemia mieloide crônica/tumores estromais	Tamponamento cardíaco/relato
Dasatinibe	Leucemia mieloide crônica	Derrame pericárdico/1 a 4%

Os sintomas das doenças pericárdicas são frustros, na maioria das vezes, inespecíficos, como dor torácica, astenia, fraqueza, dispneia e febre. A ausculta pode evidenciar hipofonese de bulhas e o eletrocardiograma (ECG) pode mostrar baixa voltagem ou alterações na repolarização ventricular. O diagnóstico do derrame pericárdico inclui ECG, estudos radiológicos de imagem (ECG ou tomografia de tórax), biópsia pericárdica e análise do líquido pericárdico. Em muitos casos, a abordagem do derrame pericárdico não só alivia sintomas, como também pode ser a chance para a realização do diagnóstico oncológico. O Quadro 21.2 sumariza a classe de recomendação, a indicação de marcadores laboratoriais e o nível de evidência na pericardite.

QUADRO 21.2 Indicação de marcadores laboratoriais na pericardite

Classe de recomendação	Indicações	Nível de evidência
Classe I	Dosagem de PCR para diagnóstico e seguimento de pericardite aguda.	B
Classe I	Dosagem de hormônios tireoidianos, autoanticorpos e avaliação de função renal na investigação etiológica de pericardite aguda.	C
Classe IIa	Dosagem de troponina para diagnóstico de pericardite aguda.	C
Classe IIb	Dosagem de CKMB para diagnóstico de pericardite aguda.	C
Classe IIb	Dosagem de BNP/NT proBNP para auxiliar no diagnóstico diferencial entre pericardite constritiva e cardiomiopatia restritiva.	C
Classe III	Dosagem de BNP/NT proBNP para diagnóstico de pericardite aguda.	C

PCR: reação em cadeia da polimerase; CKMB: isoenzima MB da creatina quinase; BNP/NTpro BNP: N-Terminal-proBNP.

Em pacientes com pericardites, os achados no ECG incluem elevação do segmento ST e depressão do PR. Se houver derrame pericárdico e, especialmente, se o tamponamento estiver presente, a voltagem do QRS deve estar diminuída e a alternância elétrica pode ser observada.

▶ Radiografia de tórax: pouco sensível para identificar doenças do pericárdio e pode estar normal na pericardite aguda. No tamponamento cardíaco, pode haver alargamento da silhueta cardíaca. Calcificações pericárdicas na presença de sintomas típicos podem ser sugestivas de pericardite constritiva. A radiografia de tórax é útil na detecção de derrame pleural concomitante. Em uma série cirúrgica de 47 pacientes tratados por derrame pericárdico sintomático, 41 (87%) tinham derrame pleural concomitante e 20 (42%), citologia positiva para neoplasia.

▶ Ecocardiograma: principal exame para estabelecer o diagnóstico, quantificar o derrame pericárdico e avaliar o impacto hemodinâmico principalmente no tamponamento e na pericardite constritiva.

▶ Tomografia de tórax e ressonância magnética: úteis no diagnóstico das doenças do pericárdio embora não sejam os exames de triagem inicial. Entretanto, são superiores quando comparados aos outros métodos, na avaliação da característica do líquido (hemorrágico, loculado), na detecção da presença de tumores primários ou metastáticos, assim como na avaliação da pericardite constritiva.

▶ Citologia, citometria de fluxo e biópsia pericárdica: a detecção de células neoplásicas no líquido pericárdico pode ser feita por meio do exame citológico e da anatomia patológica. Com o auxílio da imuno-histoquímica e da dosagem de alguns marcadores tumorais como CEA, CA19-9, CA125, NES, CYFRA-21, entre outros, a sensibilidade e a especificidade desse exame diagnóstico aumentaram significativamente.

Doenças do pericárdio e câncer

A pericardiocentese com análise citológica do líquido pericárdico deve ser realizada em pacientes com derrame pericárdico com suspeita de malignidade. A sensibilidade da citologia para o diagnóstico de derrame neoplásico é de 67 a 92% e é inferior para mesotelioma e linfoma; contudo, a citologia negativa não deve ser usada para excluir o diagnóstico de câncer. A biópsia pericárdica com imuno-histoquímica pode ajudar na distinção entre células malignas ou reacionais (inflamatórias). A pericardioscopia permite a visualização direta do espaço pericárdico com sensibilidade para o diagnóstico de malignidade em torno de 97%. A principal vantagem desse exame é a possibilidade de obter fragmento do pericárdio para análise histopatológica. No caso de a análise do líquido pericárdico ser inconclusiva, a pericardioscopia deve ser indicada (evidência IIa). A citometria de fluxo pode ser útil para o diagnóstico de quadros decorrentes do linfoma e a cateterização cardíaca é útil para determinar o impacto da doença pericárdica sobre sua função cardíaca.

TRATAMENTO

O tratamento da doença pericárdica neoplásica leva em consideração o *status* cardíaco e o prognóstico da neoplasia e compreende os seguintes aspectos: remoção do líquido para melhorar o *status* hemodinâmico; prevenção do novo derrame; manejo da constrição; e o tratamento da neoplasia de base.

Quando o objetivo do tratamento é somente o alívio dos sintomas, a drenagem percutânea ou cirúrgica é apropriada. Para a prevenção de recorrências, várias abordagens têm sido propostas: janela pericárdica; esclerose local; quimioterapia local ou sistêmica e radioterapia. Não há dado suficiente na literatura para apontar qual desses tratamentos é o mais eficaz já que em muitos casos o diagnóstico etiológico não é bem definido.

▶ Drenagem percutânea: oferece alívio imediato dos sintomas. O uso do ecocardiograma para guiar o procedimento reduz o risco de punção acidental do ventrículo direito. A taxa de recidiva é alta (40%) se nenhum outro tratamento for realizado. Indicada para pacientes instáveis hemodinamicamente, sem condições de drenagem cirúrgica.

▶ Drenagem cirúrgica: técnica de escolha para drenagem de derrame pericárdico maligno. Apresenta menor taxa de recidiva que a drenagem percutânea por dois motivos: comunicação permanente através da janela pericárdica; e reação inflamatória que promove adesão do pericárdio parietal e visceral.

▶ Terapia de esclerose: previne a recorrência pós-drenagem. O agente instilado promove irritação, inflamação e fibrose do pericárdio. Efeitos colaterais são dor, febre e fibrilação atrial paroxística. Bleomicina e thiotepa têm sido usados com menor incidência de efeitos colaterais. Mais eficaz em câncer de mama.

▶ Quimioterapia local: os agentes utilizados são especialmente a platina (para câncer de pulmão, ovário e mesotelioma) e o mitoxantrone (mama e outros carcinomas). O tratamento deve ser complementado com quimioterapia sistêmica.

▶ Radioterapia: indicada em tumores radiossensíveis como leucemias agudas e crônicas e tumor de mama. Eficaz, porém envolve os riscos da radiação além de custo elevado. O número de complicações graves envolvendo o pericárdio em pacientes com câncer vem se reduzindo nos últimos anos. A evolução no tratamento oncológico e dos métodos diagnósticos são os principais responsáveis por essa redução. Os tumores de pulmão e de mama ainda são as principais neoplasias relacionadas ao derrame pericárdico, devendo-se ter uma atenção especial para essa complicação nesses pacientes. Alguns quimioterápicos utilizados no tratamento de determinadas neoplasias são conhecidamente associados ao derrame pericárdio, devendo este ser monitorado durante o tratamento. O tratamento de pacientes em estado terminal deve objetivar apenas o alívio dos sintomas, enquanto os pacientes com uma expectativa de vida maior devem ter o controle eficaz do derrame pericárdico com medidas que reduzam a recidiva, objetivando maior e melhor qualidade de vida.

Pericardite aguda

O manejo da pericardite aguda consiste no uso de drogas anti-inflamatórias não esteroides (AINE) como ácido acetilsalicílico, ibuprofeno ou naproxeno. A colchicina pode ser útil especialmente nos casos recorrentes, corticosteroides podem ser necessários para casos refratários, mas são evitados por seus efeitos colaterais e possível aumento de recorrência. Um ecocardiograma de controle deve ser feito uma a duas semanas após a resolução dos sintomas para avaliação da efusão tardia.

Derrame pericárdico

O tratamento do derrame pericárdico em pacientes com câncer é destinado às causas subjacentes. Quando agentes quimioterápicos ou radioterapia são os responsáveis, o manejo conservador é usualmente adequado, seguindo o tratamento da doença de base. Derrames pericárdicos associados a neoplasias são manejados com a combinação de medidas locais e terapia antitumoral sistêmica. A radioterapia torácica para metástases pericárdicas pode ajudar no controle agressivo da doença. A pericardiocentese seguida de drenagem ajuda a prevenir a recorrência dos sintomas. Ela é realizada com ajuda de ultrassonografia (USG) e/ou sob fluoroscopia e é indicação classe I no tamponamento, elevada suspeita de neoplasia ou pericardite purulenta. Em pacientes assintomáticos, a pericardiocentese é classe IIA. Nos casos de recorrência do derrame neoplásico, a administração de agentes esclerosantes e antitumorais intrapericárdica pode ser útil, merecendo destaque a cisplatina com elevada taxa de resposta e mínima toxicidade, mitoxantrone e 5-Fluoracil, que se mostrou menos efetivo no controle local da doença pericárdica. O thiotepa, com propriedades esclerosantes e antineoplasicas, mostrou um bom controle da doença pericárdica maligna com mínima toxicidade. Em alguns casos, o tratamento definitivo inclui pericardiectomia parcial ou total.

⬡ TAMPONAMENTO CARDÍACO

A doença pericárdica maligna é a causa mais frequente de tamponamento cardíaco. O tamponamento cardíaco ocorre quando uma quantidade significativa de líquido se acumula e ultrapassa a capacidade de distensão do tecido fibroelástico pericárdico, gerando progressiva compressão de todas as câmaras cardíacas decorrente do aumento da pressão intrapericárdica, redução do volume de enchimento cardíaco e maior interdependência ventricular. Os sintomas, inicialmente, consistem em dispneia associada à tosse e fraqueza. O exame físico pode demonstrar hipotensão, taquicardia, abafamento de bulhas e turgência jugular. O pulso paradoxal pode estar presente. Na avaliação ecocardiográfica, pode ser observada dilatação das cavas com pouca variação respiratória, colapso diastólico da parede livre do ventrículo direito (VD), do átrio direito (AD), do átrio esquerdo e raramente do ventrículo esquerdo (VE) (Figs. 21.1 e 21.2). O colapso do AD é o sinal mais sensível, porém o colapso do VD é o mais específico.

O tamponamento cardíaco constitui uma emergência médica e a drenagem pericárdica, usualmente via pericardiocentese, deve ser realizada o mais breve possível.

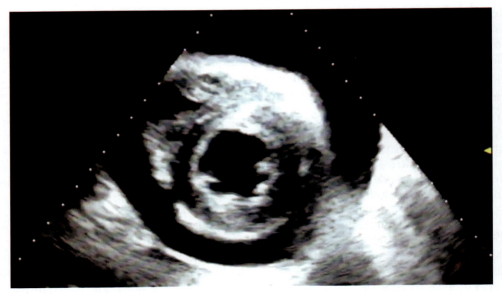

FIGURA 21.1 Imagem ecocardiográfica paraesternal no eixo transversal, evidenciando derrame pericárdico importante.

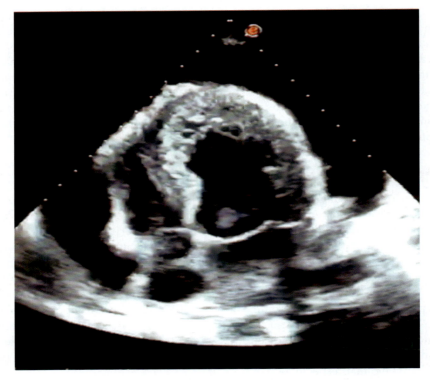

FIGURA 21.2 Imagem ecocardiográfica apical quatro câmeras, evidenciando derrame pericárdico importante.

PERICARDITE CONSTRITIVA

Frequentemente está associada a um paciente sintomático com dispneia de esforço e/ou fadiga relacionada à disfunção diastólica e presença de ascite desproporcional ao edema de membros inferiores. No pulso venoso jugular, observam-se colapso "Y" proeminente e sinal de Kussmaul. No pulso arterial, é possível encontrar a presença de pulso paradoxal em um terço dos casos. Formas transitórias de pericardites efusivas constritivas (constrição sem importante espessamento do pericárdio parietal, geralmente associada a derrame) podem acontecer no contexto da pericardite aguda, frequentemente associada à tuberculose, neoplasias malignas e hemopericárdio.

Em pacientes com câncer, a radiação torácica é a etiologia mais comum da pericardite constritiva. Outras possíveis causas incluem qualquer doença do pericárdio que resulte em uma efusão hemorrágica. A doença pericárdica neoplásica, especialmente mama e pulmão, pode levar à pericardite constritiva. A constrição pericárdica pode resultar de alterações patológicas no pericárdio visceral, parietal ou ambos. Essas alterações incluem espessamento fibrótico e inflamação linfocítica crônica com calcificações observadas em menos de um terço dos casos.

LEITURAS SUGERIDAS

- Ben-Horin S, Bank I, Guetta V, Livneh A. Large symptomatic pericardial effusion as the presentation of unrecognized cancer: a study in 173 consecutive patients undergoing pericardiocentesis. Medicine (Baltimore) 2006; 85:49.

- Borlaug BA, DeCamp MM. Pericardial disease associated with malignancy. Topic 4954. Version 13.0. All rights reserved. 2017 UpToDate, Inc.

- Buzaid AC, Garewal HS, Greenberg BR: managing malignant pericardial effusion. West J Med 1989; Fev; 150:174-179.

- Corey GR, Campbell PT, Van Trigt P, Kenney RT, O'Connor CM, Sheikh KH, et al. Etiology of large pericardial effusions. Am J Med 1993; 95:209.

- Ewer M. Pericardial disease in the cancer patient. In: Ewer M, Yeh E (Ed.) Cancer and the Heart. 2th ed. USA:Pmph, 2013.p 280-301.

- Gornik HL, Gerhard-Herman M, Beckman JA. Abnormal cytology predicts poor prognosis in cancer patients with pericardial effusion. J Clin Oncol 2005; 23:5211.

- Gross JL, Younes RN, Deheinzelin D, Diniz AL, Silva RA, Haddad FJ. Surgical management of symptomatic pericardial effusion in patients with solid malignaces. Ann Surg Oncol 2006; 13:1732

- Imazio M, Cecchi E, Demichelis B, Ierna S, Demarie D, Ghisio A, et al. Indicators of poor prognosis of acute pericarditis. Circulation 2007; 115:2739.

- Imazio M. Contemporary management of pericardial diseases. Curr Opin Cardiol 2012; Mai; 27(3): 308-17.

- Iqbal J, Liu T, Mapow B, Swami VK, Hou JS. Importance of flow cytometric analysis of serous effusions in the diagnosis of hematopoietic neoplasms in patients with prior hematopoietic malignancies. Anal Quant Cytol Histol 2010; 32:161.

- Kalogeraki A, Lazopoulos G, Papadakis GZ, Tamiolakis D, Karvela-Kalogeraki I, Karvelas-Kalogerakis M, et al. Cytology of pericardial effusion due to malignancy. Rom J Intern Med 2016; 54, 3: 179-83.

- Lam KY, Dickens P, Chan AC. Tumors of the heart. A 20-year experience with a review of 12,485 consecutive autopsies. Arch Pathol Lab Med 1993; 117:1027.

- Lestuzzi C. Neoplastic pericardial disease: old and current strategies for diagnosis and management. World J Cardiol. 2010; 2(9):270-9.

- Lestuzzi C. Neoplastic pericarditis diagnosis and treatment. World J Cardiol 2010; Set 26; 2(9): 270-279.

- Maisch B, Ristic A, Pankuweit S. Evaluation and management of pericardial effusion in patients with neoplastic disease. Prog Cardiovasc Dis 2010; 53:157.

- Maisch B, Seferovic PM, Ristic AD, Erbel R, Rienmuller R, Adler Y, et al. Guidelines on the diagnosis and management of pericardial diseases executive summary; The Task force on the diagnosis and management of pericardial diseases of the European society of cardiology. Eur Heart J. 2004; 25(7):587-610.

- Meyers DG, Meyers RE, Prendergast TW. The usefulness of diagnostic tests on pericardial fluid. Chest 1997; 111:1213.

- Moreira LA, Bouillon K, Haddy N, Delaloge S, Garbay JR, Garsi JP, et al. Cardiovascular effects of radiotherapy on the patient with cancer. Rev Assoc Med Bras 2016; Abr; 62(2): 192-6

- Permanyer-Miralda G, Sagristá-Sauleda J, Soler-Soler J. Primary acute pericardial disease: a prospective series of 231 consecutive patients. Am J Cardiol 1985; 56: 623.

- Vaitkus PT, Herrmann HC, LeWinter MM. Treatment of malignant pericardial effusion. JAMA 1994; 272:59.

- Wang ZJ, Reddy GP, Gotway MB, Yeh BM, Hetts SW, Higgins CB. CT and MR imaging of pericardial disease. Radiographics 2003; 23: Spec No: S167.

- Wiener HG, Kristensen IB, Haubek A, Kristensen B, Baandrup U, et al. The diagnostic value of pericardial citology. Na analysis of 95 cases. Acta Cytol 1991; 35:149.

- Wilkes JD, Fidias P, Vaickus L, Perez RP. Malignancy-related pericardial effusion. 127 cases from the Roswell Park Cancer Institute. Cancer 1995; 76:1377.

- Zayas R, Anguita M, Torres F, Giménez D, Bergillos F, Ruiz M, et al. Incidence of specific etiology and role of methods for specific etiologic diagnosis of primary acute pericarditis. Am J Cardiol 1995; 75: 378.

22

Doença arterial periférica

Marcio Sommer Bittencourt

INTRODUÇÃO

Apesar de os fenômenos tromboembólicos serem uma das principais causas de óbito em pacientes oncológicos, a maior parte dos estudos restringe-se a fenômenos tromboembólicos venosos. Para fenômenos arteriais a literatura é bastante restrita. A prevalência dos eventos tromboembólicos arteriais nesta população é de 1,5 a 3%. No entanto, o prognóstico é bastante reservado, e até 50% dos pacientes oncológicos com isquemia crítica de membros inferiores (MMII) morrem em até 6 meses após o início dos sintomas.

Algumas comorbidades estão particularmente associadas a maior risco de doença arterial periférica (DAP) nesta população (Quad. 22.1). É interessante destacar que a presença de metástases não está associada a maior risco.

QUADRO 22.1 Fatores de risco para fenômenos tromboembólicos arteriais

Obesidade
Doença pulmonar
Insuficiência renal
Infecções
Trasfusão sanguínea
Quimioterapia

⬡ MECANISMOS ASSOCIADOS A EVENTOS ARTERIAIS

Além dos fatores de risco tradicionais para DAP, pacientes oncológicos podem ter risco aumentado de trombose *in situ* pelo estado de **hipercoagulabilidade** associado ao câncer.

O mecanismo exato que leva à hipercoagulabilidade não é claro, mas se sabe que há uma ativação de diversos fatores pró-coagulantes que acionam a cascata de coagulação. Além disso, pode ocorrer disfunção endotelial, aumento dos níveis de fatores de coagulação, inibição da fibrinólise, redução dos níveis de proteína C e S, além de trombocitose.

Alguns estudos sugerem também uma alta prevalência (acima de 20%) de anticorpos antifosfolipídicos nesta população. Esse grupo é de particular interesse, pois há indicação clara de anticoagulação crônica em pacientes com fenômenos trombóticos arteriais na presença de anticorpos antifosfolipídicos.

Além dos fenômenos trombóticos, os pacientes com câncer também têm risco aumentado de fenômenos tromboembólicos. Como descrito no capítulo Acidente vascular encefálico em oncologia, a endocardite trombótica não bacteriana é uma das causas de fenômenos embólicos nesta população.

O diagnóstico desse quadro necessita da exclusão de diagnósticos diferenciais, como a endocardite infecciosa, e inclui a investigação com ecocardiograma. Seu diagnóstico é particularmente importante, pois pode haver benefício do tratamento específico com anticoagulantes em alguns casos.

Apesar de o mecanismo não estar completamente estabelecido, o uso de alguns inibidores de tirosina quinase pode estar associado à maior ocorrência de DAP sintomática. Os relatos são de pequenas séries de casos, mas esses estudos sugerem que o nilotinibe em particular está associado com tais eventos.

Outros mecanismos como **quimioterápicos**, **lesão endotelial pela presença de cateteres venosos**, **cirurgias** e **radioterapia** podem estar associados à ocorrência de DAP.

⬡ CAUSAS ESPECÍFICAS DE EVENTOS TROMBOEMBÓLICOS ARTERIAIS

Alguns **quimioterápicos** estão diretamente associados à ocorrência de eventos tromboembólicos (Quad. 22.2).

QUADRO 22.2 Quimioterápicos associados à doença arterial periférica

Cisplatina
Nilotinibe
Gemcitabina
Talidomida
Agonistas e antagonistas de GnRH

Outras medicações utilizadas podem levar a fenômenos tromboembólicos arteriais. O uso de **eritropoietina**, particularmente em associação com quimioterápicos, aumenta o risco de fenômenos tromboembólicos.

Aparentemente, o uso de hemoderivados (principalmente concentrado de hemácias e plaquetas) pode associar-se à maior incidência de fenômenos tromboembólicos.

A **radioterapia** pode acelerar o processo de aterosclerose por diversos mecanismos, e o risco depende da dose, técnica utilizada e parte do corpo irradiada. **Tumores sólidos** podem associar-se ao risco de fenômenos embólicos arteriais, tanto pela presença de hipercoagulabilidade como pelo risco de embolização direta do tumor. No entanto, não há dados claros de quais tumores apresentam maior risco. Diversas neoplasias hematológicas também podem associar-se aos fenômenos tromboembólicos arteriais.

Dentre as **leucemias agudas**, o risco desses fenômenos é de até 10% em pacientes com leucemia aguda promielocítica é de 1,5% em pacientes com leucemia linfocitica aguda. O risco está diretamente relacionado ao volume leucocitário total. Por isso, a leucoaferese e quimioterapia fazem parte do tratamento específico. Em alguns casos de embolia em grandes vasos, procedimentos cirúrgicos de embolectomia podem ser utilizados.

Algumas **doenças mieloproliferativas** como a policitemia vera e a trombocitose essencial podem levar a fenômenos trombóticos arteriais, mais comumente em leitos vasculares distais. Esses eventos podem ocorrer em mais de 20% dos pacientes.

O risco de eventos pode ser reduzido com o uso rotineiro de ácido acetilsalicílico e com a indicação de hidroxiureia em casos selecionados. A amiloidose primária (AL) pode ocorrer em associação com mieloma múltiplo, linfomas não Hodgkin e macroglobulinemia de Waldenström.

A formação de trombos intracardíacos pode ocorrer em até um a cada três pacientes com AL, mesmo sem alterações estruturais cardíacas.

Apesar do prognóstico reservado de pacientes com amiloidose, o uso de anticoagulação profilática e terapêutica, nesses casos, deve ser considerado se o risco de sangramento não for alto.

⚙ TRATAMENTO

Quando o paciente apresenta DAP sintomática, particularmente se houver isquemia crítica, a avaliação clínica deve ser considerada uma urgência médica. A escolha da abordagem encontra-se resumida na Figura 22.1.

Doença arterial periférica

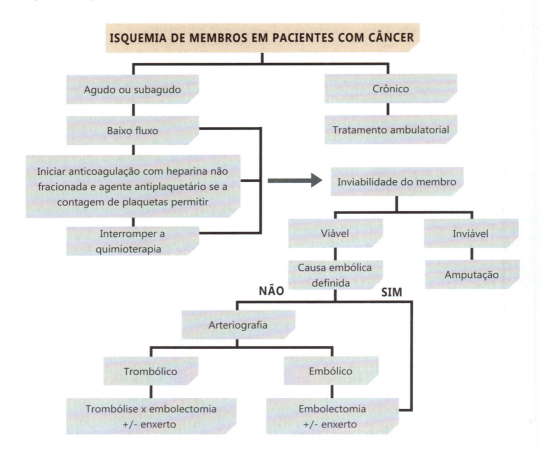

FIGURA 22.1 Sugestão de manejo de pacientes com tromboembolismo.

⚙ LEITURAS SUGERIDAS

- Horowitz N, Brenner B. Thrombophilia and cancer. Pathophysiol Haemost Thromb, 2008. 36 (3-4): p 131-6.

- Lin, JT. Thromboembolic events in the cancer patient. J Womens Health (Larchmt) 2003: 12(6): p 541-51.

- Sanon S, Lenihan DJ, Mouhayar E. Peripheral arterial ischemic events in cancer patients. Vasc Med 2011: 16(2): p 119-30.

- Scappaticci FA, Skillings JR, Holden SN, Gerber HP, Miller K, Kabbinavar F, et al. Arterial thromboembolic events in patients with metastatic carcinoma treated with chemotherapy and bevacizumab. J Natl Cancer Inst 2007; Aug 15;99(16):1232-9.

- Sutherland DE, Weitz IC, Liebman HA. Thromboembolic complications of cancer: epidemiology, pathogenesis, diagnosis, and treatment. Am J Hematol 2003; Jan;72(1):43-52.

- Weinberg I, Jaff MR. Nonatherosclerotic arterial disorders of the lower extremities. Circulation 2012; Jul 10;126(2):213-22.

- Wennberg PW. Approach to the patient with peripheral arterial disease. Circulation 2013; Nov 12;128(20):2241-50.

23

Acidente vascular encefálico em oncologia

Marcio Sommer Bittencourt

INTRODUÇÃO

Os acidentes vasculares encefálicos (AVE) são uma das principais causas de morbimortalidade no mundo. Todavia, no paciente oncológico os déficits neurológicos estão mais associados à ocorrência de metástases ou de neurotoxicidade associada à quimioterapia.

Apesar de não serem a principal causa de manifestações neurológicas no paciente oncológico, os AVE são encontrados em até 15% das autópsias nesta população. Destes, aproximadamente metade tem história clínica compatível com AVE prévio.

Enquanto alguns estudos sugerem que o perfil clínico e os fatores de risco para AVE, na população oncológica, não diferem da população geral, outros estudos sugerem que alguns fatores de risco não tradicionais são particularmente importantes nesta população. São eles: efeitos diretos do tumor; distúrbios de coagulação, particularmente para AVE hemorrágicos; quadros infecciosos; e procedimentos diagnósticos e terapêuticos (incluindo quimioterapias e procedimentos cirúrgicos).

Além da apresentação clínica, outras informações são uteis na diferenciação clínica entre os AVE e outros quadros neurológicos como a presença de metástases. Dentre elas, são particularmente importantes a origem da neoplasia e a sua história natural e, sobretudo, a probabilidade de metástases cerebrais.

Ainda, os AVE estão relacionados a pior prognóstico em pacientes oncológicos, principalmente pelo pior *status performance* global dos pacientes.

Habitualmente, os AVE são classificados como isquêmicos ou hemorrágicos em razão das diferenças na apresentação clínica, etiológica, no tratamento e prognóstico. Dessa forma, no presente capítulo serão discutidas essas apresentações separadamente.

ACIDENTE VASCULAR ENCEFÁLICO ISQUÊMICO

Enquanto sua prevalência pode chegar a 15% de toda a população oncológica em estudos de autópsia, grande parte desses quadros é assintomática.

Os fatores de risco tradicionais, incluindo dislipidemia, diabetes, hipertensão, tabagismo, cardiopatia estrutural e presença de fibrilação atrial também são importantes marcadores de risco para AVE isquêmico na população oncológica.

Os AVE isquêmicos podem ocorrer por causas ateroscleróticas (em carótidas ou vasos intracranianos) ou embólicas (como trombos em átrio ou ventrículo esquerdo). A proporção de eventos embólicos e ateroscleróticos nos pacientes oncológicos é similar à da população geral. No entanto, algumas particularidades podem ocorrer nos pacientes oncológicos.

Alguns tumores podem **embolizar para o sistema nervoso central (SNC)**, particularmente mixomas e outros tumores cardíacos (ver capítulo Massas e tumores cardíacos). Eventualmente, neoplasias pulmonares podem também embolizar para SNC. Tumores meníngeos e paraselares podem, raramente, levar a quadros de AVE isquêmico **por infiltração** ou **compressão de vasos de SNC**. Mais raramente, tumores extracranianos podem causar **compressão direta de vasos extracranianos** e levar a AVE (p. ex., tumores de pescoço levando à obstrução de carótida). Além de raros, nesses casos o quadro neoplásico costuma ser avançado e o diagnóstico é bastante claro.

Algumas neoplasias hematológicas podem causar **hiperviscosidade** e **obstrução arterial**, levando a AVE. Esses quadros são particularmente comuns em leucemias mieloides agudas, leucemias linfoides crônicas, policitemia vera e mielomas múltiplos. Particularmente nos casos de leucemia, a redução da contagem celular de forma rápida e agressiva é considerada uma medida importante na redução de risco de AVE.

Várias neoplasias estão associadas a **estados protrombóticos**, especialmente neoplasias hematológicas. Dentre eles, merece destaque a **coagulação intravascular disseminada (CIVD).** Na CIVD, há ativação disseminada da cascata de coagulação, levando à formação de microtrombose e oclusão de pequenos vasos. Simultaneamente, ocorre consumo de plaquetas e proteínas que fazem parte do processo de coagulação, aumentando o risco de sangramentos.

Esse desequilíbrio faz com que ocorra aumento simultâneo no risco de sangramento e trombose. Outras alterações de coagulação, incluindo deficiência adquirida de proteína C, síndrome do anticorpo antifosfolipídico, trombocitose e outras, podem ocorrer em pacientes oncológicos.

A **endocardite trombótica não bacteriana** é um quadro raro de endocardite que pode ocorrer em neoplasias avançadas e em pacientes com lúpus eritematoso sistêmico. Dentre as neoplasias, ela é mais comum em adenocardinomas. Esses quadros de endocardite ocorrem por deposição de trombos plaquetários em valvas cardíacas, mais comumente em câmaras esquerdas. Apesar de sua associação com quadros de hipercoagulabilidade, o fator desencadeante não é conhecido. Quando comparadas à vegetação de endocardites infecciosas, as endocardites não bacterianas apresentam maior risco de embolização.

O diagnóstico normalmente requer alto grau de suspeição, e a ecocardiografia é o exame de escolha. No entanto, a necessidade de excluir o diagnóstico de endocardite infecciosa torna a endocardite trombótica não infecciosa um diagnóstico de exclusão.

Cirurgias oncológicas estão associadas a maior risco de embolização para SNC, particularmente procedimentos e cirurgias para tratamento de neoplasias pulmonares.

A **vasculopatia pós-radioterapia** pode afetar vasos como carótidas (em radioterapia de pescoço, por exemplo) e levar a AVE isquêmicos.

Alguns quimioterápicos aumentam o risco de AVE isquêmico. Todavia, as evidências dessa associação não são fortes e o risco absoluto de AVE não costuma ser alto o suficiente para justificar mudanças *a priori* no tratamento.

As drogas mais comumente relacionadas com aumento do risco de AVE isquêmico são cisplatina, metotrexato, l-asparginase, tamoxifeno, paclitaxel, 5-FU e ciclofosfamida. Também está associado a maior risco de AVE isquêmico o uso de medicações intratecais ou intra-arteriais para tumores de SNC, incluindo o uso de cisplatina, carboplatina, etoposide e metotrexato. Outras medições utilizadas no tratamento oncológico também podem associar-se a aumento do risco de trombose, apesar de não existirem evidências conclusivas dessa associação.

Tratamento

A avaliação de um paciente oncológico com suspeita de AVE é similar à da população geral. Além da avaliação clínica, exames de imagem como tomografia computadorizada (TC) ou ressonância nuclear magnética (RNM) de SNC são recomendados. Todavia, nesta população o uso rotineiro de RNM pode ser interessante, pois ela tem maior capacidade de distinguir estruturas vasculares de possíveis processos neoplásicos de SNC.

Apesar dos inúmeros estados pró-trombóticos descritos nesta população, não há recomendação de dosagem rotineira de marcadores específicos, exceto pela potencial utilidade do D-dímero nos casos de suspeita de CIVD; também apesar dos estados protrombóticos descritos anteriormente, o uso de anticoagulantes não costuma ser recomendado. Em casos selecionados de endocardite trombótica, o uso de anticoagulantes e cirurgia cardíaca para troca valvar pode ser considerado.

⬡ ACIDENTE VASCULAR ENCEFÁLICO HEMORRÁGICO

Os AVE hemorrágicos têm maior incidência em pacientes com leucemias, mielomas e linfomas, além de metástases de tumores sólidos. Em pacientes com câncer, os AVE hemorrágicos são subdivididos em intraparenquimatosos, hemorragias associadas a tumores de SNC ou metástases cerebrais e hematomas subdurais (Quad. 23.1).

QUADRO 23.1 Classificação anatômica de acidente vascular encefálico hemorrágico e principais etiologias

Intraparenquimatosos	Hemorragias em tumores de SNC	Hemorragias em metástases	Hematomas subdurais
Neoplasias hematológicas (leucemias, linfomas, mieloma)	Astrocitomas Meningeomas	Foco primário pulmonar Melanomas	Neoplasias hematológicas (leucemias, linfomas) Metástases (mama e próstata) Associados à coagulopatia

SNC: sistema nervoso central.

Muitas vezes, a diferenciação entre hemorragias e metástases de SNC pode ser complexa em exames de imagem.

Os principais mecanismos que levam a AVE hemorrágico em pacientes oncológicos são: distúrbios de coagulação; envolvimento direto do tumor; infecção; e quadros associados ao tratamento (Quad. 23.2).

Acidente vascular encefálico em oncologia

QUADRO 23.2 Mecanismos associados a acidente vascular encefálico hemorrágico

Distúrbios de coagulação	Envolvimento direto do tumor	Infecção	Relacionados ao tratamento
CIVD Trombocitopenia Deficiência de vitamina K Síndrome hiperleucocítica	O tumor pode evolver vasos próximos e levar a aneurismas e/ou ruputura	Infecções podem levar a aneurismas vasculares e vasculites	Procedimentos cirúrgicos Radioterapia (muito raro)

CIVD: coagulação intravascular disseminada.

Avaliação e tratamento

Exames de imagem (TC e RNM) fazem parte da avaliação inicial de todos os AVE. Os AVE hemorrágicos costumam ser graves, necessitam de avaliação conjunta com a equipe de neurocirurgia, e as decisões terapêuticas dependem muito do *status performance* do paciente e da extensão da lesão em SNC.

⬡ LEITURAS SUGERIDAS

▪ Cestari DM, Weine DM, Panageas KS, Segal AZ, DeAngelis LM. Stroke in patients with cancer: incidence and etiology. Neurology 2004; Jun 8;62(11):2025-30.

▪ Grisold W, Oberndorfer S, Struhal W. Stroke and cancer: a review. Acta Neurol Scand 2009; Jan;119(1):1-16.

▪ Nguyen T, De Angelis LM. Stroke in cancer patients Curr Neurol Neurosci Rep 2006; 6(3): p. 187-92

▪ Rogers LR. Management of stroke in cancer. Curr Oncol Rep 2008; 10(1) p.72-7

▪ Rogers LR. Cerebrovascular complications in cancer patients. Neurol Clin 2003; Fev;21(1):167-92.

24

Hipertensão arterial sistêmica

Isabela Bispo Santos da Silva Costa

INTRODUÇÃO

A hipertensão arterial sistêmica (HAS), caracterizada por níveis elevados de pressão arterial, é um dos principais fatores de risco relacionados à doença cardiovascular e apresenta prevalência elevada em toda população mundial. Em pacientes oncológicos, a prevalência da HAS antes do início do tratamento do câncer é similar a de indivíduos da mesma idade e sexo. No entanto, nesses pacientes, a prevalência de HAS vem crescendo não só pelo aumento da sobrevida, mas também por quadros de HAS secundária à medicação.

A Tabela 24.1 resume as principais medicações usadas comumente em pacientes oncológicos que podem elevar a pressão arterial.

Hipertensão arterial sitêmica

TABELA 24.1 **Principais drogas relacionadas à hipertensão arterial em pacientes oncológicos.**

Agentes quimioterápicos		Incidência (%)
Antimetabólicos	Decitabine	6
Anticorpos monoclonais	Alemtuzumabe	14
	Ibritumomabe	7
	Ofatumumabe	5-8
	Rituximabe	6-12
Anticorpo monoclonal inibidores da tirosina quinase	Ado-trastuzumabe emtansine	5,1
	Bevacizumabe	23-34
Inibidores mTOR	Everolimus	4-13
	Temsirolimus	7
Inibidores proteossoma	Bortezomibe	6
	Carfilzomibe	14,3
Inibidores da tirosina quinase pequenas moléculas	Axitinibe	40
	Cabozantinibe	33-61
	Ibrutinibe	17
	Nilotinibe	10-11
	Pazopanibe	42
	Ponatinibe	68
	Ramucirumabe	16
	Regorafenibe	30-59
	Sorafenibe	9,4-41
	Sunitinibe	15-34
	Trametinibe	15
	Vandetanibe	33
	Ziv-aflibercept	41

Fonte: Adaptada de MD Anderson Practices In Onco-Cardiology.

Ainda, alguns tumores como o feocromocitoma, tumores renais e adrenais, também podem elevar a pressão arterial.

A avaliação detalhada de quadros de HAS na população oncológica é de particular interesse não só pela necessidade de definir a etiologia (HAS essencial *versus* secundária), mas principalmente para auxiliar na decisão da melhor forma de tratamento. Apesar de a HAS ser uma causa de limitação e/ou interrupção do tratamento oncológico, é necessário avaliar adequadamente o risco/benefício dessas estratégias, pois, muitas vezes, o tratamento farmacológico e o não farmacológico da HAS associados à manutenção do tratamento oncológico apresentam melhor relação entre risco e benefício do que sua suspensão.

Em casos selecionados, pode haver a necessidade de suspensão do tratamento oncológico, particularmente naqueles em que ocorre HAS refratária ou em que há a presença de lesões de órgão-alvo como insuficiência cardíaca (IC), acidente vascular encefálico (AVE), síndromes coronarianas agudas (SCA) e insuficiência renal.

DEFINIÇÕES

A HAS em pacientes oncológicos é definida da mesma forma como na população geral. Considera-se diagnóstico de HAS a ocorrência de valores de pressão arterial sistólica (PAS) maior ou igual a 140 mmHg e/ou de pressão arterial diastólica (PAD) maior ou igual a 90 mmHg em medidas feitas em ao menos três ocasiões em condições ideais.

De forma alternativa, pode-se utilizar médias de monitorização ambulatorial da pressão arterial (MAPA) ou medição residencial da pressão arterial (MRPA), ambas de 24 horas. Nesses casos, são consideradas anormais as médias de pressão arterial conforme descritos na Tabela 24.2.

TABELA 24.2 Valores de referência para definição de hipertensão arterial pelas medidas de consultório, MAPA e MRPA

Categoria		PAS (mmHg)		PAD (mmHg)
Consultório		≥ 140	e / ou	≥ 90
MAPA	Vigília	≥ 135	e / ou	≥ 85
	Sono	≥ 120	e / ou	≥ 70
	24 horas	≥ 130	e / ou	≥ 80
MRPA		≥ 135	e / ou	≥ 85

PAS: pressão arterial sistólica; PAD: pressão arterial diastólica.

CLASSIFICAÇÃO

A classificação de HAS nos pacientes oncológicos também é semelhante à qualificação da população geral e segue às determinações da 7ª Diretiz Brasileira de Hipertensão Arterial (Tab. 24.3).

TABELA 24.3 Classificação da pressão arterial de acordo com a medição casual ou no consultório, a partir de 18 anos

Categoria	PAS	PAD (mmHg)
Normal	≤ 120	≤ 80
Pré-hipertensão	121 - 139	81 - 89
Hipertensão estágio 1	140 - 159	90 - 99
Hipertensão estágio 2	160 - 179	100 - 109
Hipertensão estágio 3	≥ 180	≥ 110

Quando a PAS e a PAD situam-se em categorias diferentes, a maior deve ser utilizada para classificação da PA. Considera-se hipertensão sistólica isolada se PAS ≥ 140 mmHg e PAD < 90 mmHg, devendo a mesma ser classificada em estágios 1, 2 e 3.

Fonte: Adaptada da 7ª Diretriz Brasileira de Hipertensão Arterial.

FISIOPATOLOGIA

A HAS é condição clínica multifatorial que resulta de alterações em vários órgãos e sistemas. A pressão arterial reage a alterações no ambiente para manter perfusão de órgãos sobre uma ampla variedade de condições. Os fatores primários que determinam a pressão arterial são o sistema nervoso simpático, o sistema renina-angiotensina-aldosterona (SRAA) e o volume de plasma (em grande parte, mediada pelos rins).

Hipertensão arterial sitêmica

No paciente oncológico, existem algumas particularidades que estão associadas ao desenvolvimento e de HAS. Primeiro, diversas medicações utilizadas no tratamento oncológico podem estar associadas à HAS; segundo, alguns tumores pode levar a HAS diretamente.

Os quimioterápicos mais relacionados à HAS são os inibidores da angiogênese. Estes elevam a pressão arterial por atuarem em fatores neuro-hormonais, como ativação do SRAA e aumento na secreção de catecolaminas.

Algumas evidências sugerem que dois efeitos dos inibidores da angiogênse na vasculatura sistêmica contribuem para a elevação da pressão arterial, que são o aumento do tônus vascular devido à diminuição da produção de óxido nítrico; e o aumento da resistência periférica por causa de danos e disfunção nas células endoteliais.

Outros quimioterápicos que podem levar à HAS são os agentes alquilantes (ciclofosfamida, ifosfamida). A ciclofosfamida leva a danos endoteliais que causam espasmos e elevam a hipertensão, ao passo que a ifosfamida causa toxicidade no endótelio renal.

Agentes imunossupressores como a ciclosporina, tacrolimus e micofenolato de mofetila também estão relacionados à hipertensão. A fisiopatologia da HAS induzida pela ciclosporina ainda não está definida, mas parece estar relacionada a alterações nos sistemas SRAA e simpático, vasoconstrição nas arteríolas renais, aumento dos níveis de prostaglandinas e do tromboxano A2 e alteração na ação da endotelina plasmática. A ciclosporina causa uma diminuição no fluxo sanguíneo renal, diminuindo a taxa de filtração glomerular com consequente lesão vascular e hipertensão arterial.

O uso crônico de corticoides eleva a pressão arterial pela retenção de sódio e água em ate 80% dos pacientes. A eritropoietina e inibidores da cicloxigenase também podem elevar a pressão arterial. O Quadro 24.1 apresenta um resumo dos mecanismos que provocam HAS associada a drogas.

QUADRO 24.1 Resumo dos mecanismos pelos quais a quimioterapia pode levar à hipertensão arterial

Quimioterápico	Mecanismo agente quimioterapêutico
Inibidores da angiogênese	
Axitinibe	Aumento do tônus vascular pela diminuição na produção de óxido nítrico
Regorafenibe	Aumento da resistência periférica pelos danos endoteliais
Ponatinibe	Rarefação capilar
Agentes alquilantes	
Ciclosfosfamida	Disfunção endotelial que resulta em espasmo
Ifosfamida	Toxicidade crônica causando dano endotelial renal que resulta em hipertensão e microalbuminúria
Eritropoetina	
Exógena	Aumento da viscosidade do sangue
Endógena	Mudanças na produção ou sensibilidade à vasopressores endógenos
	Alterações no músculo liso vascular
	Desregulação da produção ou da responsividade a fatores vasodilatadores endógenos
	Ação vasopressora direita

continua

Quimioterápico	Mecanismo agente quimioterapêutico
Agentes imunossupressores	
Ciclosporina	Aumento da atividade simpática
Tacrolimus	Aumento da reabsorção do túbulo proximal renal
Micofenolato de mofetil	Alteração na síntese de prostaglandinas
	Alterações no sistema renina-angiotensina-aldosterona.
	Distúrbios no ciclo circadiano sem o descenso noturno da pressão arterial
Esteroides	
	Aumento da sensibilidade vascular à circulação de aminas vasoativas
	Aumento de sódio e volume de sangue, hipocalemia com alcalose metabólica, e supressão da renina plasmática e aldosterona

Além das drogas, outra etiologia de HAS em pacientes oncológicos são os tumores que levam ao desenvolvimento de hiperaldosteronismo primário (HAP), como carcinoma adrenal e tumores extra-adrenais produtores de aldosterona. Nesses casos, a HAS é secundária à produção aumentada de aldosterona, de forma independente do SRAA. Outros tumores que causam hipertensão são o feocromocitoma e paragangliomas. Estes são tumores de células argentafins que se localizam na medula adrenal (feocromocitomas) ou em regiões extra-adrenais (paragangliomas) que, em geral, produzem catecolaminas e se associam a quadro clínico de HAS paroxística (30% dos casos) ou sustentada com ou sem paroxismos (50% - 60%).

FATORES DE RISCO

Os principais fatores de risco relacionados ao desenvolvimento da HAS são idade, tabagismo, elevada ingestão de sal, elevada ingestão de álcool, sedentarismo, obesidade e raça negra. Todos esses são considerados clássicos e se aplicam também para a população de pacientes oncológicos.

APRESENTAÇÃO CLÍNICA

A hipertensão arterial sistêmica, na maioria dos casos, apresenta-se de modo assintomático. Quando sintomática, pode apresentar-se como urgência/emergências hipertensivas, como SCA, AVE, encefalopatia hipertensiva, edema agudo de pulmão e insuficiência renal.

Como forma de prevenir o surgimento desses quadros graves de HAS, é aconselhável que o paciente oncológico tenha sempre sua pressão arterial aferida quando em contato com algum profissional da área da saúde. Especial atenção deve ser dada aos pacientes durante a infusão da quimioterapia. É recomendável que esse paciente tenha a pressão arterial antes, durante e após a sessão de quimioterapia.

DIAGNÓSTICO

O diagnóstico de hipertensão arterial é dado por pelos menos três medidas em aparelho calibrado, com o paciente sentado por 3 a 5 minutos, com manguito de tamanho adequado, por profissional que tenha sido treinado previamente. É recomendável que o paciente não tenha ingerido café, fumado ou praticado atividade física por pelo menos 1 hora antes da aferição. Na primeira aferição, em pacientes idosos e diabéticos ou em casos suspeitos de hipotensão ortostática, deve-se verificar a pressão arterial em pacientes em pé.

Para complementação diagnóstica, é recomendável obter uma história clínica completa e um rastreio com exames complementares para pesquisa de causas secundárias de hipertensão e identificar os pacientes que já apresentam lesões de órgãos-alvos. Essa conduta é fundamental para tratamento e seguimento adequado desses pacientes.

A história clínica do paciente oncológico, além de sintomatologia, deve incluir principalmente a medicação em uso e efeitos colaterais apresentados com o uso de quimioterápicos anteriores. Os exames complementares solicitados em todo paciente hipertenso estão listados no Quadro 24.2.

QUADRO 24.2 Investigação diagnóstica de pacientes hipertensos de acordo com as Diretrizes Europeias de Hipertensão 2013

Exames de rotina
Hemoglobina e/ou hematócrito
Glicemia de jejum
Colesterol total e frações (triglicerídeos)
Potássio e sódio plasmáticos
Ácido úrico
Creatinina plasmática (estimativa da taxa de filtração glomerular)
Análise de urina: pesquisa de microproteinúria
Eletrocardiograma de 12 derivações
Testes adicionais
Hemoglobina glicada (glicemia jejum alterada ou diabetes)
Proteinúria quantitativa (se teste da fita positivo)
Sódio e potássio urinários
Monitorização ambulatorial da pressão arterial de 24 horas
Ecocardiograma
Teste ergométrico
Ultrassonografia de carótidas
Fundo de olho

Fonte: Adaptado das Diretrizes Europeias de Hipertensão Arterial 2013.

Para os inibidores da angiogênese, protocolos do Instituto Nacional do Câncer dos Estados Unidos (NCI) recomendam a monitorização uma vez por semana, durante o primeiro ciclo de tratamento e, depois, pelo menos a cada 2 semanas. Deve-se, ainda, colher exame de urina durante os ciclos para monitorizar o surgimento de proteinúria. Após o primeiro ciclo, se a pressão arterial permanecer estável e não tiver surgido nenhuma complicação relacionada à HAS, o monitoramento da pressão arterial não precisa ser rigoroso.

⬡ TRATAMENTO

O tratamento da HAS no paciente oncológico deve seguir recomendações semelhantes às da população geral. O principal objetivo do tratamento anti-hipertensivo é permitir que o paciente receba doses máximas adequadas do quimioterápico e se beneficiar do controle da neoplasia em longo prazo. Dessa forma, as metas de controle da pressão devem sempre ser atingidas (Tab. 24.4).

TABELA 24.4 Metas a serem atingidas em conformidade com as características individuais

Categoria	Considerar	Classe	Nível de evidência
Hipertensos estágios 1 e 2 com risco CV baixo e moderado e HA estágio 3	< 140/90 mmHg	I	A
Hipertensos estágios 1 e 2 com risco CV alto	< 130/80 mmHg*	I	A**

CV: cardiovascular; HA: hipertensão arterial; * Para pacientes com doenças coronarianas a PA não deve ficar < 120/170 mmHg, particularmente com a diastólica abaixo de 60 mmHg pelo risco de hipoperfusão coronariana, lesão miocárdica e eventos cardiovasculares. **Para diabéticos, a classe de recomendação é IIB e nível de evidência B.

Fonte: Adaptada das 7ª Diretriz Brasileira de Hipertensão Arterial.

O tratamento não medicamentoso deve ser sempre incentivado, com estímulo a cessar tabagismo, dieta com restrição de sódio e atividade física regular. Entretanto, por essa população, diversas vezes, apresentar *status performace* comprometido, é aconselhável que o tratamento medicamentoso seja iniciado de modo precoce.

A escolha do tratamento medicamentoso deve levar em consideração as comorbidades apresentadas por esta população e seguir as recomendações da 7ª Diretriz Brasileira de Hipertensão Arterial. As classes de anti-hipertensivos disponíveis estão apresentadas no Quadro 24.3.

QUADRO 24.3 Classes de anti-hipertensivos disponíveis para uso clínico

Diuréticos
Inibidores adrenérgicos Ação central – agonistas alfa-2 centrais Betabloqueadores – bloqueadores beta-adrenérgicos Alfabloqueadores – bloqueadores alfa-1 adrenérgicos
Vasodilatadores diretos
Bloqueadores dos canais de cálcio
Inibidores da enzima conversora da angiotensina
Bloqueadores do receptor AT1 da angiotensina II
Inibidor direto da renina

Fonte: Adaptado da 7ª Diretriz Brasileira de Hipertensão Arterial.

Quanto à hipertensão relacionada ao uso de inibidores da angiogênese, não se recomendam os bloqueadores de canais de cálcio di-hidropiridínicos, já que inibem o CYP3A4, via de metabolização desses quimioterápicos. Nesses pacientes, sugere-se a associação de dose baixa de anlodipina combinado com inibidores da enzima conversora da angiotensina (IECA) ou bloqueadores do receptor angiotensina II. As recomendações para pacientes em uso de inibidores da angiogênese estão apresentadas da Figura 24.1.

Para os pacientes com hipertensão secundárias aos agentes alquilantes, algumas evidências sugerem que os bloqueadores do canal de cálcio podem ser mais eficazes do que outros fármacos anti-hipertensivos em controlar os seus sintomas.

1	Realizar e documentar uma avaliação de risco formal pra potenciais complicações cardiovasculares
2	Reconhecer que os pacientes oncológicos apresentam com frequência hipertensão pré-existente, e que esta deva ser identificada e tratada antes do início do tratamento com inibidores da angiogênese
3	Monitorar ativadamente a pressão arterial durante todo o tratamento. Avaliações devem ocorrer de modo mais frequente durante o primeiro ciclo de tratamento
4	Gerenciar a pressão arterial e objetivar como meta < 140/90 mmHg para a maioria dos pacientes com fatores de riscos cardiovasculares específicos. A seleção adequada do agente, dosagem e agendamento de *follow-up* deve permitir a manutenção do inibidor da angiogênese, evitando as complicações associadas com elevação excessiva ou prolongada da pressão arterial.

FIGURA 24.1 Sumário das recomendações para manejo da pressão arterial em paciente em uso de inibidores da angiogênese.

⬡ PROGNÓSTICO E SEGUIMENTO

O prognóstico dos pacientes oncológicos com hipertensão arterial é semelhante ao de todo paciente hipertenso e varia de acordo com o risco cardiovascular individual e com o risco da neoplasia de base. O prognóstico pode ser agravado pelo surgimento de lesões de órgãos-alvos, tais como IC, insuficiência renal, SCA e AVE.

O seguimento do paciente está relacionado aos níveis pressóricos do paciente. Pacientes que estejam com pressão arterial > 140/90 mmHg devem ter sua pressão confirmada em um prazo máximo de 2 meses e já devem ser estimulados a modificar o estilo de vida.

A pressão arterial deve ser verificada sempre que o paciente for receber o tratamento quimioterápico, independentemente dos níveis pressóricos.

Durante a terapia com os inibidores da angiogênese, o paciente deve, de preferência, ter sua pressão arterial medida semanalmente.

⬡ LEITURAS SUGERIDAS

- Abi Aad S, Pierce M, Barmaimon G, Farhat FS, Benjo A, Mouhayar E. Hypertension induced by chemotherapeutic and immunosuppresive agents: a new challenge. Crit Rev Oncol/Hematol 2015; 93: 28-35.

- Kalil Filho R, Hajjar LA, Bacal F, Hoff PM, Diz M del P, Galas FRBG, et al. I Diretriz Brasileira de Cardio-Oncologia da Sociedade Brasileira de Cardiologia. Arq Bras Cardiol 2011; 96(2 supl.1): 1-52.

- Langenberg M, Van Herpen C, De Bono JS, Unger C, Schellens JH, Hoekman K, et al. Optimal management of emergent hypertension during treatment with a VEGF signaling inhibitor: a randomized phase II study of cediranib. J Clin Oncol. 2008;26 (Suppl): Abstr 3555.

- Maitland ML, Bakris GL, Black HR, Chen HX, Durand JB, ElliotT WJ, et al. Initial assessment, surveillance, and management of blood pressure in patients receiving vascular endothelial growth factor signaling pathway inhibitors. J Natl Cancer Inst 2010;102:1-9.

- Malachias MVB, Souza WKSB, Plavnik FL, Rodrigues CIS, Brandão AA, Neves MFT, et al. 7ª Diretriz Brasileiras de Hipertensão Arterial. Arq Bras Cardol 2016; 107(3Supl.3):1-83

- Mancia G, Fagard R, Narkiewicz K, Redon J, Zanchetti A, Böhm M, et al. Guidelines for the management of arterial hypertension The Task Force for the management of arterial hypertension of the European Society of Hypertension (ESH) and of the European Society of Cardiology (ESC). Eur Heart J 2013; 34, 2159–2219.

- Mouhayar E, Salahudeen A. Hypertension in cancer patients. Tex Heart Inst J. 2011; 38(3): 263-265.

- Nazer B, Humphreys BD, Moslehi J. Effects of novel angiogenesis inhibitors for the treatment of cancer on the cardiovascular system: focus on hypertension. Circulation 2011;124:1687-91.

- Wright JD, Hughes JP, Ostchega Y, Yoon SS, Nwankwo T. Mean systolic and diastolic blood pressure in adults aged 18 and over in the United States, 2001-2008. Natl Health Stat Report 2011;1.

- Yeh ETH, FACC. MD Anderson Practices In Onco-Cardiology. ISBN: 978-1-944785-94-9. 2016 by Department of Cardiology, The University of Texas MD Anderson Cancer Center.

- Zamorano JL, Lancellotti P, Munoz DR, Aboyans V, Asteggiano R, Galderisi M, et al. 2016 ESC Position Paper on cancer treatments and cardiovascular toxicity developed under the auspices of the ESC Committee for Practice Guidelines. Eur Hearth J 2016; 37, 2768-2801.

25

Dislipidemia e síndrome metabólica

Marcio Sommer Bittencourt

INTRODUÇÃO

Apesar de as alterações lipídicas estarem tradicionalmente associadas ao risco cardiovascular, trabalhos recentes sugerem que alterações do perfil lipídico também estão associadas a maior ocorrência de diversos tumores. Da mesma forma, alguns tumores também podem levar a alterações significativas do perfil lipídico, tanto por efeito direto como secundário ao tratamento.

Muitos desses relatos de associação são contraditórios ou inconsistentes, em grande parte pela variabilidade de associação de acordo com o tipo de câncer, assim como pela alta prevalência de fatores de confusão como hábitos de vida, dieta e obesidade.

ASSOCIAÇÃO ENTRE DISLIPIDEMIA E CÂNCER

O mecanismo pelo qual as alterações lipídicas podem levar ao desenvolvimento de câncer não é claro, mas alguns estudos sugerem certa relação com alterações do estresse oxidativo associadas aos níveis de LDL-colesterol e HDL-colesterol. De forma geral, níveis baixos de HDL-c estão relacionados a maior incidência de diversos tumores, assim como níveis baixos de LDL-c.

Estudos sugerem que aumento do colesterol total, do LDL-c e redução do HDL-c estão associados ao aumento do risco de câncer de próstata. Já para câncer de mama, a relação não é tão clara e vários estudos demonstraram resultados conflitantes.

No entanto, a evidência mais robusta sugere que o aumento do LDL-c, de triglicerídeos e a redução HDL-c também está associado ao aumento do risco de câncer de mama. Ainda, há evidência sugerindo que o câncer de mama está associado ao aumento da ingesta de gorduras.

Nos cânceres ginecológicos, parece haver redução dos níveis de triglicerídeos e HDL-c, particularmente nos tumores de ovários. Outros estudos também sugerem redução do colesterol total, HDL-c, VLDL-c e triglicerídeos em pacientes com tumores de cabeça e pescoço.

Tumores gastrintestinais também têm associação com o perfil lipídico, incluindo cânceres de esôfago, estômago e colorretais. Esses tumores estão ligados à grande ingesta de gorduras e ao aumento no colesterol total, assim como no LDL-c. Em particular neste grupo, a presença de síndrome metabólica está associada a maior risco de câncer colorretal.

Para tumores de fígado, a compreensão da associação com dislipidemia é menos clara, pois como o fígado é o principal órgão envolvido no metabolismo do colesterol, existe a possibilidade de causalidade reversa, visto que o envolvimento hepático na doença oncológica pode levar a redução nos níveis de colesterol total e suas subfrações.

Ainda, alguns estudos sugerem que a atividade da lipase lipoproteica está diminuída em pacientes com câncer, e que isso pode levar ao aumento dos triglicerídeos e redução no HDL-c. Além disso, alguns estudos sugerem que certos tumores podem levar a disfunções no metabolismo lipídico de forma direta. Por exemplo, a utilização aumentada de colesterol para a formação da estrutura da membrana de células tumorais poderia provocar redução nos níveis plasmáticos de colesterol.

⚛ ALTERAÇÕES DE PERFIL LIPÍDICO RELACIONADAS AO TRATAMENTO DO CÂNCER

O tratamento do câncer de próstata com terapia de privação de androgênio aumenta a gordura corporal, diminui a sensibilidade à insulina e aumenta o risco de síndrome metabólica. Esse tratamento também leva ao aumento do LDL-c, HDL-c e triglicerídeos. Tais alterações são precoces e ocorrem já nos primeiros meses de tratamento. Se levarmos em conta que a maior parte dos pacientes com câncer de próstata é de homens de meia-idade com diversos fatores de risco cardiovascular, essas alterações podem ter impacto clínico significativo.

Da mesma forma que no tratamento do câncer de próstata, outros tratamentos hormonais podem levar a alterações lipídicas. Por exemplo, derivados de progesterona podem causar redução no LDL-c e HDL-c com aumento de triglicerídeos. Todavia, tais alterações costumam ser menos importantes.

O tamoxifeno é uma das drogas que podem levar a essas alterações no perfil lipídico. É interessante ressaltar que apesar da redução do LDL-c com tamoxifeno, estes pacientes apresentam risco aumentado de eventos isquêmicos cardíacos. Alguns estudos sugerem que há aumento dos níveis de LDL-c após quimioterapia.

⚛ ESTATINAS E CÂNCER

Apesar de um estudo de coorte ter sugerido que o uso de estatinas em indivíduos com níveis de LDL-c mais baixo pode estar associado ao aumento de risco de câncer, este tema é controverso, e diversos estudos apresentaram resultados opostos, chegando até a sugerir que o uso de estatinas está associado à redução de risco de câncer e à redução na taxa de mortalidade por qualquer causa. Até o presente momento, considera-se que o efeito das estatinas na incidência de câncer não é claro, e que esse ponto não deve influenciar a decisão sobre o seu uso na prática clínica.

TRATAMENTO DE DISLIPIDEMIAS EM ONCOLOGIA

O tratamento de dislipidemias em pacientes oncológicos deve seguir a orientação geral de prevenção de risco cardiovascular em adultos. De modo geral, a presença de câncer, ou mesmo de tratamentos que possam alterar o perfil lipídico, não é suficiente para alterar as recomendações rotineiras.

De modo geral, pacientes com história prévia de doença cardiovascular (DCV) aterosclerótica devem ser tratados como indivíduos de alto risco cardiovascular e devem ter como meta a redução do LDL-c para baixo de 70 mg/dL.

Para pacientes sem DCV prévia, deve-se calcular o risco de eventos futuros com alguma calculadora clínica, como o escore de risco de Framingham, e o tratamento deve ser baseado no risco cardiovascular. De acordo com as diretrizes brasileiras, indivíduos com baixo risco cardiovascular devem ser tratados com estatinas se LDL-c > 160 mg/dL; indivíduos de médio risco, quando o LDL-c estiver acima de 130 mg/dL; e indivíduos de alto risco cardiovascular, quando o LDL-c estiver acima de 100 mg/dL. Para indivíduos de risco muito alto, a meta recomendada é de LDL-c < 70 mg/dL.

É importante salientar que estudos recentes sugerem que valores ainda mais baixos de colesterol são seguros e reduzem o risco. Dessa forma, existe uma tendência a indicar metas ainda mais agressivas em pacientes selecionados.

Além do tratamento farmacológico, todos os pacientes devem ser orientados sobre medidas dietéticas e atividade física regular como formas de tratamento não farmacológico de dislipidemias.

Finalmente, o tratamento de alterações lipídicas não altera sintomas e é indicado para a redução do risco futuro de eventos cardiovasculares. Logo, deve-se reconsiderar a necessidade de uso de estatina em pacientes de prognóstico reservado. Em casos nos quais a doença de base tem uma alta taxa de mortalidade nos próximos meses, provavelmente o tratamento de dislipidemia não terá efeito importante e pode ser discutida a sua não utilização.

LEITURAS SUGERIDAS

- Bielecka-Dabrowa A, Hannam S, Rysz J, Banach M. Malignancy-associated dyslipidemia. Open Cardio Med J 2011;5:35-40.

- Munir R, Usman H, Hasnain S, Smans K, Kalbacher H, Zaidi N. Atypical plasma lipid profile in cancer patients: cause or consequence? Biochimie 2014;102:9-18.

26

Tromboembolismo venoso

Rafael Alves Franco
Filomena Regina Barbosa Gomes Galas
Ludhmila Abrahão Hajjar

INTRODUÇÃO

O câncer é reconhecidamente um fator de risco maior para o desenvolvimento de tromboembolismo venoso (TEV). A incidência na população oncológica de TEV, tanto sintomático como assintomático, vem aumentando consistentemente nos últimos anos. Além disso, os pacientes oncológicos apresentam maior risco de recorrência do TEV e de sangramento associado ao tratamento. Adicionalmente, o TEV configura a segunda causa de mortalidade nessa população, superada apenas pela progressão da doença oncológica.

A apresentação clínica do TEV pode se dar na forma de trombose venosa profunda (TVP), embolia pulmonar (EP) ou trombose venosa associada a cateter venoso central. Tais apresentações clínicas podem influenciar a escolha da terapêutica e representar grandes desafios para o tratamento.

Neste capítulo, descreveremos os aspectos relacionados à epidemiologia, apresentação clínica, fatores de risco, diagnóstico, tratamento, fatores prognósticos e profilaxia referentes ao TEV na população oncológica.

EPIDEMIOLOGIA

O tromboembolismo venoso é uma patologia frequente na prática clínica. Estima-se que na população geral, 300.000 a 600.000 pessoas sejam acometidas anualmente por TVP e/ou TEV no Estados Unidos. Dados europeus estimam a incidência anual de TEV em 100 a 200 casos/100.000 habitantes, configurando a terceira patologia cardiovascular mais frequente.

A incidência de TEV varia grandemente entre diferentes populações. De forma geral, ela varia de 100 a 200 casos por 100.000 habitantes/ano. Dados norte-americanos relatam uma incidência de 112 casos por 100.000 habitantes/ano, enquanto dados noruegueses referem uma incidência de 143 casos por 100.000 habitantes/ano. Além disso, esses estudos divergem quanto à incidência de TEV de acordo com o sexo do indivíduo: o estudo norueguês mostrou maior incidência em mulheres, diferença não encontrada na casuística norte-americana.

Na população oncológica, estima-se que a incidência de TEV seja 4 a 6 vezes maior que na população geral, não portadora de neoplasia. Tal incidência pode atingir 68 casos por mil indivíduos/ano. Além disso, o tipo de neoplasia e o tratamento realizado, incluindo cirurgia, quimioterapia, hormonioterapia ou radioterapia, associam-se ao aumento do risco de TEV.

No que se refere à mortalidade por TEV, também há uma grande variação nas casuísticas. Estima-se que a mortalidade associada ao TEV se encontra entre 10 e 30%, variando conforme métodos diagnósticos utilizados, população estudada e uso de dados de necrópsia. Ensaios clínicos têm demonstrado mortalidade em 30 dias variando de 9 a 11%, e mortalidade em 3 meses variando de 8,6 a 17%.

A recorrência precoce (até 6 meses) do TEV atinge taxas de 2% em 2 semanas, 6,4% em 3 meses e 8% em 6 meses. Associam-se ao aumento nas taxas de recorrência precoce a dificuldade de atingir o alvo terapêutico de anticoagulação e a presença de neoplasias. Já a recorrência tardia (após 6 meses) varia de 13% em 1 ano até 30% em 10 anos, usualmente na mesma forma do evento inicial (EP ou TVP). A presença de neoplasia ativa aumenta o risco de recorrência precoce em 2,82 vezes no indivíduo adequadamente anticoagulado. Com relação à recorrência tardia, a presença de câncer ativo aumenta o risco de recorrência em 4,2 vezes no indivíduo recebendo tratamento quimioterápico e em 2,2 vezes na ausência de quimioterapia.

Além da relevante mortalidade associada ao TEV, tal entidade ainda se relaciona com importante morbidade. As duas principais síndromes relacionadas à morbidade são: a síndrome pós-trombótica, associada à insuficiência venosa crônica; e o tromboembolismo pulmonar (TEP) crônico, associado à hipertensão pulmonar. A incidência da síndrome pós-trombótica é da ordem de 43%, variando de acometimentos leves a importantes, enquanto a incidência de TEP crônico varia de 2 a 4% em pacientes acometidos por TEP. A evolução para hipertensão pulmonar secundária à forma crônica da doença é de aproximadamente 1,5%, com a maior parte dos casos ocorrendo em até 24 meses após o evento índice.

⌖ APRESENTAÇÃO CLÍNICA

Apresentação clínica do TEV varia consideravelmente, abrangendo desde casos assintomáticos até a morte súbita. Tal variação na apresentação clínica se reflete em dificuldade diagnóstica. Dados europeus mostram que, entre os pacientes que faleceram em virtude de EP, 34% apresentaram como manifestação inicial a morte súbita; 59% dos pacientes que faleceram não receberam o diagnóstico correto em vida; e apenas 7% dessa amostra foram corretamente diagnosticados ainda em vida.

Classicamente, os sinais e sintomas do TEP são dispneia, dor torácica, síncope/pré-síncope e hemoptise. No entanto, trata-se de sinais e sintomas inespecíficos (Tab. 26.1). Choque e/ou hipotensão são raros, mas associados a eventos de alto risco e grande mortalidade. Síncope também é uma apresentação rara e nem sempre está associada à instabilidade hemodinâmica.

A dor torácica pode apresentar características distintas, seja como uma dor pleurítica (associada à irritação pleural por êmbolos distais gerando infartos pulmonares), seja como dor anginosa (em virtude de sobrecarga do ventrículo direito). De forma análoga, a dispneia também tem apresentação variável, desde leve e transitória (em eventos menores) até severa (em eventos proximais e graves).

A EP encontra sua fonte emboligênica mais frequente nos membros inferiores, mas compõem possíveis sítios formadores de trombos as veias pélvicas, as veias dos membros superiores e até veias mesentéricas e do sistema nervoso central (SNC).

No que tange aos exames complementares, a gasometria frequentemente evidencia hipoxemia e hipocapnia (secundária à taquipneia). A radiografia de tórax usualmente encontra-se alterada, mas com alterações inespecíficas, sendo importante meio para diagnóstico diferencial de causas de dispneia e dor torácica. O eletrocardiograma pode trazer desde alterações inespecíficas, sendo a mais comum a taquicardia sinusal, até inversão de onda T de V1 a V4, QR em V1, S1Q3T3 e bloqueio de ramo direito completo ou incompleto (estas últimas associadas à sobrecarga de VD). A Tabela 26.1 apresenta características clínicas na suspeita de TEP.

TABELA 26.1 Características clínicas de pacientes com suspeita de TEP no departamento de emergência

Sinal/sintoma	Embolia pulmonar confirmada (n=1.880)	Embolia pulmonar não confirmada (n=528)
Dispneia	50%	51%
Dor torácica pleurítica	39%	28%
Tosse	23%	23%
Dor torácica retroesternal	15%	17%
Hemoptise	8%	4%
Síncope	6%	6%
Sinais de TVP	24%	18%

TVP: trombose venosa profunda.

Fonte: Adaptada de Pollack et al., 2011.

⚛ FATORES DE RISCO

O câncer é um reconhecido fator de risco para o TEV, que varia conforme os diferentes tipos de neoplasias, sendo as neoplasias hematológicas, neoplasia de pulmão, neoplasias gastrintestinais, neoplasias pancreáticas e do SNC as que encerram o maior risco de eventos tromboembólicos. Mais do que isso, a presença de neoplasias é um fator de risco importante para mortalidade após um evento de TEV.

Além da presença da neoplasia, esses indivíduos podem apresentar diversos outros fatores de risco para TEV. Atualmente, classificam-se os fatores de risco para TEV em fortes, moderados ou fracos, conforme sua associação com o risco de eventos tromboembólicos (Quad. 26.1).

QUADRO 26.1 Fatores de risco para tromboembolismo venoso

Fatores de risco fortes (aumento > 10 vezes no risco de TEV)	Fatores de risco moderados (aumento de 2 a 9 vezes no risco de TEV)	Fatores de risco fracos (aumento < 2 vezes no risco de TEV)
Fratura de membros inferiores	Artroscopia de joelho	Idosos
Internação por IC ou FA/*flutter* atrial nos últimos 3 meses	Drogas estimulantes da eritropoiese	Restrição ao leito maior que 3 dias
Artroplastia de joelho ou quadril	Transfusão de sangue	Diabetes melito
Trauma maior	Cateter venoso central	Hipertensão arterial
IAM nos últimos 3 meses	Quimioterapia	Cirurgia laparoscópica
TEV prévio	IC ou insuficiência respiratória	Obesidade
Lesão de medula espinhal	Doenças autoimunes	Gestação
	Terapia de reposição hormonal	Varizes de membros inferiores
	Anticoncepcionais orais	Imobilidade na posição sentada (longas viagens de carro ou avião)
	Fertilização *in vitro*	
	Doença inflamatória intestinal	
	Neoplasia (especialmente metastática)	
	Infecção (especialmente pneumonia, ITU e HIV)	
	AVE com paralisia	
	Puerpério	
	Trombose venosa superficial	
	Trombofilias	

TEV; tromboembolismo venoso; IC: insuficiência cardíaca; ITU: infecção do trato urinário; AVE: acidente vascular encefálico; IAM: infarto agudo do miocárdio; FA: fibrilação atrial.

Fonte: Adaptada de Konstantinides et al.

⬡ ASPECTOS FISIOPATOLÓGICOS

O TEV encontra em sua base fisiopatológica a tríade composta por inflamação, hipercoagulabilidade e injúria endotelial. Tais fatores ocorrem constantemente na presença de neoplasias, seja pela própria doença neoplásica, ou pelos seus tratamentos (cirurgias, quimioterapia, hormonioterapia, radioterapia).

No que tange ao aspecto clínico, a EP interfere tanto com o fluxo sanguíneo pulmonar como com as trocas gasosas. No entanto, o mecanismo primário de morte, nesses casos, resulta da falência do ventrículo direito (VD).

Inicialmente, a elevação da pressão na artéria pulmonar ocorre em virtude da obstrução mecânica (quando há oclusão de 30 a 50% da área de secção transversal da luz da artéria pulmonar), associada à vasoconstricção induzida pela EP, mediada pela liberação de tromboxano A2 e serotonina. Essa elevação na pressão da artéria pulmonar gera uma dilatação no VD, alterando suas propriedades contráteis segundo o mecanismo de Frank-Starling. Além disso, esse aumento do volume aumenta a tensão nas paredes do VD e o estresse miocárdico. Isso resulta em aumento no tempo de contração miocárdica do VD, além de estimulação neuro-humoral, que aumenta a estimulação inotrópica e cronotrópica. Esses mecanismos, associados à vasoconstricção sistêmica, aumentam o fluxo sanguíneo pelo leito pulmonar e estabilizam a pressão arterial sistêmica temporariamente.

No entanto, o prolongamento da sístole do VD pode gerar uma dissincronia entre o VD e o ventrículo esquerdo (VE), especialmente se houver o surgimento de um bloqueio de ramo direito (BRD). Tal dissincronia pode resultar em redução no enchimento diastólico do VE e, consequentemente, redução no débito cardíaco e hipotensão arterial.

A ativação neuro-humoral excessiva pode gerar uma resposta inflamatória, com acúmulo de células inflamatórias no miocárdio do VD, em uma espécie de miocardite associada à EP. Esse mecanismo pode associar-se ao desenvolvimento de instabilidade hemodinâmica 24 a 48 horas após o evento agudo.

Além disso, a isquemia do VD (refletida pela elevação nos níveis de marcadores de necrose miocárdica), secundária ao aumento da tensão em suas paredes associado ao aumento do consumo miocárdico de oxigênio, reduz adicionalmente a força de contração do VD, contribuindo para a instabilidade hemodinâmica.

Com relação ao distúrbio respiratório, a causa primária encontra-se nos distúrbios hemodinâmicos. Há a ventilação de áreas não irrigadas (oclusão de ramos da artéria pulmonar por trombos), associada a áreas irrigadas abundantemente, que gera uma alteração na relação ventilação/perfusão e, consequentemente, hipoxemia. Pode contribuir para a hipoxemia a presença de um forame oval patente, que ainda se associa a embolias paradoxais e AVE.

DIAGNÓSTICO

O diagnóstico da TVP e da EP baseia-se em achados da história clínica, do exame físico (descritos anteriormente) e de uma série de exames complementares, em sua maioria não invasivos. No entanto, esses exames devem ser utilizados de forma racional, em pacientes com maior probabilidade de tais patologias. Assim, idealmente o diagnóstico da TVP e da EP deve basear-se em protocolos nos quais a investigação é tanto maior quanto maior a probabilidade de o quadro clínico relatado ser de TVP/EP. Para esse fim, o uso de escores clínicos de probabilidade deve ser feito para nortear os exames complementares a serem solicitados.

Escores de risco

Dois escores são os mais utilizados como determinantes da probabilidade clínica de EP: o de Wells e o escore revisado de Geneva. O escore de Wells ainda tem um escore destinado à avaliação da probabilidade clínica de TVP (Tab. 26.2).

O escore de Wells para TVP classifica os pacientes da seguinte forma: valores com escore 0 são de baixo risco; 1 a 2 são de risco intermediário; ≥ 3 são de alto risco para TVP.

O escore de Wells para EP pode ser utilizado de duas formas: classificando os pacientes em três categorias de probabilidade clínica (baixa, intermediária ou alta probabilidade); ou em duas categorias de probabilidade clínica (baixa ou alta probabilidade). Utilizando-se o formato de três categorias, escores de 0 a 1 ponto indicam baixa probabilidade; de 2 a 6 pontos, probabilidade intermediária; e maior ou igual a 7 pontos, alta probabilidade clínica. Optando-se pelo formato de duas categorias, escores de 0 a 4 pontos indicam baixa probabilidade clínica, enquanto escores maiores ou iguais a 5 pontos indicam alta probabilidade clínica.

Por fim, o escore revisado de Geneva também pode ser categorizado em três ou duas categorias de risco. Utilizando o formato de três categorias, escores de 0 a 3 pontos indicam baixa probabilidade clínica; escores de 4 a 10 pontos indicam probabilidade intermediário; e escores ≥ 6 indicam alto risco. No formato com duas categorias, escores de 0 a 5 pontos indicam baixa probabilidade, enquanto escores maiores ou iguais a 6 pontos indicam alta probabilidade clínica de EP.

TABELA 26.2 Escores de probabilidade clínica

Escore de Wells - TVP	Pontuação
Câncer	+1
Paralisia ou imobilização	+1
Restrição ao leito > 3 dias ou cirurgia < 4 semanas	+1
Dor à palpação de veias profundas	+1
Edema de toda a perna	+1
Diferença de diâmetro na panturrilha afetada > 3 cm	+1
Edema depressível	+1
Dilatação de veias superficiais	+1
Diagnóstico alternativo pelo menos tão provável quanto TVP	-2

Escore de Wells - EP	Original	Simplificado
TVP ou TEP prévios	+1,5	+1
Frequência cardíaca ≥ 100 bpm	+1,5	+1
Cirurgia ou imobilização recente	+1,5	+1
Sinais cínicos de TVP	+3	+1
Diagnóstico alternativo menos provável que TEP	+3	+1
Hemoptise	+1	+1
Câncer	+1	+1

Escore revisado de Geneva - EP	Original	Simplificado
Idade > 65 anos	+1	+1
TVP ou TEP prévios	+3	+1
Cirurgia (sob anestesia geral) ou fratura (extremidades inferiores) no último mês	+2	+1
Neoplasia maligna ativa (neoplasia sólida ou hematológica maligna, atualmente maligna ou considerada curada há menos de 1 ano)	+2	+1
Dor unilateral em membro inferior	+3	+1
Frequência cardíaca entre 75 e 94 bpm	+3	+1
Frequência cardíaca ≥ 95 bpm	+5	+2
Hemoptise	+2	+1
Dor à palpação de veia profunda em membro inferior e edema unilateral	+4	+1

TVP: trombose venosa profunda; EP: embolia pulmonar; TEP: tromboembolismo pulmonar.

Independentemente do escore utilizado, quando utilizada a classificação com três categorias de probabilidade, estima-se que indivíduos de baixa probabilidade apresentem EP em cerca de 10% dos casos; no grupo de probabilidade intermediária tal risco é da ordem de 30%; e, no grupo de alta probabilidade clínica, cerca de 65% dos pacientes terão EP confirmada. Quando se opta pela utilização de duas categorias, indivíduos classificados como de baixa probabilidade apresentam EP em cerca de 12% dos casos.

Exames complementares

D-dímero

Trata-se de um produto da degradação da fibrina, que tem seus níveis aumentados em situações de TEV. Seu grande valor encontra-se na possibilidade de exclusão do diagnóstico dessa doença quando abaixo de seu valor de corte, usualmente 500 µg/L, em pacientes de probabilidade clínica baixa ou intermediária. A sensibilidade para a exclusão do diagnóstico nesse cenário atinge 95%. Devem ser destacadas as limitações D-dímero, como em pacientes com alta probabilidade clínica de TVP/EP, naqueles internados no hospital por outras razões e nos quais se suspeita de TVP/EP durante a hospitalização, indivíduos idosos (> 65 anos) e em gestantes. Pacientes portadores de neoplasias também apresentam limitação na análise do D-dímero, que pode encontrar-se elevado secundariamente à doença de base.

Ultrassonografia de membros inferiores

É a principal modalidade de imagem para a avaliação do sistema venoso e para o diagnóstico de TVP (Fig 26.1). A utilização de recursos como a compressão venosa e o Doppler auxiliam no diagnóstico. Tem ainda importância no diagnóstico de EP em pacientes sintomáticos do ponto de vista pulmonar e com o achado de TVP em veias proximais, e naqueles pacientes assintomáticos do ponto de vista pulmonar, mas com EP suspeita e contraindicação para a realização de angiotomografia de artérias pulmonares, nos quais o achado de TVP é considerado suficiente para o diagnóstico de EP.

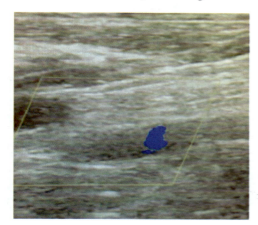 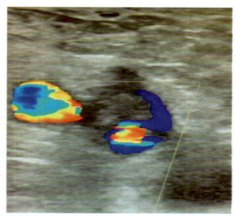

FIGURA 26.1 Ultrassonografia doppler de membros inferiores revelando TVP.

Angiotomografia de artérias pulmonares

Trata-se da principal modalidade de imagem utilizada na suspeita de EP (Fig. 26.2). Tal método apresenta especificidade da ordem de 83% e sensibilidade de 96% para o diagnóstico de EP, especialmente quando utilizados aparelhos multicanais de detecção de imagem. Além disso, a angiotomografia de artérias pulmonares é uma ferramenta segura para a exclusão do diagnóstico de EP em pacientes com alta probabilidade clínica ou em indivíduos de baixa probabilidade clínica com D-dímero positivo.

Estudos prospectivos demonstram que, em pacientes com tais características e angiotomografia de artérias pulmonares negativa para EP, a incidência de eventos tromboembólicos no período de 3 meses variou de 0,9 a 1,5%. A utilização da angiografia venosa de membros inferiores no mesmo procedimento da angiotomografia de artérias pulmonares aumenta a sensibilidade para o diagnóstico de EP de 83 para 90%, mas não altera a especificidade (Fig. 26.2). Tal procedimento eleva a carga de radiação necessária e, em paciente com sinais sugestivos de TVP, apresenta resultados similares à ultrassonografia doppler de membros inferiores.

As limitações ao uso da angiotomografia encontram-se no uso de contraste iodado (especialmente no que tange à lesão renal induzida por contraste, de maior risco em alguns grupos como portadores de diabetes e disfunção renal prévia) e na alta carga de radiação ionizada, o que tem levado à utilização de protocolos menos abrangentes, com menor número de imagens não pulmonares (em especial da pelve e membros inferiores).

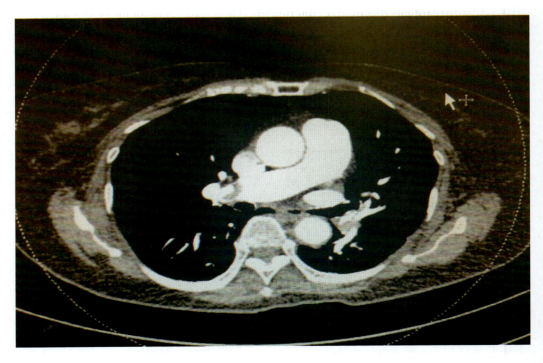

FIGURA 26.2 AngioTC de artérias pulmonares positiva para EP. Note-se falha de enchimento, caracterizada por imagem hipodensa, em tronco da artéria pulmonar direita.

Cintilografia de ventilação/perfusão (V/Q)

Trata-se de uma estratégia diagnóstica bem estabelecida na suspeita de EP. Utiliza a infusão venosa de albumina marcada com tecnécio para acessar a perfusão pulmonar, comparada com imagens de ventilação, obtidas pela inalação com partículas marcadas por elementos radiativos variados (xenon, tecnécio, dentre outros). Em casos com radiografia de tórax normal, é aceitável a realização apenas da perfusão pulmonar, admitindo-se a ventilação como normal.

Atualmente, o resultado da cintilografia V/Q é classificado da seguinte maneira: normal (excluindo TEP); alta probabilidade (considerado diagnóstico de TEP); e estudo não diagnóstico. Em comparação com a angioTC de artérias pulmonares, os testes normais ou de alta probabilidade são confiáveis para a exclusão ou a confirmação de EP, respectivamente.

A principal vantagem dessa estratégia diagnóstica se refere à baixa carga de radiação utilizada e não fazer uso de contraste iodado. Assim, pode ser utilizada em gestantes, portadores de alergia a contraste iodado, portadores de insuficiência renal, mieloma múltiplo e paraproteinemias. Com relação às limitações, o grande número de estudos não diagnósticos restringe o seu uso, com necessidade de estratégias diagnósticas adicionais.

Angiografia de artérias pulmonares

Essa modalidade diagnóstica é considerada padrão-ouro para o diagnóstico de EP. No entanto, a angioTC de artérias pulmonares oferece acurácia semelhante nos dias atuais, com a utilização dos aparelhos de detecção multicanais. Além disso, trata-se de exame invasivo, com taxas não desprezíveis de complicações (mortalidade de 0,5%; complicações maiores não fatais 1%; complicações menores 5%). Assim, é reservada para situações em que o diagnóstico não pode ser confirmado por outros meios ou em casos em que se considera o tratamento endovascular da embolia pulmonar.

Angiorressonância de artérias pulmonares

Apresenta sensibilidade de 92% e especificidade de 96%. No entanto, apresenta ainda uma série de limitações técnicas na obtenção das imagens, visto que, do melhor estudo sobre o tema, 52% dos pacientes tiveram imagens inadequadas para a avaliação. Assim, a baixa disponibilidade em serviços de emergência e a alta taxa de exames inconclusivos limitam o uso dessa modalidade diagnóstica no cenário do TEP.

Ecocardiograma

Ferramenta de alta disponibilidade, baixo custo e que permite auxílio diagnóstico especialmente em pacientes instáveis e com dificuldade de mobilização. No contexto da EP, fornece informações importantes sobre a função do VD. Diversos instrumentos podem ser utilizados para avaliar a função do VD, incluindo a avaliação subjetiva da sua dilatação (presente em 25% dos pacientes com EP), alteração da contratilidade da parede livre em relação ao ápice do VD (sinal de McConnell), Doppler tecidual e medida da excursão do plano do anulo tricúspide na sístole (TAPSE).

Em indivíduos instáveis hemodinamicamente, em vigência de choque, o achado de disfunção ou sobrecarga do VD sugere EP; do contrário, um VD com função preservada nesse contexto praticamente exclui o diagnóstico de EP. Ainda nesses indivíduos instáveis hemodinamicamente, o ecocardiograma tem importância no diagnóstico diferencial do choque, como no diagnóstico de tamponamento cardíaco, disfunção do VE, disfunção valvar, dissecção de aorta, dentre outros. No entanto, o ecocardiograma não é recomendado para a exclusão do diagnóstico do TEP, sobretudo em indivíduos estáveis hemodinamicamente, em virtude de seu baixo valor preditivo negativo, da ordem de 40 a 50%.

Algoritmos diagnósticos

A fim de facilitar o manejo diagnóstico e acelerar as medidas de tratamento fundamentais em casos de alto risco de mortalidade no cenário do TEP, utilizam-se duas estratégias diagnósticas baseadas na estabilidade hemodinâmica do paciente. Assim, indivíduos com suspeita de TEP e instáveis hemodinamicamente têm seu diagnóstico baseado na angioTC de artérias pulmonares (Fig. 26.3), enquanto indivíduos com suspeita de TEP e hemodinamicamente estáveis receberão estratificação clínica e serão manejados conforme a sua probabilidade clínica (Fig. 26.4).

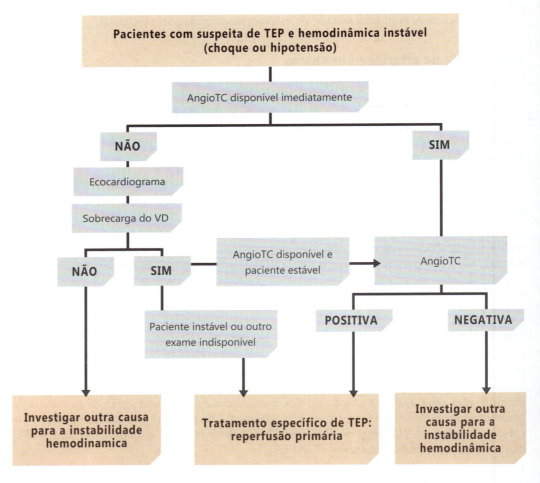

FIGURA 26.3 Diagnóstico de tromboembolismo pulmonar em pacientes instáveis hemodinamicamente.

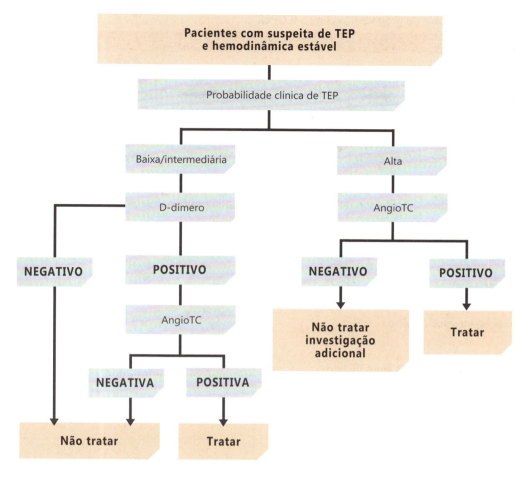

FIGURA 26.4 Diagnóstico de tromboembolismo pulmonar em pacientes estáveis hemodinamicamente.

⬡ AVALIAÇÃO PROGNÓSTICA

Parâmetros clínicos

A disfunção aguda do VD é um determinante crítico dos desfechos após a EP. Assim, hipotensão e choque são os principais marcadores de alto risco de mortalidade, elevando o risco de morte em até três vezes. Além disso, o prognóstico desses pacientes pode ser acessado por meio de escores clínicos bem validados. Dentre eles, o ICOPER, o RIETE simplificado e o PESI simplificado (Tab. 26.3, 26.4 e 26.5).

Com relação ao ICOPER e o RIETE simplificado, a presença de um dos fatores listados associa-se a um aumento no risco de mortalidade em 3 meses após a EP. Já no escore PESI simplificado, escore de 0 ponto significa mortalidade em 30 dias de 1%; escores maiores ou igual a 1 ponto indicam mortalidade de 10,9% em 30 dias. Em todos esses escores, a presença ou antecedente de neoplasia é fator de risco isolado para o aumento de mortalidade após a EP.

Tromboembolismo venoso

TABELA 26.3 Escore de prognóstico clínico ICOPER

Característica clínica	Aumento do risco de morte em 3 meses
Idade > 70 anos	1,6 vez
Pressão arterial sistólica < 90 mmHg	2,9 vezes
Frequência respiratória > 20 irpm	2 vezes
Câncer	2,3 vezes
IC crônica	2,4 vezes
Doença pulmonar obstrutiva crônica	1,8 vez

IC: insuficiência cardíaca.

TABELA 26.4 Índice simplificado de severidade de embolia pulmonar segundo RIETE

Idade > 80 anos	+1
História de câncer	+1
História de IC ou doença pulmonar crônica	+1
Frequência cardíaca ≥ 110 bpm	+1
Pressão arterial sistólica < 100 mmHg	+1
Saturação arterial de oxigênio < 90%	+1

IC: insuficiência cardíaca.

TABELA 26.5 Escore PESI simplificado

Câncer	+1
Doença pulmonar obstrutiva crônica ou IC crônica	+1
Frequência cardíaca ≥ 110 bpm	+1
Pressão arterial sistólica < 100 mmHg	+1
Saturação arterial de oxigênio < 90%	+1
Saturação arterial de oxigênio < 90%	+1

IC: insuficiência cardíaca.

Marcadores de disfunção do ventrículo direito

O ecocardiograma encontra disfunção de VD (obtida por diferentes metodologias – descritas na sessão Diagnóstico) em até 25% dos pacientes com EP, e tal dado aumenta em até duas vezes o risco de mortalidade. A tomografia computadorizada (TC), evidenciando uma relação VD/VE > 1 associou-se à maior mortalidade. A elevação do peptídeo natriurético atrial (BNP) ou do NT-proBNP também se associa a um pior prognóstico. A presença de BNP ou NT-proBNP elevados associou-se a uma mortalidade precoce de 10%, além do risco de eventos clínicos adversos de 23%.

Marcadores de injúria miocárdica

A elevação das troponinas associam-se a pior prognóstico. Dados indicam que a elevação das troponinas ocorrem em até 50% dos casos de EP, elevando o risco de mortalidade em 9,44 vezes no grupo geral, e em 5,9 vezes nos pacientes normotensos. Outro marcador de injúria miocárdica, a proteína ligadora de ácidos graxos do tipo cardíaca (H-FABP), configura um marcador precoce de lesão miocárdica e associa-se a uma elevação na incidência de morte e complicações clínicas de 36,6 vezes em 30 dias.

Outros marcadores laboratoriais

Níveis elevados de creatinina ou redução na taxa de filtração glomerular, além de níveis elevados de cistatina-C e NGAL (marcadores de lesão renal aguda), associam-se a um pior prognóstico em 30 dias após um evento de TEP. De forma análoga, níveis elevados de D-dímero associam-se à elevação de mortalidade em curto prazo.

Definição de grupos de risco

Frente ao descrito, pode-se definir quatro grupos de risco baseados na mortalidade precoce, com implicação em relação ao tratamento a ser instituído. Assim, pacientes que se apresentam instáveis hemodinamicamente (choque, hipotensão) configuram o grupo de alto risco. Pacientes normotensos devem ser classificados inicialmente conforme características clínicas, sobretudo o escore PESI simplificado. Pacientes que apresentem escore PESI ≥ 1 constituem o grupo de risco intermediário.

Esse grupo subdivide-se em dois: risco intermediário alto, que apresentam disfunção de VD e marcadores de lesão miocárdica positivos; e um grupo intermediário baixo, que apresenta apenas um desses elementos positivo ou ambos negativos. O grupo de baixo risco é composto pelos pacientes hemodinamicamente estáveis, com escore clínico de baixo risco (PESI de 0 pontos), sem evidência de disfunção de VD e marcadores de injúria miocárdica negativos (Tab. 26.6).

TABELA 26.6 Risco de mortalidade precoce

Grupo de risco		Parâmetro e escores			
		Choque / instabilidade hemodinâmica	PESI ≥ 1	Sinais de disfunção de VD	Marcadores de injúria miocárdica
Alto risco		+	+	+	+
Risco intermediário	Intermediário-alto	-	+	Ambos positivos	
	Intermediário-baixo	-	+	Um ou nenhum positivo	
Baixo risco		-	-	Ambos negativos	

Fonte: Adaptada de Konstantinides et al.

♂ TRATAMENTO

O tratamento do TEV baseia-se na gravidade do quadro clínico (EP maciça ou não maciça), contraindicações e riscos associados ao tratamento e tem como pedra fundamental a anticoagulação. Frente a sua apresentação clínica mais grave, a EP maciça, associada a choque e instabilidade hemodinâmica, há a necessidade de uma abordagem específica para reperfusão imediata, o tratamento trombolítico.

No intuito de guiar as decisões quanto ao tratamento, deve ser utilizada a classificação de risco de mortalidade precoce exposta anteriormente (item avaliação prognóstica), que leva em conta a presença de instabilidade hemodinâmica, parâmetros clínicos, marcadores de disfunção do VD (por meio do ecocardiograma ou da TC de tórax) e marcadores de injúria miocárdica (BNP, NT-proBNP, troponina, H-FABP). A classificação do paciente nas classes alto risco, risco intermediário-alto, intermediário-baixo ou baixo risco determinará o manejo clínico (Fig. 26.5).

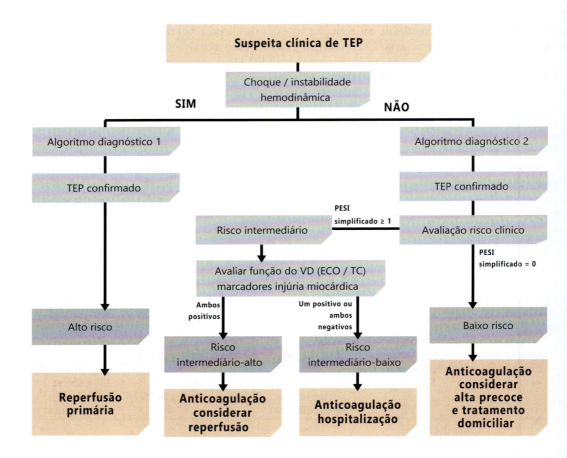

FIGURA 26.5 Classificação de risco e tratamento da embolia pulmonar.
VD: ventrículo direito; ECO: ecocardiograma; TC: tomografica computadorizada; TEP: tromboembolismo pulmonar.

Frente à possibilidade do diagnóstico de EP em pacientes estáveis hemodinamicamente (Fig. 26.4), os pacientes com probabilidade clínica alta ou intermediária devem receber anticoagulação parenteral imediatamente, enquanto os exames diagnósticos adicionais são realizados. Os princípios de tratamento do TEV na população oncológica são descritos a seguir.

Tratamento inicial (primeiros 10 dias)

Heparina de baixo peso molecular (HBPM): recomendada para o tratamento inicial de TEV em pacientes com câncer. O uso das HBPM associa-se à redução nas taxas de recorrência do TEV. Doses: enoxaparina 1 mg/kg/dose, em duas doses diárias ou 1,5 mg/kg/dia, em dose única diária; dalteparina 200 U/kg/dia no 1º mês, seguida por 150 U/kg/

dia nos 5 meses subsequentes; tinzaparina 175 U/kg/dia. Tais doses devem ser calculadas baseadas no peso atual do paciente.

Heparina não fracionada (HNF) e fondaparinux: também podem ser usados no tratamento inicial de TEV em pacientes com câncer. Doses: HNF ataque com 60 U/kg e manutenção com 12 U/kg, com doses ajustadas conforme tempo de tromboplastina parcial ativado (TTPA); fondaparinux (5 mg/dia se peso < 50 kg, 7,5 mg/dia se peso entre 50 e 100 kg; 10 mg/dia se peso > 100 kg; doses administradas uma vez ao dia).

Em caso de disfunção renal e idosos, deve ser usada a HNF em caso de *clearance* de creatinina (ClCr) < 30 mL/minuto.

Monitorização do fator anti-Xa deve ser realizada em pacientes que apresentam recorrência de TEV em vigência de anticoagulação adequada ou em portadores de disfunção renal. O alvo terapêutico é de 0,5 a 1,1 nos regimes de duas doses diárias ou 1 a 2 nos regimes de dose única diária.

Em caso de plaquetopenia, os agentes de escolha são HBPM ou HNF, sendo possíveis os seguintes cenários:

▶ Plaquetas < 20.000: TEV agudo (< 1 mês), manter sem anticoagulação até suporte transfusional manter plaquetas > 50.000; TEV subagudo ou crônico (> 1 mês), manter sem anticoagulação;

▶ Plaquetas 20.000 a 50.000: TEV agudo (< 1 mês), considerar anticoagulação plena se possível suporte transfusional; TEV subagudo ou crônico (> 1 mês), usar dose reduzida de HBPM;

▶ Plaquetas > 50.000: anticoagulação plena, sem redução de doses, exceto em caso de alto risco de sangramento.

Trombólise em pacientes portadores de câncer com diagnóstico de TEV deve ser considerada de forma individualizada, levando-se em conta as contraindicações ao tratamento, especialmente o risco de sangramento e a presença de metástases cerebrais.

O implante de filtros de veia cava inferior deve ser considerado em casos de contraindicação à anticoagulação ou em casos de TEV recorrente mesmo em uso de adequada anticoagulação.

O manejo do TEV diagnosticado acidentalmente, ou seja, assintomático, deve ser o mesmo do TEV sintomático.

Manutenção precoce (10 dias a 3 meses) ou tardia (> 3 meses)

Devem ser preferidas as HBPM em relação às medicações antagonistas de vitamina K (p. ex.: varfarina) para o tratamento do TEV em pacientes com câncer. HBPM devem ser utilizadas por um mínimo de 3 meses após do diagnóstico de TEV em pacientes com câncer.

Novos anticoagulantes orais (dabigatrana, apixabana, rivaroxabana) podem ser considerados para o tratamento do TEV em pacientes com câncer estável e não recebendo tratamento sistêmico antineoplásico, em casos em que o uso de antagonistas da vitamina K são aceitáveis, não devendo ser usados em pacientes em uso de quimioterápicos.

O uso da anticoagulação após 6 meses deve ser indicado em bases individuais, levando-se em consideração a relação risco-benefício, a tolerabilidade, a disponibilidade da droga escolhida para o tratamento, as preferências do paciente e a atividade da doença oncológica (doença metastática, recebendo terapia sistêmica antineoplásica, dentre outros fatores).

Recorrência

Em caso de recorrência, devem-se considerar três estratégias:

▶ Aumento na dose da HBPM em 20 a 25%;
▶ Troca de antagonista da vitamina K por HBPM;
▶ Inserção de filtro de veia cava inferior, mantendo-se a anticoagulação sistêmica adequada (salvo contraindicações).

Tratamento de trombose associada a cateter venoso profundo

Trombose relacionada a cateter sintomática em pacientes portadores de câncer deve ser tratada por no mínimo 3 meses. As drogas preferenciais são as HBPM.

O cateter venoso central pode ser mantido caso esteja funcionando adequadamente, bem posicionado, não infectado e com resolução dos sintomas após início do tratamento.

A duração da anticoagulação deve ser estendida pelo tempo em que o cateter venoso profundo for mantido; em caso de retirada do cateter, a trombose deve ser tratada por no mínimo 3 meses.

A heparina não fracionada também é a terapia de escolha em pacientes obesos mórbidos e quando se considera o tratamento de reperfusão, em virtude de sua meia-vida mais curta, facilidade de monitorização de seu efeito terapêutico (por meio do TTPA) e facilidade de reversão de sua ação com a protamina.

O tratamento trombolítico, portanto, deve ser reservado aos pacientes que apresentam TEP associado à instabilidade hemodinâmica (com pressão arterial sistólica < 90 mmHg) e que não apresentem risco de sangramento elevado ou contraindicações a essa terapia (Quad. 26.2). Idealmente, o tratamento trombolítico deve ser instituído nas primeiras 48 horas de início dos sintomas, mas pode ser útil e deve ser realizado frente ao quadro de TEP maciço até 14 dias após o início dos sintomas.

QUADRO 26.2 Contraindicações ao uso de trombolíticos

Absolutas	Relativas
AVE hemorrágico ou de mecanismo não definido em qualquer momento	Ataque isquêmico transitório nos últimos 6 meses
AVE isquêmico nos últimos 6 meses	Terapia com anticoagulantes orais
Neoplasia do SNC	Gestação ou 1ª semana de puerpério
Trauma, cirurgia ou lesão craniana maior nas últimas 3 semanas	Sítio de punção vascular não compressível
Hemorragia digestiva no último mês	Ressuscitação traumática
Risco conhecido de sangramento	Hipertensão refratária (pressão sistólica > 180 mmHg)
	Doença hepática avançada
	Endocardite infecciosa
	Úlcera péptica ativa

AVE: acidente vascular encefálico; SNC: sistema nervoso central.

A droga de escolha nesse cenário é a alteplase (r-tPA), em dose de 100 mg que deve ser administrada em 2 horas. Alternativamente à alteplase, podem ser utilizadas a estreptoquinase, na dose de 1.500.000 U, e a uroquinase, na dose de 3.000.000 U, ambas com infusão em 2 horas. Pacientes recebendo HNF devem ter sua infusão suspensa durante a infusão da estreptoquinase e da uroquinase; em caso de uso da alteplase, a HNF pode ser continuada durante a infusão do trombolítico. Em casos de pacientes que vinham em uso de HBPM (enoxaparina), a HNF deve ser iniciada após 12 horas da última dose; em casos de pacientes em uso de fondaparinux, a HNF deve ser reiniciada após 24 horas da última dose.

Atenção especial vem sendo dada ao subgrupo de pacientes que apresentam EP submaciça, ou seja, aqueles pacientes que se apresentam estáveis hemodinamicamente, mas com repercussões do evento embólico, com disfunção do VD ao ecocardiograma e elevação de marcadores de injúria miocárdica (pacientes de risco intermediário-alto de mortalidade precoce). Dados recentemente apresentados do estudo PEITHO, no qual foram submetidos à trombólise pacientes com diagnóstico de EP que se apresentavam com disfunção do VD e elevação de troponinas, revelaram que esses pacientes apresentaram redução no desfecho combinado de mortalidade por todas as causas e colapso hemodinâmico em 7 dias; no entanto, tal benefício ocorreu às custas de redução do colapso hemodinâmico em 7 dias, sem redução de mortalidade.

Além disso, esse grupo apresentou elevação significativa de sangramentos maiores, especialmente hemorragias intracranianas. Outro achado relevante foi que indivíduos com mais de 75 anos não apresentaram benefício com a utilização da trombólise. Assim, a trombólise no cenário da EP submaciça deve ter sua decisão individualizada, considerando-se especialmente os riscos de sangramento.

Além da trombólise, outras duas estratégias podem ser utilizadas em centros capacitados para tratamento da EP. Trata-se da embolectomia cirúrgica (trombectomia) e da embolectomia percutânea. A embolectomia cirúrgica foi realizada pela primeira vez em 1924. Constitui-se em abertura cirúrgica das artérias pulmonares e remoção dos trombos/êmbolos, realizada sob circulação extracorpórea (CEC). A realização da trombólise no pré-operatório aumenta o risco de sangramento, mas não configura uma contraindicação absoluta ao procedimento. Já a embolectomia percutânea é realizada através de catéteres alocados nas artérias pulmonares e pode ser utilizada em diversas modalidades de tratamento: fragmentação do trombo; trombectomia por cateteres hidrodinâmicos; trombectomia por sucção; trombectomia rotacional; além de poder ser associados à trombólise local. Como complicações da embolectomia percutânea, pode haver piora da disfunção do VD, embolização distal, perfuração de artéria pulmonar e hemorragia pulmonar, sangramentos sistêmicos maiores, tamponamento cardíaco, bloqueios atrioventriculares ou bradicardia, hemólise, nefropatia induzida por contraste e complicações associadas ao sítio de punção.

⬡ PROFILAXIA

Frente à relevância clínica do TEV, a profilaxia desses eventos em uma população sabidamente de risco é fundamental. A seguir, são descritas as recomendações gerais para a profilaxia de TEV na população oncológica:

▶   Pacientes portadores de neoplasias e internados por motivo clínico ou apresentando mobilidade reduzida devem receber profilaxia farmacológica para TEV na ausência de sangramento ou outras contraindicações;

▶   Pacientes portadores de neoplasias e internados, mas sem fatores adicionais de risco, devem ser considerados para receber profilaxia farmacológica para TEV na ausência de sangramento ou outras contraindicações;

▶   Pacientes não hospitalizados, portadores de mieloma múltiplo, recebendo tratamento baseado em talidomida ou lenalidomida associado à quimioterapia e/ou dexametasona, devem receber profilaxia farmacológica com HBPM;

▶ Perioperatório:

◊ Todos os pacientes portadores de neoplasias submetidos a intervenções cirúrgicas de grande porte devem ser considerados para receber profilaxia farmacológica com HBPM ou HNF, salvo contraindicações por sangramento ativo ou alto risco de sangramento;

◊ A profilaxia deve ser iniciada no pré-operatório;

◊ Profilaxia mecânica, com meias elásticas e compressores pneumáticos, deve ser acrescentada à profilaxia farmacológica. A profilaxia mecânica só deve ser usada isoladamente em caso de contraindicações por sangramento ativo ou alto risco de sangramento;

◊ A combinação de profilaxia mecânica com profilaxia farmacológica é eficaz, especialmente nos pacientes de mais alto risco de TEV;

◊ Profilaxia farmacológica pode ser utilizada na presença de neoplasias do sistema nervoso central;

◊ A profilaxia farmacológica deve ser continuada por 7 a 10 dias após procedimentos cirúrgicos de grande porte. Profilaxia cirúrgica estendida por até 4 semanas deve ser considerada para pacientes submetidos a cirurgias abdominais ou pélvicas de grande porte, associadas a fatores de alto risco, como mobilidade reduzida, obesidade, história prévia de TEV ou outros.

Os Quadros 26.3 e 26.4 trazem as contraindicações para a profilaxia farmacológica e mecânica, respectivamente.

QUADRO 26.3 Contraindicações à profilaxia farmacológica

Absolutas	Relativas
Hipersensibilidade às heparinas	Cirurgia intracraniana ou ocular recente
Plaquetopenia induzida por heparina	Coleta de LCR nas últimas 24 horas
Sangramento ativo	Diátese hemorrágica (plaquetas ou coagulograma)
	Hipertensão arterial não controlada (PA > 180x110 mmHg)
	Insuficiência renal (ClCr < 30 mL/min)

LCR: líquido cefalorraquiano; PA: pressão arterial; ClCr: *clearance* de creatinina.

QUADRO 26.4 Contraindicações à profilaxia mecânica

Fratura exposta
Infecção ou úlcera de membros inferiores
Insuficiência arterial periférica
IC grave

IC: insuficiência cardíaca.

⌬ REFERÊNCIAS BIBLIOGRÁFICAS

▪ Anderson DR, Kahn SR, Rodger MA, Kovacs MJ, Morris T, Hirsch A, et al. Computed tomographic pulmonary angiography vs. ventilation-perfusion lung scanning in patients with suspected pulmonary embolism: a randomized controlled trial. JAMA 2007;298(23):2743-2753.

- Becattini C, Agnelli G, Germini F, Vedovati MC. Computed tomography to assess risk of death in acute pulmonary embolism: a meta-analysis. Eur Respir J 2014;43(6): 1678-1690.

- Becattini C, Vedovati MC, Agnelli G. Prognostic value of troponins in acute pulmonary embolism: a meta-analysis. Circulation 2007;116(4):427-433.

- Beckman MG, Hooper C, Critchley SE, Ortel TL. Venous thromboembolism. A Public Health Concern. Am J Prev Med 2010;38(4S)S495-S501.

- Cohen AT, Agnelli G, Anderson FA, Arcelus JI, Bergqvist D, Brecht JG, et al. Venous thromboembolism (VTE) in Europe. The number of VTE events and associated morbidity and mortality. Thromb Haemost 2007;98(4):756-764.

- Easaw JC, Shea-Budgell MA, Wu CM, Czaykowski PM, Kassis J, Kuehl B, et al. Canadian consensus recommendations on the management of venous thromboembolism in patients with cancer. Part 2: treatment. Curr Oncol. 2015; Abr;22(2):144-55.

- Easaw JC, Shea-Budgell MA, Wu CM, Czaykowski PM, Kassis J, Kuehl B, et al. Canadian consensus recommendations on the management of venous thromboembolism in patients with cancer. Part 1: prophylaxis. Curr Oncol. 2015; Abr;22(2):133-43.

- Elting LS, Escalante CP, Cooksley C, Avritscher EBC, Kurtin D, Hamblin L, et al. Outcomes and cost of deep venous thrombosis among patients with cancer. Arch Intern Med 2004; 164: 1653-61.

- Farge D, Bounameaux H, Brenner B, Cajfinger F, Debourdeau P, Khorana AA, et al. International clinical practice guidelines including guidance for direct oral anticoagulants in the treatment and prophylaxis of venous thromboembolism in patients with cancer. Lancet Oncol. 2016; Out;17(10):e452-e466.

- Gibson NS, Sohne M, Kruip MJ, Tick LW, Gerdes VE, Bossuyt PM, et al. Further validation and simplification of the Wells clinical decision rule in pulmonary embolism. Thromb Haemost 2008; 99(1):229-234.

- Goldhaber SZ. Pulmonary embolism and deep vein thrombosis. Lancet 2012; 379: 1835-46.

- Heit JA, Silverstein MD, Mohr DN, Petterson TM, O'Fallon WM, Melton LJ. 3rd. Risk factors for deep vein thrombosis and pulmonary embolism: a population-based case-control study. Arch Intern Med. 2000; Mar 27;160(6):809-15.

- Heit JA. Predicting the risk of venous thromboembolism recurrence. Am J Hematol 2012;87 Suppl 1:S63-S67.

- Heit JA. The epidemiology of venous thromboembolism in the community. Arter Thromb Vasc Biol 2008;28(3):370–372.

- Horsted F, West J, Grainge MJ. Risk of venous thromboembolism in patients with cancer: a systematic review and meta-analysis. PLoS Med 2012;9(7):e1001275.

- Kahn SR, Shrier I, Julian JA, Ducruet T, Arsenault L, Miron MJ, et al. Determinants and time course of the postthrombotic syndrome after acute deep venous thrombosis. Ann Intern Med 2008; 149: 698-707.

- Kahn SR. The post-thrombotic syndrome. Hematology. Am Soc Hematol Educ Prog 2010; 2010: 216-20.

- Kim JY, Khavanin N, Rambachan A, McCarthy RJ, Mlodinow AS, De Oliveria GS Jr, et al. Surgical duration and risk of venous thromboembolism. JAMA Surg 2015; 150: 110-17.

- Klok FA, Mos IC, Huisman MV. Brain-type natriuretic peptide levels in the prediction of adverse outcome in patients with pulmonary embolism: a systematic review and meta-analysis. Am J Respir Crit Care Med 2008;178(4):425-430.

- Klok FA, Mos IC, Nijkeuter M, Righini M, Perrier A, Le Gal G, et al. Simplification of the revised Geneva score for assessing clinical probability of pulmonary embolism. Arch Intern Med 2008;168(19):2131-2136.

- Konstantinides S, Meyer G, Lang IM, Verschuren F, Meneveau N, Charbonnier B, et al. Single-bolus tenecteplase plus heparin compared with heparin alone for normotensive patients with acute pulmonary embolism who have evidence of right ventricular dysfunction and myocardial injury: rationale and design of the Pulmonary Embolism Thrombolysis (PEITHO) trial. Am Heart J 2012; Jan;163(1):33-38.

- Konstantinides S, Torbicki A, Agnelli G, Danchin N, Fitzmaurice D, Galiè N. 2014 ESC Guidelines on the Diagnosis and Management of Acute Pulmonary Embolism. The Task Force for the Diagnosis and Management of Acute Pulmonary Embolism of the European Society of Cardiology (ESC). Eur Heart J 2014; 35: 3033-3080.

- Kucher N. Clinical practice. Deep-vein thrombosis of the upper extremities. N Engl J Med 2011; 364: 861-69.

- Laporte S, Mismetti P, De'cousus H, Uresandi F, Otero R, Lobo JL, Monreal M. Clinical predictors for fatal pulmonary embolism in 15,520 patients with venous thromboembolism: findings from the Registro Informatizado de la Enfermedad TromboEmbolica venosa (RIETE) Registry. Circulation 2008;117(13):1711-1716.

- Le Gal G, Righini M, Roy PM, Sanchez O, Aujesky D, Bounameaux H, et al. Prediction of pulmonary embolism in the emergency department: the revised Geneva score. Ann Intern Med 2006; 144: 165-71.

- Lee AY, Kamphuisen PW, Meyer G, Bauersachs R, Janas MS, Jarner MF, et al. Tinzaparin vs warfarin for treatment of acute venous thromboembolism in patients with active cancer a randomized clinical trial. JAMA. 2015; Ago; 18;314(7):677-86.

- Lee AY, Levine MN, Baker RI, Bowden C, Kakkar AK, Prins M, et al. Low-molecular-weight heparin versus a coumarin for the prevention of recurrent venous thromboembolism in patients with cancer. N Engl J Med. 2003; Jul; 10;349(2):146-53.

- Levitan N, Dowlati A, Remick SC, Tahsildar HI, Sivinski LD, Beyth R, et al. Rates of initial and recurrent thromboembolic disease among patients with malignancy versus those without malignancy. Risk analysis using Medicare claims data. Medicine (Baltimore) 1999; 78: 285-91.

- Lyman GH, Bohlke K, Khorana AA, Kuderer NM, Lee AY, Arcelus JI, et al. Venous Thromboembolism Prophylaxis and Treatment in Patients With Cancer: American Society of Clinical Oncology Clinical Practice Guideline Update 2014. J Clin Oncol. 2015; Fev 20;33(6):654-6.

- Miniati M, Monti S, Bottai M, Scoscia E, Bauleo C, Tonelli L, et al. Survival and restoration of pulmonary perfusion in a long-term follow-up of patients after acute pulmonary embolism. Medicine (Baltimore) 2006;85(5): 253-262.

- Naess IA, Christiansen SC, Romundstad P, Cannegieter SC, Rosendaal FR, Hammerstrøm J. Incidence and mortality of venous thrombosis: a population-based study. J Thromb Haemost 2007; 5: 692-99.

- Palareti G, Legnani C, Lee A, Manotti C, Hirsh J, D'Angelo A, et al. A comparison of the safety and effi cacy of oral anticoagulation for the treatment of venous thromboembolic disease in patients with or without malignancy. Thromb Haemost 2000; 84: 805-10.

- Perrier A, Roy PM, Sanchez O, Le Gal G, Meyer G, Gourdier AL, et al. Multidetector-row computed tomography in suspected pulmonary embolism. N Engl J Med 2005;352(17): 1760-1768.

- Piazza G, Goldhaber SZ. Chronic thromboembolic pulmonary hypertension. N Engl J Med 2011; 364: 351-60.

- Pollack CV, Schreiber D, Goldhaber SZ, Slattery D, Fanikos J, O'Neil BJ, et al. Clinical characteristics, management, and outcomes of patients diagnosed with acute pulmonary embolism in the emergency department: initial report of EMPEROR (Multicenter Emergency Medicine Pulmonary Embolism in the Real World Registry). J Am Coll Cardiol 2011;57(6):700-706.

- Prandoni P, Lensing AW, Piccioli A, Bernardi E, Simioni P, Girolami B, et al. Recurrent venous thromboembolism and bleeding complications during anticoagulant treatment in patients with cancer and venous thrombosis. Blood 2002; 100: 3484-88.

- Righini M, Perrier A, De Moerloose P, Bounameaux H. D-Dimer for venous thromboembolism diagnosis: 20 years later. J Thromb Haemost 2008; 6: 1059-71.

- Sanchez O, Trinquart L, Colombet I, Durieux P, Huisman MV, Chatellier G, et al. Prognostic value of right ventricular dysfunction in patients with haemodynamically stable pulmonary embolism: a systematic review. Eur Heart J 2008;29(12):1569-1577.

- Seng S, Liu Z, Chiu SK, Proverbs-Singh T, Sonpavde G, Choueiri TK, et al. Risk of venous thromboembolism in patients with cancer treated with Cisplatin: a systematic review and meta-analysis. J. Clin. Oncol. Off J Am Soc Clin Oncol 2012 Dez 10; 30 (35): 4416-26.

- Stein PD, Chenevert TL, Fowler SE, Goodman LR, Gottschalk A, Hales CA, et al. Gadolinium-enhanced magnetic resonance angiography for pulmonary embolism: a multicenter prospective study (PIOPED III). Ann Intern Med 2010; 152: 434-W143.

- Stein PD, Fowler SE, Goodman LR, Gottschalk A, Hales CA, Hull RD, et al. Multidetector computed tomography for acute pulmonary embolism. N Engl J Med 2006; 354: 2317-27.

- Trinh VQ, Karakiewicz PI, Sammon J, Sun M, Sukumar S, Gervais M, et al. Venous thromboembolism after major cancer surgery: temporal trends and patterns of care. JAMA Surg 2014; 149: 43-49.

- Wells PS, Anderson DR, Bormanis J, Guy F, Mitchell M, Gray L, et al. Value of assessment of pretest probability of deep-vein thrombosis in clinical management. Lancet 1997; 350: 1795-98.

- Wells PS, Anderson DR, Rodger M, Ginsberg JS, Kearon C, Gent M, et al. Derivation of a simple clinical model to categorize patients probability of pulmonar embolism: increasing the models utility with the SimpliRED D-dimer. Thromb Haemost 2000; 83: 416-20.

- Wiener RS, Schwartz LM, Woloshin S. Time trends in pulmonary embolism in the United States. Evidence of overdiagnosis. Arch Intern Med. 2011;171(9):831-837.

PARTE III

MÉTODOS DIAGNÓSTICOS, PROTOCOLOS DE SEGUIMENTO E NOVAS PERSPECTIVAS

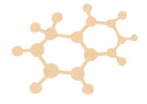

27

Ecocardiograma

Cecília Beatriz Bittencourt Viana Cruz

Maria Carolina Feres de Almeida Soeiro

José Lázaro de Andrade

Bruna Morhy Borges Leal Assunção

Daniela Torres Carvalho

INTRODUÇÃO

Com o aumento da incidência de complicações cardiovasculares em sobreviventes de doenças oncológicas, tornou-se comum a avaliação rotineira de função ventricular antes de realização de tratamento quimioterápico em pacientes de maior risco para identificação precoce de complicações cardiovasculares. O ecocardiograma com doppler transtorácico é o exame de maior relevância na avaliação rotineira da função ventricular desses pacientes.

ECOCARDIOGRAMA

A detecção de disfunção ventricular no paciente oncológico deve ser o mais precoce possível para evitar uma evolução desfavorável. O ecocardiograma é o exame mais utilizado na prática, em virtude de todas as facilidades já conhecidas, como o baixo custo, fácil acesso, caráter não invasivo, não utilização de radiatividade, poder ser utilizado em paciente com disfunção renal e pela possibilidade de avaliação não só da função sistólica biventricular, mas também da função diastólica, valvas cardíacas, aorta e pericárdio.

O parâmetro ecocardiográfico mais comum para monitoramento da função ventricular é a fração de ejeção do ventrículo esquerdo (FEVE). O seu cálculo deve ser feito utilizando o melhor método disponível no serviço de ecocardiografia (idealmente tridimensional) e que para as medidas posteriores seja mantido o mesmo método.

O método de escolha para a quantificação dos volumes e cálculo da FEVE, quando se utiliza o ecocardiograma bidimensional (2D), é o método de Simpson modificado. A utilização do método de Teichholz está sendo cada vez mais desencorajada, pois só leva em consideração duas paredes (septal anterior e inferolateral) para o cálculo da FEVE. Isso torna o método ineficaz para avaliação em caso de comprometimento regional do ventrículo esquerdo, como observado em pacientes com doença coronariana associada e também na alteração regional consequente a alguns agentes quimioterápicos. Sempre que possível, as imagens obtidas devem ser comparadas com as anteriores para minimizar a variabilidade inter-observador.

É considerado como limite inferior da normalidade da FEVE o valor de 50%. No entanto, pacientes que apresentarem queda da FEVE acima de 10%, sem ultrapassar 50%, deverá ser avaliado precocemente durante tratamento, uma vez que apresenta maior risco de evoluir com cardiotoxicidade.

Outro dado que pode auxiliar na avaliação da função ventricular esquerda é a quantificação de sua função longitudinal, usando o deslocamento do anel mitral pelo modo-M (MAPSE) e/ou o pico de velocidade sistólica do anel mitral por meio do doppler tecidual. Embora não existam valores de corte para essas variáveis, um declínio progressivo deve alertar para a possibilidade de disfunção ventricular esquerda subclínica.

Vale ressaltar que mudanças nas condições de carga são frequentes durante a quimioterapia e podem afetar o valor da FEVE, como expansão do volume durante administração intravenosa dos quimioterápicos ou redução do volume por causa de vômitos e diarreia.

Apesar de ainda não demonstrada uma relação entre função diastólica e prognóstico de cardiotoxicidade, é recomendável uma avaliação cuidadosa dos parâmetros diastólicos como diminuição da relação E/A, aumento do tempo de relaxamento isovolumétrico do VE e diminuição da velocidade de enchimento precoce (velocidade da onda E). Alterações dessas variáveis podem preceder as alterações sistólicas na cardiomiopatia induzida pelos quimioterápicos.

Em razão da probabilidade de acometimento do ventrículo direito (VD), sua função sistólica deve ser avaliada de preferência por métodos quantitativos. Os pacientes oncológicos podem ter disfunção preexistente do VD, comprometimento neoplásico (primário ou metastático), além de disfunção secundária aos efeitos cardiotóxicos da quimioterapia.

Utiliza-se o modo M para medida de excursão sistólica do anel tricúspide (TAPSE), sendo considerados normais valores acima de 17 mm, bem como o doppler tecidual para medir o pico de velocidade sistólica do anel tricúspide (onda S') que, quando menor que 9,5 cm/s, é indicativa de disfunção sistólica.

A velocidade da onda S' é fácil de medir, confiável e reprodutiva, correlacionando-se bem com outras medidas da função sistólica global. Outro parâmetro utilizado é a variação da área fracionada do VD (FAC), que fornece uma estimativa da função sistólica do VD e apresenta boa correlação com a ressonância magnética. Sendo considerada indicativa de disfunção FAC < 35%. É importante para o seu cálculo que todo o VD seja considerado, incluindo o ápice e a parede lateral, tanto na sístole como na diástole, excluindo as trabeculações enquanto se traça sua área.

Quando solicitar o ecocardiograma para o paciente com câncer

A avaliação inicial da FEVE deve ser feita antes do início do tratamento quimioterápico para excluir cardiopatia preexistente e servir como base para os exames subsequentes.

Caso essa avaliação não seja possível em todos os pacientes, recomenda-se a realização do exame naqueles considerados de alto risco para o desenvolvimento de cardiotoxicidade, como pacientes com alto risco para eventos cardíacos com base em fatores de risco tradicionais, disfunção prévia de VE e aqueles programados para receber doses elevadas de antraciclinas (> 400 mg/m^2) ou combinação de quimioterapia com ambos os tipos I e agentes de tipo II (Fig. 27.1).

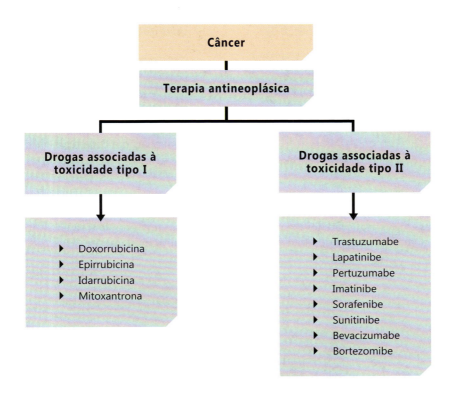

FIGURA 27.1 Regimes terapêuticos oncológicos associados à cardiotoxicidade tipos I e II.

Nos casos em que a FEVE for < 50% e/ou o *strain* longitudinal estiver abaixo do limite normal, deve-se discutir sobre risco/benefício da quimioterapia.

Apesar da preocupação histórica com o uso de altas doses cumulativas de antraciclinas (agentes tipo I), dados recentes sobre pacientes em uso de doses baixas de antraciclinas (< 400 mg/m^2) revelaram uma taxa de 26% de disfunção ventricular subclínica (FEVE < 50%) em um seguimento de 6 meses após a terapia. Logo, é recomendável nova avaliação da função ventricular no fim do tratamento e 6 meses após, nesses casos. Ainda, recomenda-se que, ao exceder a dose de 240 mg/m^2, nova reavaliação seja feita antes de cada ciclo adicional (Fig. 27.2).

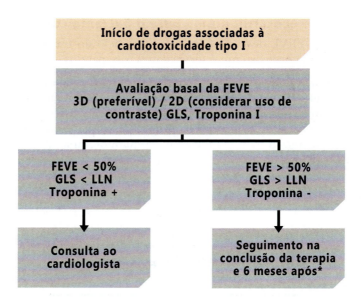

FIGURA 27.2 Reavaliação a cada novo ciclo adicional.

*Se dose > 240 mg/m², recomenda-se nova avaliação a cada aumento de 50 mg/m²; FEVE: fração de ejeção do ventrículo esquerdo; LLN: abaixo do limite da normalidade; GLS: *strain* longitudinal.

Com relação aos pacientes que estão recebendo trastuzumabe, ecocardiografia de seguimento deve ser realizada a cada 3 meses durante o tratamento. Quando seu uso é associado a antraciclinas, nova avaliação deve ser feita 6 meses após o término da terapia. A depender da evolução, alguns pacientes deverão ser acompanhados indefinidamente (Figs. 27.3 e 27.4).

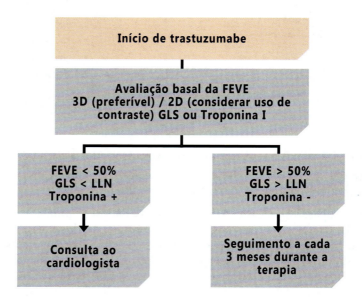

FIGURA 27.3 Acompanhamento do paciente.

LLN: abaixo do limite da normalidade; FEVE: fração de ejeção do ventrículo esquerdo; GLS: *strain* longitudinal.

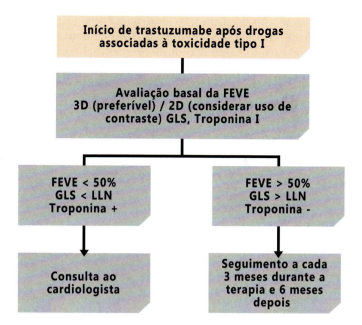

FIGURA 27.4 Acompanhamento do paciente.
LLN: abaixo do limite da normalidade; FEVE; fração de ejeção do ventrículo esquerdo; GLS: *strain* longitudinal.

Os critérios aceitos e validados para a suspensão da quimioterapia são redução da FEVE maior que 10 pontos percentuais e/ou redução para valores absolutos menores que 50% confirmada por exames cardíacos repetidos. O estudo de repetição deve ser realizado de 2 a 3 semanas após o exame que demonstrou a queda inicial da FEVE. Esses critérios implicaram redução significativa no desenvolvimento de insuficiência cardíaca (IC) clínica. Sua desvantagem, entretanto, é o diagnóstico tardio de cardiotoxicidade, ou seja, quando a lesão já está estabelecida e muitas vezes irreversível.

Perspectivas das novas técnicas ecocardiográficas

Recentemente, novas técnicas ecocardiográficas vêm sendo utilizadas com o intuito de promover a detecção de lesões cardíacas subclínicas. As medidas de *strain* (deformação miocárdica) e *strain rate* (velocidade em que ocorre a deformação) pelos modos bidimensional ou tridimensional têm adquirido destaque nesse contexto.

Para o seu cálculo, podem ser empregados tanto o doppler tecidual como o modo bidimensional (*speckle tracking*) e essa última técnica melhor, pois não depende do ângulo de insonação, tem relação sinal-ruído mais satisfatória, além de poder medir o *strain* em duas dimensões e não só no sentido do feixe do doppler.

As alterações de deformação miocárdica precedem a mudança significativa da FEVE. Em geral, o *strain* longitudinal avaliado pelo doppler tecidual ou pela técnica de *speckle tracking* fornece resultados mais consistentes do que o *strain* radial e circunferencial nos estudos. Vale destacar que o *strain* longitudinal é de mais fácil realização na prática, devendo-se usar o mesmo *software* para comparação de resultados em virtude de valores de referência diferentes para cada equipamento.

A estratégia ideal para detecção de disfunção ventricular subclínica é utilizar o paciente como seu próprio controle, comparando medidas de *strain* longitudinal durante a quimioterapia com os obtidos no estudo basal. A redução percentual do GLS menor do que 8% do seu valor basal não parece ser clinicamente relevante, enquanto uma redução maior do que 15% é provavelmente significativa (Fig. 27.5). O valor anormal de GLS deve ser confirmado por novo exame em 2 a 3 semanas.

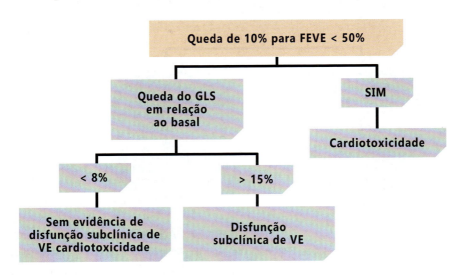

FIGURA 27.5 Diagnóstico de cardiotoxicidade pelo método GLS.
FEVE: fração de ejeção do ventrículo esquerdo; VE: ventrículo esquerdo; GLS: *strain* longitudinal.

A ecocardiografia de estresse também é indicação em casos selecionados em cardio-oncologia, particularmente naqueles pacientes com probabilidade pré-teste alta ou intermediária, que serão submetidos a regimes de quimio ou radioterapia que podem levar à isquemia miocárdica (fluorouracil, bevacizumabe, sorafenibe e sunitinibe).

A ecocardiografia tridimensional (3D) tem adquirido preferência cada vez maior para monitorização e detecção de disfunção ventricular em pacientes com câncer. Estudos comparando a quantificação de volumes ventriculares pela ecocardiografia 3D com a ressonância magnética demonstram elevado nível de concordância entre os métodos, bem como boa reprodutibilidade e acurácia, além de menores dispersão e variabilidade intra e inter-observador em relação à ecocardiografia bidimensional.

Nessa perspectiva, a ecocardiografia tridimensional parece ser a técnica de escolha para o monitoramento dos efeitos cardíacos da quimioterapia. No entanto, esta técnica não está amplamente disponível e tem custo mais elevado, dependendo fortemente de imagens de alta qualidade e da perícia do operador quanto ao método.

CONCLUSÃO

O ecocardiograma é uma ferramenta que tem o poder de modificar o prognóstico do paciente em tratamento quimioterápico. Ao possibilitar o diagnóstico de falência vetricular, é possível modificar o esquema antineoplásico e associar um tratamento cardiológico com o objetivo de viabilizar, sempre que possível, a conclusão da terapia oncológica. Em virtude da sua eficácia e disponibilidade em nosso meio, continua sendo o método de eleição para o diagnóstico e acompanhamento das lesões cardíacas nos pacientes oncológicos.

⬡ LEITURAS SUGERIDAS

- Cheng S, Larson MG, McCabe EL, Osypiuk E, Lehman BT, Stanchev P, et al. Reproducibility of speckle-tracking-based strain measures of left ventricular function in a community-based study. J Am Soc Echocardiogr 2013;26:1258-12662.

- Daher IN, Kim C, Saleh RR, Plana JC,Yusuf SW, Banchs J. Prevalence of abnormal echocardiographic findings in cancer patients: a retrospective evaluation of echocardiogr for identifying cardiac abnormalities incancer patients. Echocardiography 2011;28:1061-7.

- Drafts BC,Twomley KM, D'Agostino R Jr., Lawrence J, Avis N, Ellis LR, et al. Low to moderate dose anthracycline-based chemotherapy is associated with early noninvasive imaging evidence of subclinical cardiovascular disease. JACC Cardiovasc Imaging 2013;6:877-85.

- Ewer MS, Ewer SM. Long-term cardiac safety of dose-dense anthracycline therapy cannot be predicted from early ejection fraction data. J Clin Oncol 2009;27:6073-5.

- Lancellotti P, Badano LP, Lang RM, Akhaladze N, Athanassopoulos GD, Barone D, et al. Normal reference ranges for echocardiography: rationale, study design, and methodology (NORRE Study). Eur Heart J Cardiovasc Imaging 2013;14:303-8.

- Lang RM, Badano LP, Mor-Avi V, Afilalo J, Armstrong A, Ernande L, et al. Recommendations for Cardiac Chamber Quantification by Echocardiography in Adults: an update from the American Society of Echocardiography and the European Association of Cardiovascular Imaging. J Am Soc Echocardiogr 2015; Jan 28 (1); 1-39.e14.

- Mele D, Rizzo Paola, et al. CancerTherapy-induced cardiotoxicity: role of ultrasound deforma-tion imaging as an id to early diagnosis. Ultrasound in Med. & Biol.,Vol. 41, No. 3, pp. 627–643, 2015.

- Plana JC, Galderisi M, Barac A, Ewer MS, Ky B, Scherrer-Crosbie M, et al. Expert consensus for multimodality imaging evaluation of adult patients during and after cancer therapy: a report from the American Society of Echocardiography and the European Association of Cardiovascular Imaging. J Am Soc Echocardiogr 2014; Set, 27(9):911-39.

- Plana JC, Galderisi M, Barac A, Ewer MS, Ky B, Scherrer-Crosbie M, et al. Expert consensus for multimodality imaging evaluation of adult patients during and after cancer therapy: a report from the American Society of Echocardiography and the European Association of Cardiovascular Imaging. Eur Heart J Cardiovasc Imaging October 1, 2014 15:1063-1093.

- Rudski LG, LaiWW, Afilalo J, Hua L, Handschumacher MD, Chandrasekaran K, et al. Guidelines for the echocardiographic assessment of the right heart in adults: a report from the American Society of Echocardiography endorsed by the European Association of Echocardiography, a registe-red branch of the European Society of Cardiology, and the Canadian Society of Echocardiogra-phy. J Am Soc Echocardiogr 2010;23:685-713: quiz 786-8.

- Salgado AA, Filho CDC, Reis SSAC. The role of echocardiography in chemotherapy. Arq Bras Cardiol: imagem cardiovasc. 2014;27(1):18-23.

- Thavendiranathan P, Grant AD, Negishi T, Plana JC, Popovic ZB, Marwick TH. Reproducibility of echocardiographic techniques for sequential assessment of left ventricular ejection fraction and volumes: application to patients undergoing cancer chemotherapy. J Am Coll Cardiol 2013;61:77-84.

28

Procedimentos cardiovasculares invasivos em pacientes oncológicos

Cristina Salvadori Bittar
Giovanni Henrique Pinto

INTRODUÇÃO

As terapias antineoplásicas podem causar dano importante ao sistema cardiovascular, podendo resultar em angina, síndromes coronarianas agudas (SCA), acidente vascular encefálico (AVE) e isquemia de membros.

As neoplasias estão associadas a um estado de hipercoagulação, aumentando o risco de eventos trombóticos. Por esses motivos, vem aumentando a necessidade de exames invasivos como o cateterismo cardíaco nesses pacientes.

Não existem muitos estudos, pois os pacientes oncológicos geralmente são excluídos dos grandes estudos de intervenções coronárias percutâneas.

Com base na necessidade de um documento com recomendações especiais aos pacientes oncológicos, a Sociedade de Angiografia Cardiovascular e Intervenções (Society for Cardiovascular Angiography and Interventions [SCAI]) escreveu recomendações com base na literatura e na experiência de especialistas em cateterismo de pacientes oncológicos.

⬡ CONSIDERAÇÕES ESPECIAIS PARA PACIENTES COM TROMBOCITOPENIA

A prevalência de plaquetopenia pode variar de 10 a 25% entre os tumores sólidos tratados com quimioterapia (p. ex.: mama, ovário) e a maioria dos pacientes com leucemia, linfoma e mieloma múltiplo. Aproximadamente 10% dos pacientes diagnosticados com neoplasia apresentam plaquetas abaixo de 100.000 mm.

A trombocitopenia não tem efeito protetor contra eventos isquêmicos nos pacientes oncológicos, na realidade está associada a um aumento na formação de trombos. A experiência clínica sugere que o fator determinante está na função plaquetária, e não na contagem das plaquetas.

Com base na experiência clínica acumulada e em consensos, não existe uma contagem mínima de plaquetas para contraindicação absoluta da realização de cateterismo cardíaco. Uma contagem de 40.000 a 50.000 plaquetas geralmente é suficiente para a realização da maioria dos procedimentos de intervenção percutânea com segurança, na ausência de distúrbios de coagulação associados.

Uma série de casos de angioplastia em pacientes oncológicos mostrou sangramento mínimo quando utilizadas as técnicas de micropunção e hemostasia cuidadosa.

A dose inicial de heparina não fracionada (HNF) utilizada foi reduzida para 30-50 U/kg, quando a contagem de plaquetas estava abaixo de 50.000, sendo realizada dose de heparina adicional se o tempo de coagulação ativado (TCA) estivesse abaixo de 250 segundos. A dose padrão de heparina de 50-70 U/kg foi usada em pacientes com plaquetas acima de 50.000.

Existem vários exames para avaliação de função plaquetária, porém não existem dados suficientes para a sua utilização nos pacientes oncológicos com trombocitopenia para guiar a indicação de transfusão de plaquetas ou o uso da dupla antiagregegação plaquetária com ácido acetilsalicílico e clopidogrel.

Na avaliação de pacientes com doença arterial coronariana (DAC) significativa e contagem de plaquetas abaixo de 30.000, em que existe uma preocupação com o risco de sangramento intracraniano, pode ser realizado o exame de tromboelastografia (TEG) que determina uma avaliação mais completa da função plaquetária e da coagulação, ajudando na decisão da melhor estratégia de revascularização miocárdica.

⬡ RECOMENDAÇÕES ESPECIAIS PARA PACIENTES ONCOLÓGICOS COM PLAQUETOPENIA SUBMETIDOS A CATETERISMO

Transfusão de plaquetas profilaticamente não é recomendada para pacientes com plaquetopenia, exceto em casos indicados pela equipe de hematologia ou oncologia, se as plaquetas estiverem abaixo de 20.000 e houver um dos seguintes sintomas: febre; leucocitose; queda rápida de plaquetas; e distúrbios de coagulação. Transfusão de plaquetas terapêutica está indicada em pacientes que apresentam sangramento durante ou após o cateterismo.

A dose inicial de HNF indicada durante o cateterismo de pacientes plaquetopênicos, com plaquetas < 50.000, é de 30-50 U/kg, com monitorização do TCA. Para pacientes com plaquetas < 30.000, revascularização e uso de dupla antiagregação plaquetária deve ser discutido de forma multidisciplinar com as equipes de cardiologia intervencionista/oncologia /hematologia com análise de risco e benefícios. O ácido acetilsalicílico pode ser usado com contagem de plaquetas acima de 10.000. A dupla antiagregação plaquetária com clopidogrel pode ser usada com plaquetas acima de 30.000 a 50.000.

Prasugrel, ticagrelor e inibidores IIB-IIIA não devem ser usados com plaquetas < 50.000. Se as plaquetas forem < 50.000, a duração da dupla antiagregação plaquetária pode ser reduzida a 2 semanas após angioplastia sem *stent*, 4 semanas após angioplastia com *stent* não farmacológico (*bare metal stent*) e 6 meses após angioplastia com *stents* farmacológicos de 2ª ou 3ª geração.

CONSIDERAÇÕES SOBRE ACESSO VASCULAR PARA PACIENTES COM CÂNCER SUBMETIDOS A CATETERISMO CARDÍACO

As complicações relacionadas ao acesso vascular permanecem como a causa mais comum de morbidade. Antes do exame, os pacientes devem ser avaliados em relação à coagulação, estado protrombótico e potencial de infecção por imunossupressão.

O aceso femoral está associado com maior risco de sangramentos quando comparado ao acesso radial. Indicações de uso de acesso femoral em pacientes oncológicos se aplicam em: falha no teste de Allen, em ambos os membros superiores; pacientes em hemodiálise; pacientes com múltiplos procedimentos arteriais radiais prévios ou inserções de cateteres para medidas de pressão arterial invasiva; e pacientes com mastectomia bilateral.

O acesso femoral facilita o operador em intervenções coronárias mais complexas, como aterectomia rotacional e inserção de dispositivos.

O acesso radial é o mais indicado por causa do menor risco de sangramento, pode ser usado em paciente em uso de anticoagulantes e em uso de antiagreagantes plaquetários. As desvantagens do acesso radial são as dificuldades técnicas e o maior tempo de exposição à escopia e radiação.

ANGIOPLASTIA

Quando indicada a angioplastia, devem ser consideradas as características da doença coronariana, o estadiamento da neoplasia e o planejamento do tratamento oncológico (cirurgia ou quimioterapia). A doença neoplásica leva a um estado pró-trombótico e pró-inflamatório aumentando o risco de trombose e reestenose *intrastent*.

Quando disponível, é recomendado o uso de ultrassonografia intracoronária (IVUS) e tomografia de coerência óptica (OCT) para garantir expansão adequada do *stent*, a posição e o menor risco de dissecção, pois pacientes com colocação precisas de *stent* apresentam menos eventos adversos com a descontinuação mais precoce da dupla antiagregação plaquetária.

Se for indicada angioplastia em pacientes que aguardam cirurgia oncológica, é mais indicado o uso de *stents* não farmacológicos ou *stents* farmacológicos de nova geração para que seja utilizado um menor tempo de dupla antiagregação.

Pacientes submetidos à angioplastia e que estão em quimioterapia, como alguns agentes causam plaquetopenia com necessidade de interrupção mais precoce da dupla antiagregação, alguns agentes como talidomida e cisplatina necessitam de regime de tratamento antitrombótico associado.

⚬ VALVOPLASTIA AÓRTICA POR BALÃO E IMPLANTE PERCUTÂNEO DE VALVA AÓRTICA

A valvoplastia aórtica por balão atualmente é utilizada como ponte para um procedimento de cirurgia de troca valvar ou para o implante percutâneo de valva aórtica (TAVI). A valvoplastia aórtica em pacientes oncológicos pode ser necessária quando há necessidade de cirurgia não cardíaca com mais urgência ou tratamento oncológico mais rápido (quimioterapia ou radioterapia).

Pacientes oncológicos apresentam risco cirúrgico maior para troca valvar cirúrgica em razão de maior prevalência de dificuldades anatômicas como fibrose pulmonar, doença pulmonar severa, aorta em porcelana, cirurgias ou radioterapia torácicas prévias.

A TAVI pode ser indicada em pacientes oncológicos com estenose aórtica sintomática que não candidatos à troca valvar aberta por elevado risco cirúrgico. Deve ser levado em consideração na indicação da TAVI o prognóstico oncológico.

⚬ LEITURAS SUGERIDAS

■ Iliescu CA, Grines CL, Herrmann J, Yang EH, Cilingiroglu M, Charitakis K, et al. Catheter Cardiovasc Interv. SCAI Expert consensus statement: evaluation, management, and special considerations of cardio-oncology patients in the cardiac catheterization laboratory. Endorsed by the Cardiological Society Of India, And Sociedad Latino Americana De Cardiologia Intervencionista. 2016; Abr;87(5).

■ Iliescu C, Durand JB, Krole M. Cardiovascular interventions in thrombocytopenic cancer patients. Tex Heart Inst J 2011;38:259-60.

■ Krone RJ. Managing coronary artery disease in the cancer patient. Prog Cardiovasc Dis 2010;53:149-156.

■ Schiffer CA, Anderson KC, Bennett CL, Bernstein S, Elting LS, Goldsmith M, et al. Platelet transfusion for patients with cancer: clinical practice guidelines of the American Society of Clinical Oncology. J Clin Oncol 2001;19:1519-1538.

■ Sciahbasi A, Fischetti D, Picciolo A, Patrizi R, Sperduti I, Colonna G, et al. Transradial access compared with femoral puncture closure devices in percutaneous coronary procedures. Int J Cardiol 2009;137(3):199-205.

■ Vieira RD, Pereira AC, Lima EG, et al. Cancer-related deaths among different treatment options in chronic coronary artery disease: results of a 6-year follow-up of the MASS II study. Coron Artery Dis 2012;23:79-84.

■ Yusuf SW, Iliescu C, Bathina JD, Daher IN, Durand JB. Antiplatelet therapy and percutaneous coronary intervention in patients with acute coronary syndrome and thrombocytopenia. Tex Heart Inst J 2010;37:336-340.

29

Avaliação cardiovascular pré, pós e durante a quimioterapia

Carolina Maria Pinto Domingues Carvalho Silva
Marília Harumi Higuchi dos Santos

INTRODUÇÃO

Os fatores de risco para doença cardiovascular (DCV), como hipertensão arterial sistêmica, diabetes melito, dislipidemia, tabagismo, podem representar entraves ao tratamento oncológico nos casos em que não apresentem bom controle clínico.

Do mesmo modo, cardiopatas prévios devem ter suas condições crônicas compensadas para que o tratamento do câncer transcorra de forma plena. A avaliação cardiovascular periquimioterapia (peri-QT) é essencial neste contexto, visando otimizar a condição clínica destes pacientes para que o tratamento antitumoral seja realizado com segurança. Assim sendo, os objetivos da avaliação cardiovascular peri-QT são:

▸ manejo dos fatores de risco para DCV;
▸ detecção e tratamento da cardiopatia subclínica em pacientes de alto risco cardiovascular;
▸ manejo adequado da cardiopatia crônica durante a QT;
▸ detecção precoce e manejo adequado da cardiotoxicidade relacionada ao tratamento oncológico;
▸ seguimento pós-QT para detecção de efeitos tardios em pacientes de alto risco.

⬡ AVALIAÇÃO CARDIOVASCULAR PRÉ-QUIMIOTERAPIA

A avaliação pré-QT é baseada em três pilares:

1. Manejo dos fatores de risco para DCV.
2. Detecção e tratamento da cardiopatia subclínica.
3. Manejo das cardiopatias crônicas de forma otimizada para início da QT.

MANEJO DOS FATORES DE RISCO PARA DOENÇA CARDIOVASCULAR

Os fatores de risco para DCV não devem limitar o tratamento oncológico. No entanto, quando não controlados, podem dificultar ou mesmo resultar na suspensão temporária do tratamento do câncer.

Recomendamos o controle adequado desses fatores para que não haja interferência na rotina oncológica proposta. O manejo dessas condições segue as diretrizes vigentes, sem recomendações específicas adicionais.

A prática de atividade física aeróbica e anaeróbica de intensidade leve a moderada já foi avaliada em estudos clínicos e parece ter interessante efeito cardioprotetor, além de efeitos como redução da progressão tumoral e aumento da resposta a quimioterapia. No entanto, sua indicação pré-QT deve ser individualizada considerando o *status performance* do paciente, acesso a instalações para prática de atividade física preferencialmente supervisionada por equipe treinada, *status* cardiovascular basal e conciliação com a rotina oncológica proposta (Quadro 29.1).

QUADRO 29.1 Fatores de risco para doença cardiovascular a serem otimizados pré-tratamento oncológico

Hipertensão arterial sistêmica
Diabetes melito
Dislipidemias
Síndrome metabólica
Cessação tabagismo
Orientações quanto à prática de atividade física

DETECÇÃO E TRATAMENTO DA CARDIOPATIA SUBCLÍNICA

Não indicamos o rastreio indiscriminado de cardiopatia subclínica como rotina em pacientes assintomáticos e estáveis, sob pena de atrasos e prejuízos ao tratamento oncológico. No caso de pacientes sintomáticos, a avaliação cardiológica deve ser realizada para que eventuais condições subdiagnosticadas sejam corretamente manejadas. No caso específico da análise da função ventricular, propomos sua avaliação pré-QT com ecocardiograma bidimensional em casos selecionados, conforme o Quadro 29.2 a seguir.

QUADRO 29.2 Indicações de avaliação da função ventricular pré-QT

Candidatos a antracíclicos com perspectiva de dose cumulativa de doxorrubicina > 400 mg/m² (ou equivalente se outras antraciclinas)
Candidatos a antracíclicos com proposta de trastuzumabe sequencial
Candidatos a antracíclicos com proposta de RT mediastinal com dose > ou = 30 Gy
Exposição prévia a antraciclinas
Portadores de 3 ou mais fatores de risco para DCV*
Idosos > ou = 70 anos
Portadores de cardiopatia prévia conhecida

DCV: Doença cardiovascular. *Fatores de risco para DCV: hipertensão arterial sistêmica, diabetes melito, dislipidemias, síndrome metabólica, tabagismo.

O uso de outras técnicas para avaliação da função ventricular, tais como ecocardiograma com *speckle tracking* para análise do *strain* longitudinal global (*global longitudinal strain – GLS*), ecocardiograma tridimensional ou ressonância magnética cardíaca, podem ser feito conforme disponibilidade de cada serviço.

Nos casos de candidatos a drogas com potencial de prolongamento do intervalo QT, tais como os inibidores de tirosina quinase, sugerimos a realização de eletrocardiograma (ECG) basal para controle evolutivo futuro.

⚘ MANEJO DA CARDIOPATIA CRÔNICA

O manejo da cardiopatia crônica durante a QT consiste em otimizar o tratamento cardiológico das condições prévias. Essa medida visa a prevenção de descompensações peri-QT e fundamentalmente evitar a descontinuação da QT por intercorrências cardiológicas.

Desse modo, sugerimos otimização clínica dos quadros de insuficiência cardíaca (IC) crônica, coronariopatia crônica, arritmias, valvopatias, dentre outros, seguindo as diretrizes vigentes. Não há recomendações específicas para o tratamento crônico dessas condições no cenário oncológico.

⚘ AVALIAÇÃO CARDIOVASCULAR DURANTE A QUIMIOTERAPIA

A avaliação cardiovascular durante a QT visa fundamentalmente a detecção precoce e o manejo adequado dos efeitos cardiotóxicos, além do seguimento das cardiopatias crônicas visando a prevenção das agudizações. Nesse sentido, nos casos em que foi indicada a avaliação basal pré-QT (Quadro 29.2), sugerimos o controle clínico trimestral com ecocardiograma, ECG e avaliação clínica cardiológica.

Não indicamos o uso rotineiro de biomarcadores como troponina e BNP ou NT-proBNP para rastreio de cardiotoxicidade pela falta de evidências robustas quanto à periodicidade ideal e real indicação de intervenção clínica com o uso desses métodos. Nos cardiopatas crônicos, o uso do BNP ou de NT-proBNP pode ser útil para seguimento evolutivo prognóstico e predição de descompensações.

No caso de sintomas novos, a avaliação com o cardiologista está indicada a qualquer momento do tratamento oncológico. Para cardiopatias crônicas, o seguimento deve ser individualizado conforme a gravidade do quadro basal e conforme o tipo de droga oncológica proposta. O seguimento cardiológico conjunto é fundamental para o tratamento de eventuais intercorrências, primando, sempre que possível, pela manutenção do tratamento antitumoral. O Quadro 29.3 sistematiza a avaliação cardiovascular durante a QT.

QUADRO 29.3 Avaliação cardiovascular durante a QT

Ecocardiograma, eletrocardiograma e avaliação clínica trimestral durante quimioterapia com drogas cardiotóxicas
Uso indiscriminado de troponina e BNP como rotina não é indicado
Avaliação cardiológica imediata se sintomas novos
Avaliação periódica de cardiopatas crônicos deve ser individualizada conforme gravidade

AVALIAÇÃO CARDIOVASCULAR PÓS-QUIMIOTERAPIA

A avaliação cardiovascular pós-QT visa a monitorização de pacientes após o término do tratamento oncológico para a detecção de efeitos cardiotóxicos tardios.

Estudos demonstram que sobreviventes de neoplasias expostos a antraciclinas (especialmente sobreviventes de tumores na infância) apresentam maior incidência tanto de fatores de risco para DCV (p. ex.: hipertensão arterial e síndrome metabólica) como de eventos (p. ex.: acidente vascular encefálico, IC, etc.) quando comparados a pares do mesmo sexo e idade.

O risco de eventos cardiovasculares nesta população persiste mesmo após décadas, no entanto não existem evidências que suportem periodicidades específicas de seguimento.

Nesse contexto, para pacientes tratados com antraciclinas, recomendamos avaliação clínica geral anual e reavaliação da função ventricular na presença de sintomas. Nos casos de alto risco para cardiotoxicidade tardia (Quadro 29.4), sugerimos ecocardiograma ao final do tratamento, aos 6 meses, após 1 ano, e guiado por sintomas a partir de então.

QUADRO 29.4 Fatores de risco para cardiotoxicidade tardia

Extremos de idade (idosos e crianças)
Associação de radioterapia mediastinal / torácica com dose > 30 Gy
Dose de antracíclicos cumulativa > 400 mg/m²
Presença de disfunção ventricular transitória durante QT
Presença de cardiopatia prévia ao tratamento anti-neoplásico
Presença de múltiplos fatores de risco para DCV

O estudo deste tópico será discutido mais amplamente no capítulo Seguimento tardio do paciente sobrevivente de neoplasias.

LEITURAS SUGERIDAS

- Adriana S, Siviero MA, Sayuri TAC, Spínola CAM, Carlos CA, Petrilli AS, et al. I Diretriz brasileira de cardio-oncologia pediátrica da Sociedade Brasileira de Cardiologia. Arq Bras Cardiol. 2013 May [cited 2017 Jan 09]; 100 (5 Suppl 1): 1-68.

- Armstrong GT, Liu Q, Yasui Y, Neglia JP, Leisenring W, Robison LL, et al. Late Mortality Among 5-Year Survivors of Childhood Cancer: A Summary From the Childhood Cancer Survivor Study. J Clin Oncol. 2009;27(14):2328-2338.

- Armstrong GT, Ross JD. Late cardiotoxity in aging adult survivors of childhood cancer. Prog Ped Cardiol. 2014;36(1-2):19-26.

- Betof AS, Lascola CD, Weitzel D, Landon C, Scarbrough PM, Devi GR, et al. Modulation of murine breast tumor vascularity, hypoxia, and chemotherapeutic response by exercise. JNCI Journal of the National Cancer Institute. 2015;107(5):djv040.

- Kalil Filho R, Hajjar LA, Bacal F, Hoff PM, Diz M del P, Galas FRBG. I Diretriz Brasileira de Cardio-Oncologia da Sociedade Brasileira de Cardiologia. Arq Bras de Cardiol 2011; 96 (2, Suppl. 1), 01-52.

- Piepoli A, Hoes W, Agewall S, Albus C, Brotons C, et al. 2016 European Guidelines on cardiovascular disease prevention in clinical practice Massimo F. Eur Heart J Aug 2016; 37 (29) 2315-2381.

- Scott JM, Khakoo A, Mackey JR, Haykowsky MJ, Douglas PS, Jones LW. Modulation of Anthracycline-Induced Cardiotoxicity by Aerobic Exercise in Breast Cancer: Current Evidence and Underlying Mechanisms. Circulation 2011; 124(5), 642–650.

- Zamorano JL, Lancellotti P, Muñoz DR, Aboyans V, Asteggiano R, Galderisi M, et al. 2016 ESC Position Paper on cancer treatments and cardiovascular toxicity developed under the auspices of the ESC Committee for Practice Guidelines. Eur Heart J Sep 2016; 37 (36) 2768-2801.

30

Avaliação do cardiopata crônico candidato à quimioterapia

Cristina Salvadori Bittar

Isabela Bispo Santos da Silva Costa

INTRODUÇÃO

De maneira cada vez mais frequente, pacientes portadores de neoplasia e candidatos a tratamentos antineoplásicos também apresentam condições cardiovasculares crônicas. Estes pacientes encontram-se sob importante risco de deterioração de suas condições cardiovasculares pré-existentes, e necessitam de manejo adequado.

A cardiotoxicidade permanece como um fator limitante, que pode comprometer os benefícios clínicos desses tratamentos, afetando a sobrevida e a qualidade de vida desses pacientes. Por tais motivos, a prevenção da cardiotoxicidade se tornou um objetivo crucial, tanto para o cardiologista como para o oncologista.

FATORES DE RISCO

A presença de fatores de risco cardiovasculares pré-existentes pode aumentar o risco de cardiotoxicidade e de descompensações de condições cardíacas prévias.

O controle dos fatores de risco como hipertensão arterial, dislipidemias, hiperglicemia, assim como cessação de tabagismo e estímulo à atividade física são medidas bem estabelecidas e eficazes para prevenção primária de cardiotoxicidade.

Em alguns casos, podem ser necessárias mudanças no tratamento antineoplásico para diminuição do risco de complicações cardiovasculares.

⚬ ISQUEMIA MIOCÁRDICA

Dor torácica é um evento comum apresentado por pacientes com neoplasia, frequentemente necessitando de avaliação e pesquisa de isquemia miocárdica. Vários tratamentos estão associados ao aumento do risco de doença coronariana ou síndromes coronarianas agudas.

Pacientes com doença coronariana estabelecida podem estar em risco aumentado de isquemia miocárdica associada ao uso de quimioterápicos (Tab. 30.1), como durante infusão de fluorouracil (ver capítulo Antimetabólitos).

TABELA 30.1 Quimioterapias associadas à isquemia

Quimioterapia	Incidência
Antimetabólitos	
Capecitabina	3 - 9%
Fluorouracil	1 - 68%
Antimicrotúbulos	
Paclitaxel	< 1 - 5%
Docetaxel	1,7
Inibidores de tirosina quinase	
Bevacizumabe	0,6 - 1,5%
Erlotinibe	2,3%
Sorafenibe	2,7-3%

⚬ HIPERTENSÃO

A hipertensão arterial sistêmica (HAS) é a comorbidade mais frequentemente encontrada nos pacientes com neoplasia; hipertensão e câncer frequentemente coexistem no mesmo paciente.

Alguns tratamentos podem aumentar a incidência ou causar descompensações em pacientes já com antecedente de HAS. Os principais agentes relacionados à hipertensão são os inibidores de angiogênese (Tab. 30.2).

TABELA 30.2 Quimioterapia associada à hipertensão

Agentes quimioterápicos	Incidência
Bevacizumabe	4 - 35%
Sorefenibe	17 - 43%
Sunitinibe	5 - 47%

O objetivo primário no tratamento da HAS é reduzir a morbidade e a mortalidade e reduzir os danos aos órgãos-alvo (doenças cardiovasculares, cerebrovasculares e insuficiência renal). A hipertensão induzida por bevacizumabe, sorafenibe e sunitinibe frequentemente requer mais de uma classe de agentes anti-hipertensivos.

Devem ser lembradas as interações medicamentosas em pacientes em uso de anti-hipertensivos. Sorafenibe é metabolizado via citocromo CYP3A4. Logo, bloqueadores de canal de cálcio di-idropiridínicos (diltiazem e verapamil) devem ser evitados, por aumentarem os níveis séricos de sorafenibe; e anlodipina e nifedipina são preferidos nessa situação.

Ainda são aguardados estudos maiores com medicações cardioprotetoras, mas em pacientes com indicação de medicação anti-hipertensiva e, em programação de início de antraciclinas, é razoável se iniciar o uso de inibidores de enzima conversora de angiotensina (IECA) como enalapril.

INSUFICIÊNCIA CARDÍACA

Várias terapias estão associadas à insuficiência cardíaca (IC). A dose acumulada, esquema de administração e uso concomitante de outras terapias cardiotóxicas determinam o potencial de miocardiotoxicidade. A Tabela 30.3 apresenta os quimioterápicos associados à disfunção ventricular.

TABELA 30.3 Quimioterápicos associados à disfunção ventricular

Agentes quimioterápicos		Incidência (%)	Frequência de uso
Antraciclinas	Doxorrubicina (6,7)	3 - 26*	+++
	Epirrubicina (10)	0,9 - 3,3	++
	Idarrubicina (8)	5 - 18	+
Agentes alquilantes	Ciclofosfamida (8,11-13)	7 - 28	+++
	Ifosfamida (8,14)	17	+++
Antimetabólitos	Clofarabina (10)	27	+
Agentes antimicrotúbulos	Docetaxel (10,15,16)	2,3 - 8	++
Anticorpos monoclonais inibidores de tirosina quinase	Bevacizumabe 10,18,19)	1,7 - 3	++
	Trastuzumabe (10-28)	2 - 28	++
Inibidores de proteassoma	Bortezomibe (10,17)	2 - 5	++
Inibidores de tirosina quinase de pequena molécula	Dasatinibe (10)	2 - 4	++
	Imatinibe (34,35)	0,5 - 1,7	+
	Lapatinibe (32)	1,5 - 2,2	+
	Sunitinibe (36,37)	2,7 - 11	+++

Em pacientes com miocardiopatias prévias e disfunção ventricular, devem ser realizados antes do início do tratamento: novo eletrocardiograma, ecodopplercardiograma e ajuste de medicações, com acompanhamento ambulatorial mais próximo nesse período.

O uso de carvedilol apresenta potente efeito antioxidante e antiapoptose, o que pode resultar em efeitos cardioprotetores em pacientes em uso de antraciclinas, independentemente do efeito habitual no tratamento da IC. O IECA tem efeito cardioprotetor e deve-se tentar manter seu uso em pacientes com IC e em programação de quimioterapia.

PRINCIPAIS CONSIDERAÇÕES

Em pacientes com diagnóstico de IC prévia e em quimioterapia, devem ser lembrados alguns aspectos especiais:

▶ Atenção nos volumes infundidos com as medicações a fim de se evitar sobrecarga de volume.

▶ Os distúrbios hidreletrolíticos também se tornam mais comuns nesse período em virtude das medicações, assim como náuseas, vômitos e diarreia.

Avaliação do cardiopata crônico candidato à quimioterapia

▶ Esses efeitos colaterais podem causar também desidratação e hipotensão e, às vezes, torna-se necessária suspensão temporária ou ajuste de doses de diuréticos e hipotensores.

⬡ LEITURAS SUGERIDAS

■ Abdel- Qadir H, Amir E, Thavendiranathan P. Prevention, detection, and management of chemotherapy-related cardiac dysfunction. Can J Cardiol 2016; Feb 1.

■ Cardinale D, Biasillo G, Cipolla CM. Curing cancer, saving the heart: a challenge that cardioncology should not miss. Curr Cardiol Rep 2016; Jun;18(6):51.

■ Cubbon RM, Lyon AR. Cardio-oncology: concepts and practice. Indian Heart J. 2016; Abr;68Suppl 1:S77-85.

■ Curigliano G, Cardinale D, Suter T, Plataniotis G, de Azambuja E, Sandri MT, et al. Cardiovascular toxicity induced by chemotherapy, targeted agents and radiotherapy: ESMOClinical Practice Guidelines. Ann Oncol 2012; Oct;23 Suppl 7.

■ Khakoo AY, Yeh ET. Therapyinsight: Management of cardiovascular disease in patients with cancer and cardiac complications of cancertherapy. See comment in PubMed Commons below. Nat Clin Pract Oncol 2008; Nov; 5(11):655-67.

■ Maurea N, Spallarossa P, Cadeddu C, Madonna R, Mele D, Monte I, et al. J CardiovascMed (Hagerstown). A recommended practical approach to the management of target therapy and angiogenesis inhibitors cardiotoxicity: na opinion paper of the working group on drug cardiotoxicity and cardioprotection. Italian Society of Cardiology. 2016; Mai; 17 Suppl 1:S93-S104.

■ Yeh ET, Bickford CL. Cardiovascular complications of cancer therapy: incidence, pathogenesis, diagnosis, and management. J Am Coll Cardiol 2009; Jun 16;53(24):2231-47.

31

Avaliação cardiológica e acompanhamento do paciente peri-transplante de medula óssea (autólogo)

Giovanni Henrique Pinto

INTRODUÇÃO

O transplante de células hematopoiéticas (medula óssea) é a potencial cura para várias doenças hematológicas malignas e algumas condições não malignas. O procedimento consiste em realizar a mielossupressão completa com quimioterapia associada ou não à irradiação corporal total, seguida pela infusão do enxerto das células tronco-hematopoiéticas que induzirão a uma resposta imunológicas às células malignas.

Inicialmente, muitos serviços consideravam as cardiopatias uma contraindicação à realização de transplante de medula óssea (TMO). No entanto, mais recentemente pacientes com maior risco cardiovascular e até mesmo com insuficiência cardíaca (IC) manifesta têm sido submetidos ao TMO.

A mortalidade e morbidade associadas ao TMO estão relacionadas principalmente a infecções, complicações relacionadas à doença enxerto *versus* hospedeiro e progressão da doença propriamente dita.

As complicações cardíacas são baixas (1 a 6%) e, quando acontecem, estão associados aos pacientes que já apresentavam algum comprometimento da função miocárdica ou algum fator de risco prévio.

ESTRESSE CARDIOVASCULAR ASSOCIADO AO TRANSPLANTE

Uma reserva cardiovascular é necessária durante o transplante para suportar a expansão volêmica, terapia citotóxica, anemia, vasoparesia, supressão do miocárdio associado à síndrome da resposta inflamatória sistêmica (SIRS) e pela cardiotoxicidade induzida, mesmo que transitória.

Praticamente todos os pacientes que fizeram TMO serão submetidos a uma sobrecarga miocárdica, principalmente pelo alto débito desenvolvido associado à sobrecarga volêmica que pode chegar a 50% do volume intravascular. Com isso, mesmo pacientes com função cardíaca normal pré-TMO podem desenvolver um quadro de IC leve, reversível, logo após o procedimento.

Pacientes com fração de ejeção de ventrículo esquerdo (FEVE) reduzida abaixo de 40% ou com disfunção diastólica (como idosos, doenças de depósito, esclerose sistêmica) apresentam maior probabilidade de desenvolvimento de IC.

Apesar disso, o TMO não deve ser contraindicado nesses casos. Deve-se apenas realizar uma observação mais frequente de sinais e sintomas de complicações cardiovasculares, além de acompanhamento cardiológico. Pacientes com IC clinicamente descompensada ou manifesta devem ser previamente tratados do ponto de vista cardiovascular.

FATORES DE RISCO

Exposição a antracíclicos pré-procedimento aumenta o risco de complicações cardíacas durante o TMO em razão da cardiotoxicidade causada por essas drogas. Cardiopatia prévia, incluindo IC, isquemia miocardíaca e arritmias (mais comumente, fibrilação atrial e *flutter* atrial) aumentam significativamente o risco de complicações durante o TMO.

Pacientes com doenças autoimunes têm risco aumentado de hipertensão pulmonar, disfunção diastólica e insuficiência renal. Tais fatores podem complicar adaptação cardiovascular do paciente no período pós-TMO. Por exemplo, até 12% dos pacientes com esclerose sistêmica apresentam hipertensão pulmonar e 10% têm disfunção diastólica.

Pacientes com anemia falciforme também apresentam maior prevalência de hipertensão pulmonar (podendo chegar a 30%) associada à fibrose pulmonar secundária aos microinfartos.

Pacientes com amiolidose, particularmente quando há o depósito significativo de tecido amiloide intramiocárdico, têm prognóstico de TMO muito ruim. Nesses casos, o TMO costuma estar contraindicado. Mesmo em casos de amiloidose subclínica, como no mieloma múltiplo com envolvimento cardíaco leve, há um aumento substancial dos riscos de complicações.

COMPLICAÇÕES CARDIOVASCULARES ASSOCIADAS AO TRANSPLANTE DE MEDULA ÓSSEA

As complicações cardiovasculares ocorrem mais frequentemente na forma aguda ou nos primeiros 100 dias após o TMO. As principais são: arritmias (fibrilação atrial, *flutter* e taquicardia supraventricular); IC congestiva; derrame pericárdico e tamponamento cardíaco; e arritmias ventriculares e morte súbita são raras (menos que 1%).

⬡ PROFILAXIA PRIMÁRIA DE COMPLICAÇÕES CARDIOVASCULARES PÓS-TRANSPLANTE DE MEDULA ÓSSEA

Para reduzir o risco de eventos cardíacos em candidatos a um TMO, pode-se identificar indivíduos de risco aumentado nos quais há indicação de medidas de profilaxia primária de complicações cardiovasculares, que podem incluir: identificar fatores de risco, a fim de modificar a dose; selecionar esquemas alternativos de eficácia comparável; utilizar análogos de antraciclina, sempre que possível; uso de drogas cardioprotetores quando indicado; e adoção de regimes de transplante menos tóxicos, como de intensidade reduzida condicionado a protocolos.

⬡ AVALIAÇÃO PRÉ-TRANSPLANTE

A avaliação cardiovascular pré-TMO depende dos fatores de risco e de comorbidades do paciente em questão. De forma geral, a avaliação clínica deve incluir:

▶ Identificação de fatores de risco: exposição prévia a antracíclicos; cardiopatia prévia; doenças autoimunes; anemia falciforme; e amiloidose.

▶ Avaliação de sintomas cardiovasculares: dor torácica; dispneia ou desconforto torácico; tolerância ao exercício; palpitações; e síncope.

▶ Exames complementares de rotina: eletrocardiograma (ECG) 12 derivações; radiografia de tórax posteroanterior e perfil; ecodopplercardiograma transtorácico; e exames laboratoriais (ureia, creatinina, potássio, magnésio, hemograma).

▶ Avaliação individualizada de risco. Considerar abordagem específica conforme suspeita clínica:

◊ suspeita de IC: coletar NT-proBNP ou BNP, troponina;

◊ suspeita de insuficiência coronariana: considerar avaliação não invasiva com angiotomografia de artérias coronárias ou avaliação com teste de estresse.

◊ quadros clínicos de suspeita de amiloidose cardíaca: solicitar RMC.

▶ Tratamento de doença cardíaca manifesta: otimizar o tratamento de comorbidades cardiovasculares antes da realização do TMO. Considerar a necessidade de procedimentos invasivos em casos selecionados.

⬡ LEITURAS SUGERIDAS

▪ Armenian SH, Sun CL, Shannon T, Mills G, Francisco L, Venkataraman K, et al. Incidence and predictors of congestive heart failure after autologous hematopoietic cell transplantation. Blood 2011;118:6023-9.

▪ Armenian SH, Sun CL, Vase T, Ness KK, Blum E, Francisco L, et al. Cardiovascular risk factors in hematopoietic cell transplantation survivors: role in development of subsequent cardiovascular disease. Blood 2012;120:4505-12.

▪ Blaes A, Konety S, Hurley P. Cardiovascular complications of hematopoietic stem cell transplantation. Current Treatment Options in Cardiovascular Medicine. 2016;18-25.

▪ Bosch X, Rovira M, Sitges M, Domènech A, Ortiz-Perez JT, de Caralt TM, et al. Enalapril and carvedilol for preventing chemotherapy-induced left ventricular systolic dysfunction in patients with malignant hemopathies: the OVERCOME trial (preventiOn of left Ventricular dysfunction with Enalapril and caRvedilol in patients submitted to intensive ChemOtherapy for the treatment of Malignant hEmopathies). J Am Coll Cardiol 2013;61:2355-62.

- Coghlan JG, Handler C, Kottaridis PD. Cardiac assessment of patients for haematopoietic stem cell transplantation. Best Practice and Research Clinical Haematology. Vol. 20, n 2, p. 247-263, 2007.

- Hertenstein B, Stefanic M, Schmeiser T, Scholz M, Göller V, Clausen M, et al. Cardiac toxicity of bone marrow transplantation: predictive value of cardiologic evaluation before transplant. J Clin Oncol 1994;12:998-1004.

- Hurley P, Konety S, Cao Q, Weisdorf D, Blaes A. Hematopoietic stem cell transplantation in patients with systolic dysfunction: can it be done? Biol Blood Marrow Transplant 2015;21:300-4.

- Murdych T, Weisdorf DJ. Serious cardiac complications during bone marrow transplantation at the University of Minnesota. 1977-1997. Bone Marrow Transplant 2001;28:283-7.

- Peres E, Levine JE, Khaled YA, Ibrahim RB, Braun TM, Krijanovski OI, et al. Cardiac complications in patients undergoing a reduced-intensity conditioning hematopoietic stem cell transplantation. Bone Marrow Transplant 2010;45:149-52.

- Popplewell LL, Forman SJ. Is there an upper age limit for bone marrow transplantation? Bone Marrow Transplant 2002;29:277-84.

- Singla A, Hogan WJ, Ansell SM, Buadi FK, Dingli D, Dispenzieri A, et al. Incidence of supraventricular arrhythmias during autologous peripheral blood stem cell transplantation. Biol Blood Marrow Transplant 2013;19:1233-7.

- Sureddi RK, Amani F, Hebbar P, Williams DK, Leonardi M, Paydak H, et al. Atrial fibrillation following autologous stem cell transplantation in patients with multiple myeloma: incidence and risk factors. Ther Adv Cardiovasc Dis 2012;6:229-36.

- Tonorezos ES, Stillwell EE, Calloway JJ, Glew T, Wessler JD, Rebolledo BJ, et al. Arrhythmias in the setting of hematopoietic cell transplants. Bone Marrow Transplant 2015;50:1212-6.

32

Avaliação pré-operatória de pacientes oncológicos

Cristina Salvadori Bittar
Ludhmila Abrahão Hajjar

INTRODUÇÃO

O paciente com câncer apresenta um grande número de condições associadas à doença neoplásica que influenciam no planejamento do tratamento antineoplásico e no manejo perioperatório. Com o aumento da idade dos pacientes com câncer há um maior número de comorbidades, aumentando a complexidade do tratamento e dos cuidados perioperatórios.

A avaliação pré-operatória requer uma interação entre as diferentes especialidades envolvidas no cuidado ao paciente oncológico, como anestesiologistas, cirurgiões, oncologistas, cardiologistas e intensivistas. A cirurgia oncológica não se encaixa na definição clássica de cirurgia eletiva, podendo ser considerada *time sensitive*, com melhores resultados se realizada entre 1 e 6 semanas após a indicação.

Avaliação pré-operatória de pacientes oncológicos

O objetivo da avaliação é guiar o paciente durante o período perioperatório da forma mais segura possível, porém sempre levando em consideração que atrasar o procedimento cirúrgico pode trazer consequências sérias como crescimento tumoral, mudando o estadiamento e, às vezes, até impossibilitando o procedimento cirúrgico.

⬡ CÂNCER, TRATAMENTO ONCOLÓGICO E IMPLICAÇÕES PERIOPERATÓRIAS

A primeira consideração deve ser feita em relação ao diagnóstico oncológico, incluindo a extensão da doença, tratamentos previamente realizados (quimioterapia, radioterapia) e seus efeitos colaterais. A extensão do procedimento cirúrgico a ser realizado, o porte cirúrgico e sua intenção curativa ou paliativa de sintomas também têm implicações relevantes no planejamento e na morbimortalidade cirúrgica.

⬡ EFEITOS DIRETOS DO CÂNCER

Performance status

Depende de muitos fatores, incluindo o tipo de neoplasia, tratamentos já realizados e presença de comorbidades. Reflete muitos parâmetros e é um indicador robusto do resultados cirúrgicos e mortalidade.

Desnutrição

Pacientes com neoplasia podem ser significativamente desnutridos por uma grande variedade de razões (náuseas, estomatites, tumores de orofaringe ou gastrintestinais). A melhora do estado nutricional pré-operatória reduz morbimortalidade, incluindo melhor cicatrização de feridas e anastomoses.

Efeitos anatômicos do tumor

O manejo das vias aéreas em pacientes com tumores de cabeça e pescoço pode ser desafiador em virtude do potencial de distorção da anatomia com dificuldade de ventilação e intubação. O planejamento prévio pela equipe da anestesia pode evitar complicações, com o uso de técnicas e materiais para via aérea difícil. Massas mediastinais também podem causar complicações por causa proximidade anatômica com a árvore traqueobrônquica, coração e grandes vasos.

⬡ EFEITOS DO TRATAMENTO ONCOLÓGICO

Quimioterapia

Dentre os efeitos adversos dos quimioterápicos no sistema cardiovascular destaca-se, pela sua maior frequência e gravidade, a agressão miocárdica com disfunção ventricular sistólica e insuficiência cardíaca (IC).

Várias quimioterapias estão associadas ao desenvolvimento de disfunção ventricular. A dose cumulativa, o esquema de administração e o uso concomitante de outras drogas cardiotóxicas determinam a chance de se desenvolver miocardiopatia. Dentre as principais complicações cardiovasculares observadas nos pacientes com câncer em tratamento, destacam-se a IC, isquemia miocárdica, hipertensão arterial sistêmica, arritmias e tromboembolismo.

Radioterapia

O tratamento com radioterapia do tórax e mediastino pode levar a lesões do coração e vasos. Os potenciais eventos adversos incluem doença arterial coronariana (DAC), pericardite, miocardiopatia, doença valvar e distúrbios de condução. Os fatores de risco relacionados são irradiação do lado esquerdo do tórax, tratamento hormonal concomitante, doença cardiovascular (DCV) prévia e uso de antracíclicos.

A radioterapia aplicada à área de cabeça e pescoço pode comprometer a via aérea. Alguns pacientes podem desenvolver trismo, redução da abertura da boca e limitação dos movimentos das estruturas faríngeas, causando dificuldades a intubação.

Risco cardiovascular

As complicações cardiovasculares no período perioperatório de cirurgias não cardíacas dependem dos fatores de risco do paciente, tipo de cirurgia, urgência, duração do procedimento e extensão e perdas de sangue e fluidos. O estresse cirúrgico aumenta a demanda miocárdica de oxigênio, além de alterar o equilíbrio entre fatores pró-trombóticos e fibrinolíticos, podendo resultar em aumento da trombogenicidade coronariana, isquemia miocárdica e IC.

As intervenções cirúrgicas podem ser divididas em baixo risco (< 1%), risco intermediário (entre 1 e 5%) e alto risco (> 5%), com relação ao risco de eventos cardiovasculares graves (infarto miocárdico e morte de causa cardiovascular) (Quad. 32.1).

QUADRO 32.1 **Risco cirúrgico estimado de acordo com o tipo de cirurgia**

Cirurgias de baixo risco < 1%	Risco intermediário 1-5%	Cirurgias de alto risco > 5%
Cirurgias superficiais	Cirurgias intraperitoneais: esplenectomia, hérnia hiato, colecistectomia	Vasculares de aorta ou grandes vasos
Mama		Revascularização aberta de membros inferiores, amputações e tromboembolectomias
Odontológicas	Carótidas sintomáticas (*stent* ou endarterectomia)	Duodeno-pancreáticas
Cirurgias endócrinas: tireoide	Angioplastia arterial periférica	Hepatectomias, cirurgias em vias biliares
Carótidas em pacientes assintomáticos (*stent* ou endareterctomia)	Reparo aneurisma endovascular	Esofagectomia
	Cabeça e pescoço	Correção de perfuração intestinal
	Neurológicas	Ressecção de adrenal
Ginecológicas menores	Ortopédicas maiores (coluna e quadril)	Cistectomia total
		Pneumectomia
Urológicas menores (ressecção transuretral de próstata)	Urológicas e ginecológicas maiores	Transplante pulmonar e hepático
	Transplante renal	
	Intratorácicas de porte menor	

Procedimentos laparoscópicos, comparados com procedimentos abertos, têm a vantagem de causar menor trauma tecidual e paralisia intestinal, resultando em menor dor incisional e melhor recuperação da função pulmonar. Entretanto, o pneumoperitôneo causa aumento na pressão intra-abdominal, redução no retorno venoso, aumento na pressão capilar pulmonar e aumento da resistência vascular sistêmica. Pacientes saudáveis toleram bem o pneumoperitôneo, porém, em pacientes com IC e obesos, podem ocorrer complicações e, nesses pacientes, o risco cardiovascular não é reduzido em comparação com as cirurgias abertas.

Etapas da avaliação cardiovascular

As etapas são: verificar as condições clínicas do paciente; avaliar a capacidade funcional; estabelecer o risco intrínseco associado ao tipo de procedimento; decidir sobre a necessidade de testes para avaliação complementar; e adequar o tratamento.

Escores de risco cardiovascular

Muitos índices têm sido propostos para estimar o risco cardiovascular, levando-se em consideração a natureza da cirurgia, a situação clínica do paciente, a presença de comorbidades e a capacidade funcional.

Os escores de risco devem ser utilizados na avaliação como uma ferramenta auxiliar e uma complementação aos dados de anamnese, exame clínico, antecedentes oncológicos e tratamentos realizados. O *revised cardiac risk índex* (RCRI), também conhecido como índice de Goldman, é um dos escores mais aceitos para estimar o risco cardiovascular (Quad. 32.2).

QUADRO 32.2 Avaliação pelo algoritmo de Lee

Variáveis
Cirurgias intraperitoneal, intratorácica ou vascular suprainguinal DAC (ondas Q, sintomas de isquemia, teste+, uso de nitrato) ICC (clínica, radiografia de tórax com congestão) Doença cerebrovascular Diabetes com insulinoterapia Creatinina pré-operatória > 2 mg/dL
Classes de risco
I (nenhuma variável, risco 0,4%); II (uma variável, risco 0,9%); III (duas variáveis, risco 7%); IV ($\geq$ três variáveis, risco 11%)

DAC: doença arterial coronariana; ICC: insuficiência cardíaca congestiva.

Outro algoritmo muito utilizado é o *guideline* do American College of Cardiology e American Heart Association (ACC/AHA). Esse algoritmo considera a capacidade funcional como um importante preditor de complicações cardiovasculares (Fig. 32.1). Pacientes com capacidade funcional < 4 METS durante sua atividade diária apresentam um risco cardiovascular aumentado de eventos no perioperatório. Em pacientes oncológicos, as toxicidades associadas aos tratamentos antineoplásicos, fadiga e dispneia são sintomas muito presentes, podendo dificultar essa avaliação.

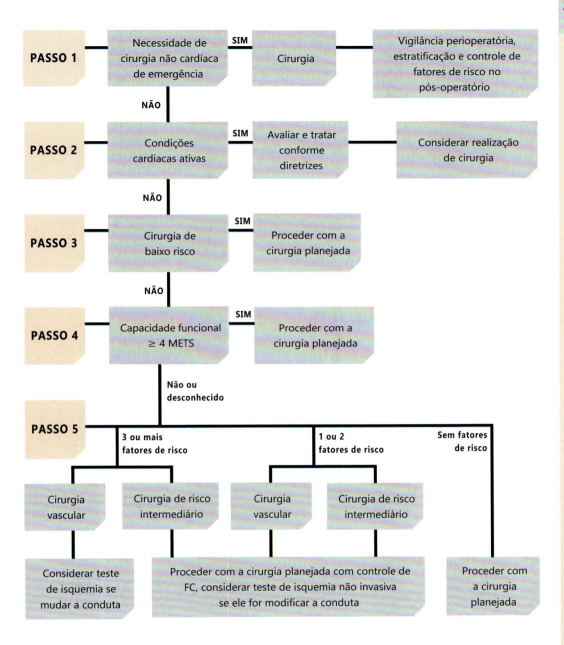

FIGURA 32.1 Modelo de fluxograma adaptado de ACC/AHA.

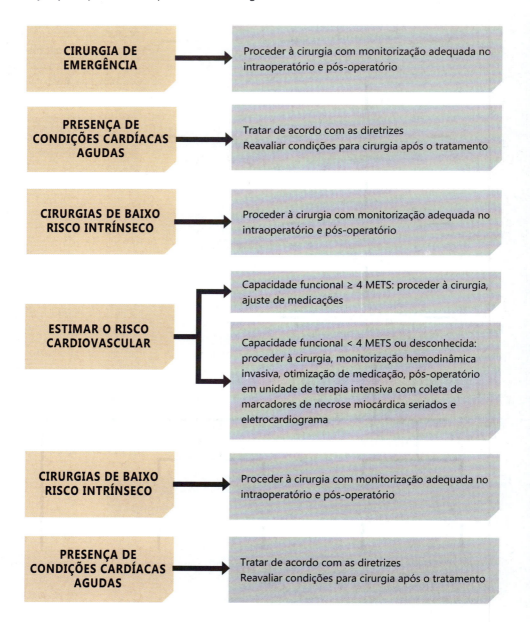

FIGURA 32.2 **Fluxograma de avaliação pré-operatória.**

⚙ PACIENTES DE ALTO RISCO

Cirurgias de grande porte, com grandes perdas de sangue e fluidos, cirurgias de longa duração, cirurgias vasculares, risco de instabilidade hemodinâmica e baixa capacidade funcional, presença de isquemia de grande extensão em exame, angina CCIII ou IV, angina instável, doença valvar grave recomenda-se reavaliar indicação de cirurgia com equipe cirúrgica e da oncologia, avaliar terapias alternativas (radioterapia, cirurgias paliativas de menor porte).

Solicitar pesquisa de isquemia miocárdica apenas se o resultado alterar a conduta:

▶ O paciente é candidato à revascularização percutânea ou cirúrgica e ao uso de antiagregantes plaquetários.

▶ Sem impacto no prognóstico oncológico.

▶ Como são raras as neoplasias que podem ter o procedimento cirúrgico adiado por alguns meses sem mudança no estadiamento, a pesquisa de isquemia miocárdica deve ser solicitada considerando riscos *versus* benefícios, sempre particularizando a conduta.

Pacientes com intervenção coronária percutânea recente

Pacientes submetidos a angioplastia apenas com balão, recomenda-se aguardar 14 dias para serem submetidos a procedimento cirúrgico. Nos casos de angioplastia com stent convencional, idealmente deve-se aguardar 4 semanas para a cirurgia. Paciente submetidos à angioplastia com *stent* farmacológico, o ideal é aguardar 6 meses para os *stents* de nova geração e 12 meses para os demais. Nos casos em que a cirurgia não puder ser adiada, sugere-se suspender clopidogrel e ticagrelor por 5 dias antes do procedimento; e prasugrel, 7 dias antes. Deve-se, se possível, manter o uso do ácido acetilsalicílico.

Em casos de alto risco de trombose de *stent*, deve-se considerar "ponte" com inibidores de glicoproteína endovenoso (eptifibatide ou tirofiban). Não é recomedada ponte com heparinas de baixo peso molecular. A dupla terapia antiplaquetária deve ser retornada assim que possível, idealmente em até 48 horas, evitando-se mais do que 10 dias sem a medicação (Tabs. 32.1 e 32.2).

TABELA 32.1 Suspensão do fármaco em caso de procedimento cirúrgico

Fármaco	Dias antes do procedimento
Clopidogrel	5
Prasugrel	6
Ticaglelor	5

TABELA 32.2 Manutenção do fármaco em caso de procedimento cirúrgico

Indicação	Recomendação	Nível de evidência
Manter uso de ácido acetilsalicílico em todo o período perioperatório, suspensão do tienopiridínico 5 dias antes da operação e reintrodução o mais precoce possível, idealmente antes que o paciente complete 10 dias de suspensão.	I	C
Manutenção da dupla antiagregação em procedimentos de baixo risco de sangramento	IIa	C

⬡ MEDICAÇÕES NO PERIOPERATÓRIO

Betabloqueadores

Pacientes em uso crônico de betabloqueadores devem ter a medicação mantida, se bem tolerados (frequência cardíaca-alvo entre 60 e 70 bpm e pressão arterial sistólica (PAS) > 100 mmHg). Em pacientes com três ou mais fatores de risco (como diabetes melito, IC, doença cerebrovascular, DAC), é possível considerar o início de betabloqueador desde que se tenha tempo para titular a dose e evitar efeitos colaterais como bradicardia e hipotensão. Idealmente, deve-se iniciar pelo menos 7 dias antes da cirurgia (dar preferência ao uso de atenolol e bisoprolol, em doses baixas). Não iniciar no dia da cirurgia.

Estatinas

Pacientes em uso crônico devem ter sua medicação continuada e a estatina deve ser iniciada em pacientes a serem submetidos a cirurgias vasculares. O início de estatinas no período pré-operatório pode ser considerado em pacientes que já têm indicação clínica para seu uso de acordo com as diretrizes vigentes e que têm programação de cirurgias de risco elevado, de preferência 2 semanas antes do procedimento.

Ácido acetilsalicílico

Deve ser descontinuado se o risco de sangramento superar o potencial benefício cardiovascular e suspenso 7 dias antes de procedimentos neurocirúrgicos, cirurgias na medula espinhal ou oftalmológicas e ressecção transuretral de próstata.

Uso de anticoagulantes antagonistas de vitamina K

Se INR $\leq 1,5$, o procedimento cirúrgico pode ser realizado com segurança.Em pacientes anticoagulados com alto risco de eventos tromboembólicos (CHA_2D_2-VASC ≥ 4, ver Tabela 32.3), deve-se considerar ponte com enoxaparina.

TABELA 32.3 CHA_2DS_2-Vasc

Sigla	Parâmetro	Pontuação
C	CHF = IC crônica	1
H	Hipertensão = HAS	1
A_2	Age = Idade > 75 anos	2
D	Diabetes	1
S_2	Stroke = AVE ou AIT pregresso	2
V	Vascular disease = doença vascular	1
A	Age = idade (entre 65 e 74)	1
Sc	Sex category = sexo feminino	1

HAS: hipertensão arterial sistêmica; IC: insuficiência cardíaca; AVE: acidente vascular encefálico; AIT: acidente isquêmico transitório.

O uso de anticoagulantes antagonistas de vitamina K também está indicado na presença de prótese valvar mecânica; no caso de tromboemebolismo recente (menos de 3 meses); e na de trombofilia. A última dose de enoxaparina deve ser realizada no máximo 12 horas antes da cirurgia. O anticoagulante oral deve ser suspenso de 3 a 5 dias antes da cirurgia, com controle de INR, até que se atinja um valor $\leq 1,5$.

Novos anticoagulantes

Em pacientes em uso de dabigatran, rivaroxaban, apixaban ou edoxaban, geralmente não é necessária ponte com heparina por causa de sua meia-vida de ação mais curta. A medicação deve ser suspensa com um tempo de quatro a cinco meias-vidas da medicação (Tabelas 32.4 e 32.5).

TABELA 32.4 Uso de dabigatran no perioperatório

Indicação	Recomendação	Nível de evidência
Pacientes em uso crônico de dabigatrana devem ter a medicação suspensa 24 horas antes da cirurgia. Nos casos de disfunção renal moderada (depuração de creatinina < 50 mL/min) ou de operações de alto risco de sangramento, como neurocirurgias, a dabigatrana deve ser suspensa pelo menos 48 horas antes da operação.	I	C
Nos casos de anestesia regional com cateter epidural, aguardar pelo menos 2 horas após a retirada do cateter para a primeira dose profilática de dabigatrana.	I	C
A reintrodução da anticoagulação deve ocorrer pelo menos 24 horas após o término da operação, desde que a hemostasia esteja adequada.	IIb	C

TABELA 32.5 Uso de rivaroxaban no perioperatório

Indicação	Recomendação	Nível de evidência
Pacientes em uso crônico de rivaroxabana devem ter a medicação suspensa 24 horas antes da cirurgia.	I	C
Nos casos de anestesia regional com cateter epidural, aguardar pelo menos 6 horas após a retirada do cateter para a próxima dose profilática de rivaroxabana. Nos casos de cateter epidural mantido no pós-operatório para analgesia, a retirada deve ocorrer após 18 horas da última dose.	I	C
A reintrodução da anticoagulação plena com rivaroxabana deve ocorrer pelo menos 24 horas após o término da operação, desde que a hemostasia esteja adequada.	IIb	C

⬡ SITUAÇÕES ESPECIAIS

Insuficiência cardíaca

Em pacientes com FEVE muito reduzida, menor que 30%, há um aumento na taxa de eventos perioperatórios, se comparados ao grupo com FEVE > 30%. Os níveis de BNP ou NT-proBNP no pré-operatório correlacionam-se com a taxa de morbimortalidade pós--operatória.

Em pacientes considerados de risco para hipotensão, a descontinuação transitória de IECA e BRA deve ser considerada no dia anterior à cirurgia, betabloqueadores devem ser continuados se possível. As medicações devem ser reintroduzidas no pós-operatório assim que as condições hemodinâmicas permitirem.

Deve ser realizada uma monitorização hemodinâmica adequada no perioperatório desses pacientes, com atenção ao estado volêmico, evitando-se sobrecarga de volume, uso adequado de diuréticos, com atenção rigorosa ao balanço hídrico.

A avaliação pelo ecocardiograma (ECO) deve ser feita em pacientes com disfunção ventricular já documentada previamente e estáveis clinicamente; é recomendado que os pacientes tenham um ECO realizado com pelo menos 1 ano. É recomendada a realização de um ECO antes da cirurgia eletiva se o paciente apresentar dispneia de origem indeterminada ou piora de classe funcional.

Estenose aórtica

A estenose aórtica grave constitui um fator de risco bem estabelecido de infarto agudo do miocárdio e de mortalidade pré-operatória. Nos casos de cirurgias de urgência em pacientes com estenose aórtica grave (área valvar ≤ 1 cm^2), a cirurgia deve ser realizada utilizando-se uma monitorização hemodinâmica mais invasiva, evitando-se alterações rápidas na volemia e de ritmo cardíaco, se possível.

No caso de cirurgias eletivas, a presença de sintomas é muito importante no processo de decisão. Em pacientes sintomáticos, deve ser considerada a troca valvar antes da cirurgia eletiva. Em pacientes que não são candidatos à troca valvar devido ao alto risco de uma cirurgia cardíaca por outras comorbidades graves, o que pode ser uma grande parcela dos pacientes oncológicos, a cirurgia eletiva deve ser realizada apenas se for essencial.

Em pacientes com contraindicação para a troca valvar, outras opções terapêuticas são a valvoplastia por cateter balão ou, de preferência, o implante de valva aórtica transcateter (TAVI). A escolha entre esses dois procedimentos deve levar em consideração o impacto da doença oncológica na expectativa de vida do paciente e o grau de urgência da cirurgia.

Com os recentes avanços nas técnicas anestésico-cirúrgicas, o risco cardíaco em pacientes com estenose aórtica grave vem caindo, com a mortalidade em 30 dias de 2,1% comparando-se com 1% em pacientes sem estenose aórtica.

Hipertensão arterial (HAS)

Em geral, a HAS é um fator de risco cardiovascular, mas não é um preditor forte de complicações no pós-operatório de cirurgias não cardíacas. Entretanto, a HAS não controlada é uma das causas mais comuns de cancelamento de cirurgias.

Quando a HAS é diagnosticada no período pré-operatório, recomenda-se a pesquisa de lesões de órgãos-alvo e de patologias cardiovasculares associadas com eletrocardiograma, função renal e sinais de IC e o início do tratamento com anti-hipertensivos.

Em pacientes com hipertensão graus 1 e 2 (PAS <180 mmHg e [PAD] < 110 mmHg) não há evidências de benefício em atrasar a cirurgia para otimização de terapia. Nesses casos, devem ser ajustadas as medicações anti-hipertensivas no período perioperatório. Em pacientes com HAS grau 3 (PAS ≥ 180 e PAD ≥ 110 mmHg), o potencial benefício em atrasar a cirurgia para otimizar a terapêutica deve ser avaliado contra o risco em se atrasar o procedimento oncológico. A principal alteração nos pacientes com HAS não controlada ocorre no intraoperatório com uma maior labilidade pressórica.

Profilaxia de endocardite infecciosa

Seguindo os *guidelines* de valvopatias da ACC/AHA de 2006, recomenda-se a profilaxia em pacientes de risco a serem submetidos a procedimentos com alta probabilidade de bacteremia: procedimentos odontológicos, geniturinários ou gastrintestinais (Quad. 32.3 e Tab. 32.6).

QUADRO 32.3 Pacientes com risco de adquirir endocardite infecciosa grave

Portador de prótese cardíaca valvar
Valvopatia corrigida com material protético
Antecendente de endocardite infecciosa
Valvopatia adquirida em paciente transplantado cardíaco
Cardiopatia congênita cianogênica não corrigida
Cardiopatia congênita cianogênica corrigida que evolui com lesão residual
Cardiopatia congênita corrigida com material protético

TABELA 32.6 Esquemas medicamentos de profilaxia para encocardite infecciosa antes de procedimentos geniturinários e gastrintestinais

Via de administração	Medicação	Dose única 30 min antes	
		Criança	Adulto
Parenteral (EV)	Ampicilina* + gentamicina	50 mg/kg	2 g
		1,5 mg/kg	
Parenteral (EV) nos casos de alergia à penicilina	Vancomicina + gentamicina	20 mg/kg	1 g
		1,5 mg/kg	

*Obs.: reforço com 1 g, 6 h após procedimento. EV: endovenoso.

CONSIDERAÇÕES FINAIS

A avaliação pré-operatória em pacientes oncológicos é um campo com várias lacunas e estudos ainda muito limitados nessa população. O objetivo da avaliação e do manejo perioperatório é possibilitar que o paciente seja submetido à cirurgia oncológica otimizando-se sua condição clínica, com a diminuição de riscos e a monitorização de eventos para condutas precoces, sempre com a intenção de que o paciente possa receber o melhor tratamento oncológico disponível, respeitando-se suas preferências e valores em relação aos procedimentos anestésico-cirúrgicos a serem adotados.

LEITURAS SUGERIDAS

- Fleisher LA, Fleischmann KE, Auerbach AD, Barnason SA, Beckman JA, Bozkurt B, et al. 2014 ACC/AHA guideline on perioperative cardiovascular evaluation and management of patients undergoing noncardiac surgery: a report of the American College of Cardiology/American Heart Association Task Force on practice guidelines. J Am Coll Cardiol 2014; Dec;9;64(22): e77-137.

- Gualandro DM, Yu PC, Calderaro D, Marques AC, Pinho C, Caramelli B, et al. II Diretriz de Avaliação Perioperatória da Sociedade Brasileira de Cardiologia. Arq Bras Cardiol 2011; 96(3 supl.1): 1-68.

- Kristensen SD, Knuuti J, Saraste A, Anker S, Bøtker HE, Hert SD, et al. 2014 ESC/ESA Guidelines on non-cardiac surgery: cardiovascular assessment and management: The Joint Task Force on non-cardiac surgery: cardiovascular assessment and management of the European Society of Cardiology (ESC) and the European Society of Anaesthesiology (ESA). Eur Heart J 2014; Sep 14;35(35):2383-431.

- Lefor AT. Perioperative management of the patient with cancer. Chest. 1999: Mai;115(5 Suppl):165S-171S.

- Manzullo EF, Weed HG. Perioperative issues in patients with cancer. Med Clin North Am 2003; Jan;87(1):243-56.

Avaliação pré-operatória de pacientes oncológicos

- Sahai SK, Zalpour A, Rozner MA. Preoperative evaluation of the oncology patient. Heart Fail Clin 2011; Jul;7(3):413-26.

- Serrano Junior CV, Fenelon G, Soeiro AM, Nicolau JC, Piegas LS, Montenegro ST, et al. Sociedade Brasileira de Cardiologia. Diretrizes Brasileiras de Antiagregantes Plaquetários e Anticoagulantes em Cardiologia. Arq Bras Cardiol 2013; 101 (3Supl.3): 1-93.

33

Seguimento tardio do paciente sobrevivente de neoplasias

Carolina Maria Pinto Domingues Carvalho Silva

INTRODUÇÃO

Os avanços contemporâneos no tratamento oncológico têm resultado no aumento crescente do número de sobreviventes de neoplasias, de modo que esses indivíduos passam a conviver com os efeitos tardios relacionados ao tratamento antitumoral ao longo dos anos. Nesses pacientes, a causa líder de mortalidade tardia não oncológica é a doença cardiovascular (DCV), que, de forma alarmante, apresenta uma taxa de mortalidade nesse grupo 8 vezes maior que aquela da população geral. Mais da metade desses indivíduos apresentam anormalidades cardíacas subclínicas entre 5 e 10 anos após a quimioterapia.

Estudos que compararam crianças sobreviventes de neoplasias a controles gêmeos, ao longo dos primeiros 30 anos após o diagnóstico do câncer, mostraram incidência de insuficiência cardíaca (IC) 25 vezes maior, de doença arterial coronariana (DAC) 10 vezes maior e de acidente vascular encefálico (AVE) 9 vezes maior. Portanto, esses riscos persistem por pelo menos 30 anos após o tratamento e, não raro, podem ser potencializados pelo estilo de vida inadequado e por interações ambientais com outros fatores com potencial aterogênico.

Na população adulta, a DCV tardia após o tratamento oncológico também é frequente e preocupante. Nesses pacientes, a interação entre os fatores de risco cardiovasculares típicos do envelhecimento e os efeitos cardiotóxicos tardios resultam no aumento exponencial do risco de eventos futuros.

⚙ CARDIOTOXICIDADE TARDIA

A cardiotoxicidade tardia é definida como aquela que ocorre a partir de 1 ano após o término do tratamento oncológico. Classicamente, ocorre após um período de latência, no qual o dano cardíaco permanece indetectável e o paciente, assintomático. A teoria mais aceita é a de que o dano cardíaco evolui de forma progressiva e permanece compensado por mecanismos de reparo endógenos. A evolução para cardiopatia manifesta ocorre em período variável (de anos até décadas), quando a progressão do dano supera os mecanismos de reparo, ou quando há perda súbita do mecanismo de reparo.

Nos sobreviventes de neoplasias da infância, a cardiopatia clínica em geral se manifesta após os 45 anos, e as apresentações mais frequentes nessa população são DAC, IC, doença valvar e arritmias, com incidências aproximadas de 5,3%, 4,8%, 1,5% e 1,3%, respectivamente. Nos adultos, essas manifestações podem ocorrer a partir de 5 a 10 anos após o tratamento oncológico, sendo DAC e IC as manifestações mais frequentes.

A seguir, segue breve comentário sobre as manifestações mais prevalentes.

Disfunção ventricular

As drogas mais relacionadas à disfunção ventricular tardia são as antraciclinas, especialmente quando utilizadas em doses elevadas em crianças < 5 anos. A associação com outros quimioterápicos, principalmente a ciclofosfamida, aumenta o risco de dano cardíaco. O uso de ciclofosfamida em monoterapia em doses elevadas tem sido associado à miocardite aguda, sendo que não é comum sua associação com danos tardios. A disfunção ventricular tardia, em geral, se apresenta como IC sintomática, com ocorrência temporal variável, sendo mais frequente nos primeiros 5 anos após o término do tratamento. No entanto, pode ocorrer a qualquer momento mesmo após esse período.

Cardiotoxicidade tardia relacionada à radioterapia

A radioterapia (RT) torácica ou mediastinal em doses > 30 Gy também é um importante fator relacionado à cardiotoxicidade tardia, especialmente quando combinada a exposição a antraciclinas. Classicamente, leva ao dano cardiovascular após décadas do término do tratamento, e está relacionada ao aumento do risco de doença aterosclerótica (DAC e DCV nos casos de irradiação cervical), doença pericárdica, doença valvar, distúrbios de condução, IC, além de disfunção endotelial e indução de um estado de inflamação sistêmica crônico.

O risco de dano cardíaco tardio após RT existe mesmo em pacientes não expostos a drogas sistêmicas cardiotóxicas concomitantes, especialmente nos tratamentos com técnicas de irradiação antigas. A principal e mais temida manifestação clínica da cardioxicidade pós RT é a DAC, e a sobreposição com FR clássicos para DCV aumenta a sua incidência.

A RT ainda parece afetar o sistema nervoso autônomo, com redução da atividade vagal e do sistema nervoso autônomo simpático, resultando em mudança do balanço autonômico em direção à dominância simpática. Esse tópico é discutido com maiores detalhes no capítulo Radioterapia e coração.

Síndrome metabólica

As alterações metabólicas também são importantes e frequentes manifestações tardias do tratamento oncológico. A síndrome metabólica é muito frequente em sobreviventes de neoplasias da infância, com incidência duas vezes maior nessa população. O hipotireoidismo após RT cervical é muito frequente nesses pacientes, e parece desempenhar papel adjuvante para o ganho de peso e alterações metabólicas nos sobreviventes.

O Quadro 33.1 resume as principais características da cardiotoxicidade tardia.

QUADRO 33.1 Principais características da cardiotoxicidade tardia

Apresentações mais comuns: IC , DAC, síndrome metabólica
Droga mais comumente relacionada: antracíclicos
Mais frequente em crianças e jovens a época do tratamento
Cardiotoxicidade por RT: apresentação tardia, forma mais comum DAC

⬡ FATORES DE RISCO PARA CARDIOTOXICIDADE TARDIA

Os fatores de risco para cardiotoxicidade tardia são muito semelhantes aos fatores de risco para lesão aguda, entre eles:

- ▶ Dose cumulativa elevada de antraciclinas.
- ▶ Crianças, especialmente < 5 anos.
- ▶ Associação de múltiplos quimioterápicos.
- ▶ Associação de radioterapia mediastinal/torácica.
- ▶ DCV adquirida ou congênita prévia ao tratamento.
- ▶ Presença de outros fatores de risco para DCV.
- ▶ História familiar de DCV.

Embora a dose cumulativa de doxorrubicina, classicamente descrita como ponto de corte para o aumento do risco de cardiotoxicidade em adultos, seja 400 mg/m^2, estudos recentes já demonstraram que o risco de dano cardíaco aumenta linearmente com o aumento das doses. Especialmente para crianças e pacientes com os fatores de risco descritos anteriormente, é recomendável vigilância a partir de doses superiores a 300 mg/m^2. Em lactentes, qualquer dose é considerada de risco.

⬡ EXAMES COMPLEMENTARES PARA AVALIAÇÃO DA CARDIOTOXICIDADE TARDIA

Considerando o alto risco de DCV nos sobreviventes de câncer, programas de vigilância ativa tem sido encorajados. Além da avaliação clínica, os métodos complementares têm papel fundamental nesse contexto, uma vez que grande parte das alterações permanecem latentes por longos períodos.

Diversas abordagens diagnósticas têm sido empregadas neste sentido, e os métodos com poder de detecção precoce (especialmente na fase subclínica) são considerados os métodos de escolha hoje. A seguir, segue breve comentário sobre os métodos disponíveis.

Biomarcadores

Os biomarcadores como troponina e peptídeo natriurético tipo B (BNP) ou NT-proBNP têm maior papel na avaliação de dano cardíaco durante e logo após a quimioterapia. Estudos com crianças demonstraram associação entre elevação de troponina e NT-proBNP nos primeiros 90 dias de tratamento com antraciclinas, e a ocorrência de remodelamento cardíaco após 4 anos do término do tratamento. Dessa forma, parece que esses biomarcadores podem predizer remodelamento ventricular tardio. Não existem dados sobre eventos clínicos nesse contexto, apenas desfechos substitutos de medidas de remodelamento ao ecocardiograma. Não há dados que suportem a coleta de biomarcadores na fase tardia do seguimento, após término do tratamento oncológico.

Ecocardiograma

O ecocardiograma transtorácico ainda é o método mais utilizado para *screening* cardiológico nos sobreviventes. Trata-se de um exame de baixo custo, alta disponibilidade, rápido, não invasivo e que permite avaliações seriadas de fácil execução. No entanto, possui baixa acurácia para detecção de danos precoces.

O ecocardiograma com avaliação do *strain* pela técnica do *speckle tracking* tem trazido resultados promissores na avaliação do dano cardíaco precoce durante a fase aguda do tratamento com antracíclicos. Contudo, ainda não há dados consistentes na avaliação do dano tardio, embora pareça haver benefício semelhante nesse contexto.

O ecocardiograma com estresse permite a pesquisa de isquemia, sendo alternativa para o rastreio de DAC tardia; no entanto, possui baixa acurácia para detecção de lesões leves ou moderadas.

Ressonância magnética cardíaca

A ressonância magnética cardíaca é o método padrão-ouro para avaliação da função ventricular, pois possui a vantagem de fornecer dados prognósticos por meio da avaliação do realce tardio. No entanto, ainda tem seu uso limitado pelo preço elevado, baixa disponibilidade e alto tempo de execução do exame. Possui importante papel nos casos em que o ecocardiograma é duvidoso e quando há necessidade de diagnóstico diferencial com outras miocardiopatias. A sequência com mapa T1 e avaliação do volume extracelular parece ser promissora na avaliação precoce de fibrose, mas ainda está em fase de validação clínica.

Angiotomografia de artérias coronárias

A angiotomografia de artérias coronárias (angioTCC) vem sendo estudada como método de avaliação de DAC em adultos jovens sobreviventes de linfoma de Hodgkin. Várias publicações foram realizadas neste cenário, em geral incluindo pacientes assintomáticos a partir de 10 anos após o tratamento com antraciclinas e RT mediastinal. São descritas taxas de DAC significativa em até 20 a 25% desses pacientes. Embora não haja o mesmo volume de publicações com outras neoplasias, a angioTCC parece ter benefício semelhante em sobreviventes expostos a combinação de RT mediastinal/torácica e antraciclinas.

A avaliação do escore de cálcio é ferramenta interessante, pois possibilita o cálculo do risco cardiovascular em longo prazo, comparação com a população de mesmo sexo e idade e controle evolutivo seriado no mesmo paciente.

Cineangiocoronariografia

As indicações da estratificação coronária invasiva nestes pacientes devem seguir as indicações da cardiologia geral. Não é recomendado que os pacientes assintomáticos sejam submetidos à estratégia invasiva com base apenas em fatores de risco. Nos casos de angioTCC sugestiva de lesões graves em pacientes assintomáticos, a indicação de estratificação invasiva deve ser individualizada e deve considerar outros exames complementares para decisão.

Teste cardiopulmonar

A avaliação da capacidade funcional com o teste cardiopulmonar tem ganhado importância recente na cardio-oncologia por permitir a avaliação integrada dos sistemas cardiovascular, pulmonar, osteomuscular e metabólico, além da aferição direta do consumo de oxigênio de pico (VO2 pico), que é um preditor independente e robusto de mortalidade cardiovascular e de mortalidade geral. A queda do VO2 pico tem sido observada como marcador da atividade e progressão da própria neoplasia, além de apresentar forte correlação com a disfunção cardíaca em uma série de contextos, inclusive após o tratamento oncológico. A queda do VO2 pode ser observada mesmo antes do comprometimento da função cardíaca, por métodos de imagem convencionais, sugerindo seu papel na detecção precoce do dano miocárdico.

Outros métodos

A ventriculografia isotópica é um método alternativo para a avaliação da função ventricular, particularmente útil nos casos de janela ecocardiográfica ruim e/ou ecocardiograma duvidoso. A cintilografia de perfusão miocárdica pode ser utilizada para pesquisa de DAC, bem como outros métodos funcionais validados para pesquisa de isquemia. A escolha do método deve considerar a *expertise* local e a disponibilidade de recursos de cada centro.

⬡ PROTOCOLOS DE SEGUIMENTO DE SOBREVIVENTES DE NEOPLASIAS

O risco de DCV nos sobreviventes de neoplasia permanece por toda a vida. O monitoramento cardiológico tem papel fundamental nesses pacientes, visando o diagnóstico precoce do dano cardíaco estrutural. Ainda não existem evidências robustas para o seguimento cardiológico neste cenário.

De modo semelhante ao seguimento preventivo da cardiologia geral, a realização de exames complementares deve ter indicação guiada pela estratificação de risco cardiovascular e pela probabilidade pré-teste, especialmente a pesquisa de isquemia. Os escores de risco cardiovascular, validados para a população geral, podem ser utilizados nesses pacientes, mas os fatores de risco para cardiotoxicidade tardia (listados anteriormente) devem sempre ser avaliados para tomada de decisão. Não existe, até o momento, escore validado para predição de risco de carditoxicidade tardia, que utilize estas variáveis. Segue breve comentário sobre as principais estratégias de monitoramento disponíveis.

▶   Avaliação clínica: é consensual que a avaliação clínica seja realizada anualmente, com foco em prevenção primária. Deve ser realizado rastreio e controle de fatores de risco para DCV, conforme diretrizes de prevenção vigentes. É recomendado o estímulo a atividade física, especialmente em sobreviventes de câncer de mama, que apresentam altas taxas de obesidade e síndrome metabólica, que são potencializadas pela hormonioterapia de longa duração e alterações próprias da menopausa.

▶   Ecocardiograma: a maioria das sociedades recomenda ecocardiograma em 1 ano após término do tratamento, com reavaliações após este período conforme julgamento clínico. O ecocardiograma sempre deve ser repetido frente a novos sintomas, mas para pacientes assintomáticos não existem evidências definitivas de periodicidades que devam ser adotadas. Alguns grupos preconizam reavaliações a cada 5 a 10 anos.

▶   BNP: a dosagem seriada de BNP de rotina não é recomendada.

▶   Pesquisa de DAC: a pesquisa de DAC em pacientes assintomáticos expostos a RT torácica/mediastinal com doses > 30 Gy ainda é muito controversa. Por tratar-se de complicação tardia, os primeiros estudos foram realizados com avaliações após 10 anos do

Seguimento tardio do paciente sobrevivente de neoplasias

término do tratamento, mas existem correntes atuais que propõem avaliação mais precoce, após 5 anos. Não há comprovação da superioridade da angioTCC em relação às provas não invasivas. A probabilidade pré-teste é especialmente importante neste contexto, sendo que a modalidade de escolha deve considerar esta probabilidade associada à disponibilidade de cada serviço. A avaliação seriada em longo prazo também é controversa, e varia entre 5 e 10 anos na literatura.

▶ Doppler carótidas: não existe recomendação específica. Parece ter valor em pacientes submetidos a RT cervical, mas com indicação individualizada.

O Quadro 33.2 resume as recomendações das principais sociedades internacionais para seguimento de sobreviventes de neoplasias.

QUADRO 33.2 Seguimento de sobreviventes de neoplasias

Sociedade	População	Método	Frequência
ASE / EACI	Pacientes de alto risco[1] expostos a QT	ECO, RMC, MUGA	Variável conforme droga
ASE / EACI	Expostos a RT torácica	ECO, ECO estresse, angioTCC, RMC estresse	ECO após 10 anos (ou 5 anos se fatores de risco múltiplos) Pesquisa de DAC, 5-10 anos após RT, com reavaliações a cada 5 anos
COG	Crianças e adolescentes expostos a antraciclinas ou RT torácica	ECO	1 ano após tratamento Reavaliar a cada 1-5 anos conforme perfil de risco[2]
NCCN	Expostos a antraciclinas com pelo menos 1 fator de risco[3]	ECO	ECO 1 anos após tratamento, repetir a critério clínico
ASCO	Expostos a antraciclinas, RT torácica, trastuzumabe	ECO, RMC, MUGA	Considerar ECO 6-12 meses após término do tratamento, repetir a critério clínico
ESMO	Expostos a RT torácica	Baseado na disponibilidade do serviço	A critério clínico

ASE: American Society of Echocardiography; EACI: European Association of Cardiovascular Imaging; QT: quimioterapia; ECO: ecocardiograma; RMC: ressonância magnética cardíaca; MUGA: multigated acquisition scan (ventriculagrafia isotópica); angioTCC: angiotomografia de artérias coronárias; COG: Children's Oncology Group; NCCN: National Comprehensive Cancer Network; ASCO: American Society of Clinical Oncology.

[1] Definidos por múltiplos fatores de risco para DCV, disfunção ventricular prévia, idade > 65 anos, dose antraciclinas > 350 mg/m², uso de trastuzumabe, inibidores VEGF, ITKs como sorafenibe ou sunitinibe.

[2] Baseados em idade na época do tratamento, dose de antraciclina e dose de RT.

[3] Hipertensão, dislipidemia, diabetes melito, história familiar de cardiopatia, idade > 65 anos, dose antraciclina > 300 mg/m², cardiopatia prévia (fibrilação atrial, DAC, qualquer outra doença estrutural de base), tabagismo, alcoolismo, obesidade.

Fonte: Adaptado de Yu AF, Yin A, Liu JE, Steingart RM. Cost-Effectiveness of Cardiotoxicity Monitoring. Aug 14, 2017.

Notem que as próprias definições de alto risco variam entre os serviços, dificultando a padronização universal do seguimento destes pacientes.

PRINCIPAIS CONSIDERAÇÕES

▶ Não existem recomendações formais de sociedades nacionais baseadas em registros de populações locais.

▸ A avaliação pré e pós-tratamento oncológico são fundamentais para controle evolutivo futuro.

▸ A escolha do método de seguimento e periodicidade deve considerar expertise local e disponibilidade de recursos.

▸ Sempre deve ser utilizado o mesmo método durante controle evolutivo.

▸ Alguns estudos de custo-efetividade foram publicados, mas ainda é necessária evidência definitiva para determinação da modalidade e periodicidade ideais.

▸ A avaliação clínica anual é fundamental e insubstituível, podendo ser realizada em rede básica, com encaminhamento a centro de referência conforme os achados.

▸ É fundamental e indispensável a conscientização de cardiologistas e oncologistas sobre os riscos do tratamento oncológico em longo prazo.

⬡ LEITURAS SUGERIDAS

▪ Adams MJ, Lipshultz SE. Pathophysiology of anthracycline and radiation-associated cardiomyopathies: implications for screening and prevention. Pediatr Blood Cancer 2005; 44(7), 600-606.

▪ Asselin BL, Devidas M, Chen L, Franco VI, Pullen J, Borowitz MJ, Lipshultz SE. Cardioprotection and safety of dexrazoxane in patients treated for newly diagnosed t-cell acute lymphoblastic leukemia or advanced-stage lymphoblastic non-hodgkin lymphoma: a Report of the Children's Oncology Group Randomized Trial Pediatric Oncology Group 9404. J Clin Oncol 2016;34(8), 854-862.

▪ Barry EV, Vrooman LM, Dahlberg SE, Neuberg DS, Asselin BL, Athale UH, Silverman LB. Absence of secondary malignant neoplasms in children with high-risk acute lymphoblastic leukemia treated with dexrazoxane. J Clin Oncol 2008;26(7), 1106-1111.

▪ Boivin JF, Hutchison GB, Lubin JH, Mauch P. Coronary artery disease mortality in patients treated for Hodgkin's disease. Cancer 1992;69(5), 1241-1247.

▪ Kremer LC, van der Pal HJ, Offringa M, van Dalen EC, Voute PA. Frequency and risk factors of subclinical cardiotoxicity after anthracycline therapy in children: a systematic review. Ann Oncol 2002;13(6), 819-829.

▪ Lipshultz SE. Dexrazoxane for protection against cardiotoxic effects of anthracyclines in children. J Clin Oncol 1996;14(2), 328-331.

▪ Lipshultz SE, Adams MJ. Cardiotoxicity after childhood cancer: beginning with the end in mind. J Clin Oncol 2010;28(8), 1276-1281.

▪ Lipshultz SE, Colan SD, Gelber RD, Perez-Atayde A R, Sallan SE, Sanders SP. Late cardiac effects of doxorubicin therapy for acute lymphoblastic leukemia in childhood. N Engl J Med 1991;324(12), 808-815.

▪ Lipshultz SE, Franco VI, Miller TL, Colan SD, Sallan SE. Cardiovascular disease in adult survivors of childhood cancer. Annu Rev Med 2015;66, 161-176.

▪ Lipshultz SE, Landy DC, Lopez-Mitnik G, Lipsitz SR, Hinkle AS, Constine LS, Miller TL. Cardiovascular status of childhood cancer survivors exposed and unexposed to cardiotoxic therapy. J Clin Oncol 2012;30(10), 1050-1057.

▪ Lipshultz SE, Lipsitz SR, Sallan SE, Dalton VM, Mone SM, Gelber RD, Colan SD. Chronic progressive cardiac dysfunction years after doxorubicin therapy for childhood acute lymphoblastic leukemia. J Clin Oncol 2005;23(12), 2629-2636.

- Lipshultz SE, Miller TL, Scully RE, Lipsitz SR, Rifai N, Silverman L B, Sallan SE. Changes in cardiac biomarkers during doxorubicin treatment of pediatric patients with high-risk acute lymphoblastic leukemia: associations with long-term echocardiographic outcomes. J Clin Oncol 2012;30(10), 1042-1049.

- Lipshultz SE, Scully RE, Lipsitz SR, Sallan SE, Silverman LB, Miller TL, Colan, SD. Assessment of dexrazoxane as a cardioprotectant in doxorubicin-treated children with high-risk acute lymphoblastic leukaemia: long-term follow-up of a prospective, randomised, multicentre trial. Lancet Oncol 2010;11(10), 950-961.

- Lipshultz SE, Vlach SA, Lipsitz SR, Sallan SE, Schwartz ML, Colan SD. Cardiac changes associated with growth hormone therapy among children treated with anthracyclines. Pediatrics 2005;115(6), 1613-1622.

- Mertens AC, Liu Q, Neglia JP, Wasilewski K, Leisenring W, Armstrong GT, Yasui Y. (Cause-specific late mortality among 5-year survivors of childhood cancer: the Childhood Cancer Survivor Study. J Natl Cancer Inst 2008;100(19), 1368-1379.

- Mertens AC, Yasui Y, Neglia JP, Potter JD, Nesbit ME Jr, Ruccione K, Robison LL. Late mortality experience in five-year survivors of childhood and adolescent cancer: the Childhood Cancer Survivor Study. J Clin Oncol 2001;19(13), 3163-3172.

- Mulrooney DA, Yeazel MW, Kawashima T, Mertens AC, Mitby P, Stovall M, Leisenring WM. Cardiac outcomes in a cohort of adult survivors of childhood and adolescent cancer: retrospective analysis of the Childhood Cancer Survivor Study cohort. BMJ 2009;339, b4606.

- Oeffinger KC, Mertens AC, Sklar, CA, Kawashima T, Hudson MM, Meadows AT, Childhood Cancer Survivor S. Chronic health conditions in adult survivors of childhood cancer. N Engl J Med 2006;355(15), 1572-1582.

- Reulen RC, Winter DL, Frobisher C, Lancashire ER, Stiller CA, Jenney ME, British Childhood Cancer Survivor Study Steering, G. Long-term cause-specific mortality among survivors of childhood cancer. JAMA 2010;304(2), 172-179.

- Tukenova M, Guibout C, Oberlin O, Doyon F, Mousannif A, Haddy N, de Vathaire F. Role of cancer treatment in long-term overall and cardiovascular mortality after childhood cancer. J Clin Oncol 2010;28(8), 1308-1315.

- Vrooman LM, Neuberg DS, Stevenson KE, Asselin BL, Athale UH, Clavell L, Sallan SE. The low incidence of secondary acute myelogenous leukaemia in children and adolescents treated with dexrazoxane for acute lymphoblastic leukaemia: a report from the Dana-Farber Cancer Institute ALL Consortium. Eur J Cancer 2011;47(9), 1373-1379.

- Ward KM, Binns H, Chin C, Webber SA, Canter CE, Pahl E. Pediatric heart transplantation for anthracycline cardiomyopathy: cancer recurrence is rare. J Heart Lung Transplant 2004;23(9), 1040-1045.

- Wexler LH, Andrich MP, Venzon D, Berg SL, Weaver-McClure L, Chen CC, . Horowitz ME. Randomized trial of the cardioprotective agent ICRF-187 in pediatric sarcoma patients treated with doxorubicin. J Clin Oncol 1996;14(2), 362-372.

34

Exercício e câncer

Marília Harumi Higuchi dos Santos

Bruna Piovezani

Carlos Eduardo Negrão

INTRODUÇÃO

O exercício estruturado é hoje considerado parte do cuidado integral padrão na terapia primária e secundária de diversas doenças crônicas. Estudos recentes mostram que ele deve ser parte também do tratamento do paciente com câncer e de sobreviventes do câncer.

O exercício regular está associado com menor risco de desenvolvimento de vários tipos de câncer e com menores taxas de recorrência tumoral e morte nos sobreviventes, particularmente dos cânceres de mama, colo e reto. Alguns dados sugerem potencial efeito dose-dependente do exercício contra o câncer de colo e possivelmente do câncer de mama pós-menopausa.

Na população geral, foi observado que os indivíduos com as maiores capacidades físicas tiveram mortalidade relacionada a câncer 40% menor do que a população geral. Entretanto, muitos desses achados indicam associação, não necessariamente causalidade, uma vez que indivíduos que se exercitam poderiam ter hábitos e atitudes mais saudáveis e maior acesso a serviços médicos. No entanto, na última década, vários estudos experimentais e em modelo animais têm mostrado mecanismos pelos quais o exercício teria efeitos ântitumorais.

Soma-se a isso o fato de o exercício aumentar a tolerância ao tratamento oncológico.

⬡ FISIOPATOLOGIA

Vários mecanismos indiretos podem mediar os benefícios do exercício contra o câncer. O exercício reduz a expressão de oncogenes, diminui os níveis de hormônios sexuais circulantes, induz vias de defesa antioxidativas e ajuda a combater várias condições metabólicas, tais como adiposidade, inflamação crônica e resistência à insulina – fatores que estão associados com alguns tipos de câncer. O exercício também induz efeitos mais diretos, com produção de miocinas que podem ter efeito antitumoral e pró-apoptose sobre as células tumorais.

Em revisão sistemática, Jones e colaboradores mostraram alguns efeitos do exercício sobre a prevenção, progressão e metástases dos tumores. Nessa revisão, o autor mostrou que o exercício atuaria tanto sobre o ambiente tumoral como de forma sistêmica.

Do ponto de vista tumoral, o exercício auxilia a resposta imune, alterando a infiltração celular de células fagocíticas e modula o perfil de citocinas, como interleucina-6 (IL6). Também modula vias apoptóticas, incluindo as vias da caspase 3, de p53, Bax e Bak, enquanto reduz a expressão de genes pró-metástases.

Do ponto de vista sistêmico, o exercício reduz a produção de espécies reativas de oxigênio pelos macrófagos, aumenta a capacidade de fagocitose dos macrófagos e a proliferação de linfócitos, bem como modula o padrão de expressão de citocinas. O exercício auxilia o metabolismo do indivíduo, melhorando a sensibilidade à insulina, a taxa insulina/glucagon, adiponectina, IGF-1, proteína C reativa, e proteína sérica amiloide, entre outras.

O exercício também auxilia no combate à progressão tumoral por meio da modulação do padrão de citocinas expressas, com redução de IL-6, TNF-alfa, e aumento de INF-gama, IL-2, IL-12 TNF-alfa, e promoção do fenótipo Th1. Além disso, aumenta a capacidade das células NK de combater a ocorrência de metástases.

⬡ RECOMENDAÇÕES

O câncer e a terapia oncológica aumentam o risco de doença cardiovascular (DCV), sendo essa a principal causa de morte nos pacientes sobreviventes. Existe evidência de que o próprio câncer atue sobre o sistema cardiovascular, reduzindo a capacidade funcional do indivíduo. Soma-se a isso o efeito tóxico sobre o sistema cardiovascular das terapias oncológicas.

Deve-se lembrar que os efeitos deletérios da terapia oncológica sobre a capacidade funcional do indivíduo com câncer não estão limitados ao coração, mas afetam também o eixo coração/pulmão/vasculatura/musculatura. Por exemplo, a radioterapia e mesmo terapias sistêmicas como quimioterapia e hormonioterapia causam disfunção pulmonar, anemia, enrijecimento arterial, bem como perda muscular. A natureza pleiotrópica desses déficits associados à terapia oncológica cria um racional para buscarmos estratégias que atuem sobre os diversos sistemas. Nesse cenário, o exercício tem a capacidade de melhorar a reserva funcional de diversos órgãos, culminando em aumento marcante da reserva cardiovascular.

O exercício pode ser prescrito nas diversas fases do tratamento oncológico, desde o diagnóstico, durante a terapia primária adjuvante, após o término da terapia adjuvante, após a identificação de fatores de risco cardiovasculares ou DCV subclínica, ou mesmo após a ocorrência de algum desfecho cardiovascular.

Os principais estudos em humanos são em câncer de mama e colo e o exercício tem se mostrado benéfico na maioria dos estudos. Entretanto, ainda existem dúvidas quanto ao tipo de exercício, à frequência e à intensidade ideais.

PRINCIPAIS CONSIDERAÇÕES

▶ Atividade física regular está associada a menor incidência de diversos cânceres e a incidência de fatores de risco cardiovasculares está aumentada em indivíduos com câncer e a DCV é a principal causa de morte de pacientes sobreviventes de câncer.

▶ Quanto às terapias, a antineoplásica está associada à perda de capacidade funcional que está relacionada às toxicidades cardíaca, pulmonar, vascular e hematológica. Nesse contexto, o exercício melhora a tolerabilidade à terapia antineoplásica e atua de forma sistêmica melhorando a capacidade cardiovascular do indivíduo, bem como o metabolismo e a resposta imunológica no ambiente tumoral e no indivíduo.

▶ Grande parte dos estudos mecanísticos a respeito do papel do exercício sobre o câncer são experimentais ou com número reduzido de indivíduos, sendo necessária a individualização da prescrição da atividade física.

☼ LEITURAS SUGERIDAS

▪ Aoi W, Naito Y, Takagi T, Tanimura Y, Kawai Y, Sakuma K, et al. A novel myokine, secreted protein acidic and rich in cysteine (SPARC), suppresses colon tumorigenesis via regular exercise. Gut 2013; 62(6) 882-9.

▪ Ashcraft KA, Peace RM, Betof AS, Dewhirst MW, Jones LW. Efficacy and mechanisms of aerobic exercise on cancer initiation, progression, and metastasis: a critical systematic review of in vivo preclinical data. Cancer Res 2016; Jul 15;76(14):4032-50.

▪ Ballard-Barbash R, Friedenreich CM, Courneya KS, Siddiqi SM, McTiernan A, Alfano CM. Physical activity, biomarkers, and disease outcomes in cancer survivors: a systematic review. J Natl Cancer Inst 2012;104:815-40.

▪ Chaosuwannakit N, D'Agostino RJr, Hamilton CA, Lane KS, Ntim WO, Lawrence J, et al. Aortic stiffness increases upon receipt of anthracycline chemotherapy. J Clin Oncol 2010;28(1):166-72.

▪ Cramer L, Hildebrandt B, Kung T, Wichmann K, Springer J, Doehner W, et al. Cardiovascular function and predictors of exercise capacity in patients with colorectal cancer. J Am Coll Cardiol 2014; Sep 30;64(13):1310-9.

▪ Demark-Wahnefried W, Aziz NM, Rowland JH, Pinto BM. Riding the crest of the teachable moment: promoting long-term health after the diagnosis of cancer. J Clin Oncol 2005;23:5814-30

▪ DeSantis C, Jemal A, Ward E, Thun MJ. Temporal trends in breast cancer mortality by state and race. Cancer Causes Control 2008;19:537-45.

▪ Ederer AK, Didier KD, Reiter LK, Brown M, Hardy R, Caldwell J, et al. Influence of adjuvant therapy in cancer survivors on endothelial function and skeletal muscle deoxygenation. PLoS One 2016;11(1): e0147691.

▪ Garatachea N, Santos-Lozano A, Sanchis-Gomar F, Fiuza-Luces C, Pereja-Galeano H, Emanuele E, et al. Elite athletes live longer than the general population: a meta-analysis. Mayo Clin Proc 2014;89:1195-1200.

- Hojman P, Dethlefsen C, Brandt C, Hansen J, Pedersen L, Pedersen BK. Exercise-induced muscle-derived cytokines inhibit mammary cancer cell growth. Am J Physiol Endocrinol Metab 2011; 301(3): E504-10.

- Jones LW, Haykowsky MJ, Swartz JJ, Douglas PS, Mackey JR. Early breast cancer therapy and cardiovascular injury. J Am Coll Cardiol 2007;50:1435-41.

- Khouri MG, Douglas PS, Mackey JR, Martin M, Scott JM, Scherrer-Crosbie M, et al. Cancer therapy-induced cardiac toxicity in early breast cancer: addressing the unresolved issues. Circulation 2012;126(23): 2749-63.

- Lakoski SG, Eves ND, Douglas PS, Jones LW. Exercise rehabilitation in patients with cancer. Nat Rev Clin Oncol 2012;9:288-96.

- Lucia A, Ramírez M. Muscling In on Cancer. N Engl J Med. 2016;375:892-4.

- Mora S, Cook N, Buring JE, Ridker PM, Lee IM. Physical activity and reduced risk of cardiovascular events: potential mediating mechanisms. Circulation 2007;116:2110-8.

35

Farmacogenômica da cardiotoxicidade induzida por quimioterápicos

Suellen Rodrigues Rangel Siqueira

Ludhmila Abrahão Hajjar

Gisele Queiroz de Oliveira

Roger Chammas

INTRODUÇÃO

Ao longo dos anos, vem ocorrendo um aumento considerável no uso da terapêutica oncológica. É inquestionável o benefício que diversos doentes obtêm com os tratamentos antineoplásicos. No entanto, com o aumento de seu uso, vêm sendo observados efeitos indesejáveis com expressão clínica importante. A cardiotoxicidade induzida pela quimioterapia pode ser dividida em subclínica e com manifestações clínicas que incluem alterações na pressão arterial, no pericárdio, arritmias, distúrbios de repolarização, alteração do intervalo QT, eventos isquêmicos, além de agressão ao cardiomiócito podendo evoluir com quadro de insuficiência cardíaca (IC). O grau de cardiotoxicidade inerente aos quimioterápicos difere entre os indivíduos. A cardiotoxicidade clínica pode variar entre 8 e 26% para a doxorrubicina, 7 e 28% para o trastuzumabe e 5 e 30% para o paclitaxel.

Há diversos fatores que influenciam na toxicidade do medicamento como idade, gênero, modo de administração, dose acumulativa, doenças cardiovasculares prévias, além da própria predisposição genética. A imprevisibilidade da resposta, após a administração desses medicamentos, gera um alto custo para a saúde pública e a própria vida do paciente. O tratamento oncológico apresenta um alto custo, portanto é necessária a busca por uma terapia mais eficaz com menos efeitos adversos.

Em razão desses fatores, há um crescimento importante na área de pesquisa da farmacogenômica. Os estudos de associação por varredura genômica (*genome-wide association studies* [GWAS]) vêm sendo cada vez mais utilizados para avaliação de polimorfismo de nucleotídeo único (SNP). Essa estratégia de estudo tem como objetivo individualizar o tratamento quimioterápico levando em consideração dois fatores importantes: o genoma da célula tumoral (linhagem somática); e o genoma do paciente (linhagem germinativa).

LINHAGEM SOMÁTICA

Uma célula saudável tem a capacidade de regular sua replicação; quando ela perde essa capacidade, torna-se uma célula cancerígena. Assim, essa célula maligna pode continuar seu processo de replicação, levando ao crescimento tumoral. A partir dessa aberração genética, a célula tumoral passa a apresentar um genoma somático. A mutação do gene está relacionada ao comportamento desse tumor primário, poder de metástase e agressividade.

Desvendando a carga genética do tumor seria possível predizer a agressividade e comportamento no futuro. Portanto, com um estadiamento genético, haveria a possibilidade de um tratamento individualizado, com menos efeitos adversos e menor custo para o sistema de saúde.

Identificando-se biomarcadores genéticos que mostram a sensibilidade dos tumores a certas drogas, poderia haver um tratamento mais efetivo, diminuindo a falha terapêutica.

LINHAGEM GERMINATIVA

O genoma do paciente pode alterar de forma direta a farmacocinética dos quimioterápicos. A dose de administração de muitas drogas é calculada com base na superfície corporal, sem levar em consideração a absorção, o metabolismo, a distribuição e os metabólitos formados, que estão diretamente ligados à variabilidade do genoma de cada indivíduo. As alterações nos genes codificadores de enzimas e transportadores podem expor o paciente a um risco maior de toxicidade após administração das drogas ou diminuir a absorção e eficácia.

Entendendo melhor esse processo biológico, seria possível mudar ou amenizar a toxicidade desses medicamentos. Pacientes com alguma variante aumentando sensibilidade ao tratamento podem não suportar a dose eficaz necessária. Com a elucidação desses mecanismos e o emprego dessa prática clínica, haveria a chance de programar um tratamento alternativo para esses pacientes (Fig. 35.1).

FARMACOGENÔMICA

A resposta da quimioterapia depende da concentração plasmática das drogas anticancerígenas, que é controlada por fatores da farmacocinética. Entretanto, variantes genéticas podem alterar todo esse processo. Por isso, há aumento nas pesquisas sobre farmacogenômica com a intenção de descobrir as variantes associadas aos desfechos clínicos dos quimioterápicos.

Os estudos de farmacogenômica são baseados em caso-controle, nos quais há uma comparação entre as variantes genéticas do grupo com o fenótipo investigado *versus* grupo sem o fenótipo em questão.

Há dois tipos de estudo genômico: 1 – estudos nos quais se pesquisam um gene ou uma lista de genes pré-selecionados; e 2 – estudos de associação de todo o genoma (GWAS), nos quais analisam-se pequenas variações que podem estar ligadas ao fenótipo investigado. Enquanto o estudo de gene candidato investiga um polimorfismo de nucleotídeo único (SNP), o GWAS analisa milhões de polimorfismos de nucleotídeo único.

Os pesquisadores tentam encontrar uma associação entre o fenótipo e as variações genéticas do genoma. O objetivo consiste em entender como essas variações afetam o mecanismo de ação de certas doenças e as vias metabólicas de alguns medicamentos.

Os GWAS são baseados no conceito do desequilíbrio de ligação, no qual ocorre uma combinação não aleatória de alelos ou marcadores genéticos em dois ou mais *loci* de uma forma frequente em determinada população.

Mesmo que o estudo de associação do genoma baseado no desequilíbrio de ligação seja uma ótima ferramenta para mapear traços mendelianos predispostos devido à segregação de alelos de risco não é tão eficiente para encontrar traços poligênicos como na toxicidade por quimioterápicos.

A multiplicidade dos genes envolvidos na cardiotoxicidade por quimioterápicos não é o único fator limitante dos GWAS. A estratificação da população consiste em um limitante maior por causa da heterogeneidade dos desequilíbrios de ligação entre etnias diferentes. Assim, diferenças menores que ocorrem entre etnias podem resultar em um falso-positivo entre caso e controle.

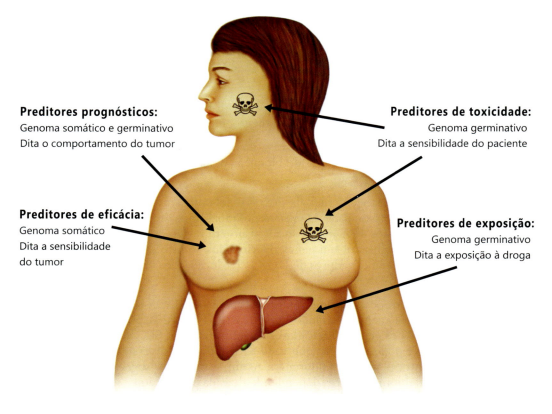

FIGURA 35.1 O prognóstico do tumor está associado aos genomas somáticos e germinativos.
Fonte: Adaptada de Use of pharmacogenetics for predicting cancer prognosis and treatment exposure, response and toxicity. Daniel L Hertz and Howard L McLeod.

⌀ DOXORRUBICINA

A DOX é um antibiótico glicosídico, pertencente ao grupo das antraciclinas, isolado de culturas de *Streptomyces peucetius*. Após sua administração, 50% da dose sofre metabolização intracelular, enquanto a outra metade é excretada. Vários fatores estão associados à cardiotoxicidade, incluindo genéticos e não genéticos. Pessoas do sexo feminino têm predisposição maior do que as do sexo masculino, pacientes com idade inferior a 4 anos e superior a 65 também mostram uma incidência maior. Além de doenças crônicas como hipertensão, doença hepática e doença cardíaca prévia. Há várias teorias para explicar a fisiopatologia da cardiotoxicidade induzida por esta antraciclina, embora ainda não tão bem elucidada a preferência pelo cardiomiócito. Os principais processos propostos levam em consideração seu mecanismo de metabolização que envolvem a peroxidação lipídica e o estresse oxidativo. Várias enzimas metabolizadoras estão envolvidas nesse processo metabólico.

Diversos genes estão envolvidos na cardiotoxicidade induzida pela DOX e o fenótipo ocorre devido à contribuição de quatro mecanismos moleculares principais:

1. O anel quinona compartilhado entre os metabólicos da DOX serve como um aceitador de elétrons e participa de reações oxidativas, resultando na geração de oxigênio e peróxido de hidrogênio e na formação de espécies reativas de oxigênio dependentes ou não de ferro.

2. A DOX desregula a mitocôndria por meio de um poro de transição mitocondrial irreversível ou associação do BCL2 com proteína X ou BCL2 like 1, disparando o citocromo C e desencadeando a cascata de apoptose. A mitocôndria tem um papel importante na cardiotoxicidade porque se apresenta em abundância nas células cardíacas dos adultos, ocupando um volume celular de 30%.

3. A DOX impede a dissociação da topoisomerase-II-beta do DNA após realizado um corte, evitando a religação e, consequentemente, induzindo a apoptose celular.

4. Desempenha um papel importante na ativação de receptor de rianodina 2, levando à liberação de cálcio na célula. Além de bloquear o transportador sarcoplasmático de cálcio, evitando sua reabsorção.

Nos estudos sobre a farmacogenômica da doxorrubicina foram encontrados genes com diferentes papéis na cardiotoxicidade. Dentre os polimorfismos de nucleotídeo único identificados, foram encontrados 45% que se localizavam em região codificadora de proteínas transportadoras, 27% localizados em genes relacionados ao estresse oxidativo, 19% responsáveis por enzimas metabolizadores de DOX e 9% localizados em genes envolvidos na reparação e replicação do DNA.

Os SNP associados aos desfechos clínicos inerentes ao uso da DOX são de diferentes alelos de frequência global menor, variando de 0,013 (SNP rs2229109) a 0,486 (SNP RS 4877847), localizados nos genes codificadores de transportador, SLC28A3 e ABCB1, respectivamente. Não se pode esquecer que cada SNP tem uma diversidade nos alelos de frequência menor entre populações diferentes. Assim, esses dados sugerem a necessidade do rastreamento com biomarcadores dependendo de cada população.

O gene ABCC2 codificador da proteína transportadora MRP2 desempenha um papel na quimiorresistência da DOX e, "derrubando" esse transportador, aumentar-se-ia a sensibilidade da célula com o aumento do acúmulo da droga intracelular.

O RALBP1, gene codificador da proteína RalAbinding 1, tem um papel importante na regulação da concentração intracelular de DOX e protege a célula contra o estresse oxidativo. Assim, a deleção desse gene aumenta a sensibilidade celular à doxorrubicina. O gene AKR1A1 codifica uma enzima redutase que é responsável por converter a DOX em seu metabólico alcoólico; este, por sua vez, está ligado ao desenvolvimento de cardiotoxicidade. Polimorfismo genético no gene AKR1A1 mostrou alterar o metabólito ativo.

A DOX liga-se à topoisomerase II beta (TOP2B) e ao DNA, causando ruptura da cadeia dupla e provocando a morte celular. A deleção específica cardíaca da TOP2B em ratos mostrou um efeito cardioprotetor, provavelmente por meio da manutenção da expressão normal de coativadores da transcrição.

Apesar dos avanços na identificação de polimorfismos genéticos associados à cardiotoxicidade do efeito da doxorrubicina, ainda há muitos limitantes. A cardiotoxicidade parece ser uma característica poligênica e os testes de associação baseados em polimorfismo de nucleotídeo único ignoram efeitos sinérgicos e antagônicos entre diferentes polimorfismos de genes. Determinando melhor a relação entre SNP/haplótipos e a cardiotoxicidade pela DOX com estudos maiores, será possível introduzir biomarcadores na prática clínica.

⬡ LEITURAS SUGERIDAS

- Adão R, Keulenaerb G, Leite-Moreira L, Brás-Silva C. Cardiotoxicidade associada à terapêutica oncológica: mecanismos fisiopatológicos e estratégias de prevenção. Rev Port Cardiol. 2013 Mai; 32(5): 395-409.

- Botstein D, Risch N. Discovering genotypes underlying human phenotypes: past successes for mendelian disease, future approaches for complex disease. Nat Genet 2003;33(Suppl):228-37.

- Hertz DL, McLeod HL. Use of pharmacogenetics for predicting cancer prognosis and treatment exposure, response and toxicity. J Hum Genet 2013;58:346-52.

- Magdy T, Burmeister BT, Burridge PW. Validating the pharmacogenomics of chemotherapy-induced cardiotoxicity: what is missing? Pharmacol Ther 2016;168:113-125.

- Reich DE, Cargill M, Bolk S, Ireland J, Sabeti PC, Richter DJ, et al. Linkage disequilibrium in the human genome. Nature 2001;411:199-204.

- Swain SM, Whaley FS, Ewer MS. Congestive heart failure in patients treated with doxorubicin: A retrospective analysis of three trials. Cancer 2003;97:2869-79.

- Welter D, MacArthur J, Morales J, Burdett T, Hall P, Junkins H, et al. The NHGRI GWAS Catalog, a curated resource of SNP-trait associations. Nucleic Acids Res 2014;42:D1001-6.

- Wouters KA, Kremer LC, Miller TL, Herman EH, Lipshultz SE. Protecting against anthracycline-induced myocardial damage: a review of the most promising strategies. Br J Haematol 2005;131:561-78.

36

Prevenção da cardiotoxicidade

Aline Sabrina Holanda Teixeira Moraes
Ana Carolina Noronha Campos Berbel
Rodrigo Batista Rocha
Ana Cristina Dalarmelina Almança

INTRODUÇÃO

As complicações cardiovasculares secundárias ao uso dos agentes quimioterápicos podem alterar a sobrevida e a qualidade de vida dos pacientes, desde o diagnóstico até toda a história natural da doença.

A morbidade e mortalidade cardíaca podem ser atenuadas por estratégias preventivas que incluem monitoramento cardíaco frequente e o uso de medidas cardioprotetoras. A interação entre o cardiologista e o oncologista é necessária a fim de intervirem na história natural da doença e promoverem ações estratégicas no manejo dos pacientes com câncer.

DEFINIÇÕES

A prevenção da cardiotoxicidade pode ser abordada em estratégias primordial, primária e secundária (Quad. 36.1).

QUADRO 36.1 **Definição de cardiotoxicidade**

Definições	
Prevenção primordial	Avaliação de todos os pacientes previamente à terapia do câncer. Controle dos fatores de risco. Estratificação de risco.
Prevenção primária	Realizada nos pacientes submetidos a drogas cardiotóxicas. Sinais precoces de disfunção miocárdica. Diagnóstico baseado em sinais clínicos, biomarcadores e exames de imagem.
Prevenção secundária	Instituição da terapia após detecção do evento cardiovascular.

PRINCIPAIS EFEITOS ADVERSOS AO SISTEMA CARDIOVASCULAR

As manifestações clínicas cardiovasculares secundárias ao tratamento quimioterápico estão sistematizas a seguir (Quad. 36.2).

QUADRO 36.2 Manifestações clínicas cardiovasculares secundárias ao tratamento quimioterápico

Manifestações clínicas da cardiotoxicidade
Disfunção sistólica e diastólica ventricular esquerda e IC
Doença aterosclerótica e isquemia miocárdica
Bloqueios atrioventriculares e arritmias
Intervalo QTc prolongado e alterações no segmento ST
HAS
Doença vascular periférica
Doença tromboembólica
HP

IC: insuficiência cardíaca; HAS: hipertensão arterial sistêmica; HP: hipertensão pulmonar.

EFEITOS RELACIONADOS À QUIMIOTERAPIA

O Quadro 36.3 sistematiza os agentes quimioterápicos e os efeitos cardiovasculares da cardiotoxicidade.

QUADRO 36.3 Quimioterápicos e cardiotoxicidade

Classe	Droga	Efeito cardiovascular
Antraciclinas	Doxorrubicina	IC
	Epirrubicina	
	Idarrubicina	
Inibidores da tirosina quinase	Imatinibe	IC
	Lapatinibe	IC
	Dasatinibe	IC, derrame pericárdico, disfunção ventricular, angina, DAC
	Nilotinibe	IC, AVE, prolongamento QTc
Agentes alquilantes	Ciclofosfamida Ifosfamida Bussulfan Mitomicina	IC leve, arritmias
	Cisplatina	IC, fenômeno de Raynaud, hipertensão arterial, eventos isquêmicos cerebrais
Agentes antimicrotúbulo	Docetaxel Paclitaxel	Bradicardia, DAC, IC
Antimetabólitos	5-fluorouracil Capecitabina (pró-fármaco)	Prolongamento QTc, IC, vasoespasmo coronariano
	Gencitabina	Arritmia Isquemia miocárdica - angina - IAM

continua

Classe	Droga	Efeito cardiovaslocular
Terapias hormonais	Tamoxifeno	Tromboembolismo
Anticorpos monoclonais	Trastuzumabe Cetuximabe	IC, edema
	Alentuzumabe Bevacizumabe	Hipotensão arterial, IC
Antagonista de purina	Fludarabina	Hipotensão, dor precordial
Inibidores de topoisomerase/	Irinotecano	*Flutter* atrial, IC, hipotensão, bradicardia
Epidoflotoxinas	Etoposídeo (em associação com alquilantes)	Angina, IAM
Agentes biológicos	Interferon-alfa	Isquemia miocárdica, arritmias atriais e ventriculares, IC
	Interleucina-2	Hipotensão, síndrome da resposta inflamatória sistêmica
	Ácido transretinóico (ATRA)	Derrame pericárdico (tamponamento cardíaco), isquemia miocárdica
Alcaloides da vinca	Vincristina	Isquemia miocárdica, vasoespasmo conorariano
	Vinblastina	
	Vinorelbina	
Inibidores da aromatase	Tamoxifeno	Fenômenos tromboembólicos, hipercolesterolemia
Moduladores do receptor de estrogênio	Letrozol	TVP, embolia de pulmão, AVE
	Anastrozol	
	Exemestano	

IC: insuficiência cardíaca; DAC: doença arterial coronariana; AVE: acidente vascular encefálico; IAM: infarto agudo do miocárdio; TVP: trombose venosa profunda.

O Quadro 36.4 sistematiza os fatores de risco atribuídos previamente ao tratamento oncológico.

QUADRO 36.4 Fatores de risco atribuídos previamente ao tratamento oncológico

Fatores de risco oncológicos	Fatores de risco cardiológicos
Dose planejada > 200 mg/m² de antracíclicos	História de doença aterosclerótica ou infarto prévio
Combinação de agentes cardiotóxicos: antracíclicos, ciclofosfamida, trastuzumabe, paclitaxel e outras associações	Disfunção ventricular prévia História de IC
História de radiação mediastinal prévia	Diabetes Melito Hipertensão Tabagismo Dislipidemia História familiar de doença aterosclerótica Sexo feminino Idade < 15 anos ou > 75 anos

AVALIAÇÃO INICIAL CARDIOLÓGICA NO PACIENTE COM CÂNCER

Na anamnese e no exame físico completo, devem-se identificar comorbidades e estratificar os pacientes. Na avaliação inicial cardiológica desta população, é importante discutir com oncologista o tipo de quimioterapia programada, dose de radiação e toxicidades não cardíacas, tais como desidratação, anemia, neutropenia, alteração da função renal, que poderão ter impacto na cardiopatia prévia e no tratamento cardiológico a ser instituído.

A triagem dos pacientes é feita de acordo com o risco estratificado: baixo, intermediário e alto (Figura 36.1) e deve-se otimizar condições clínicas antes do tratamento do câncer.

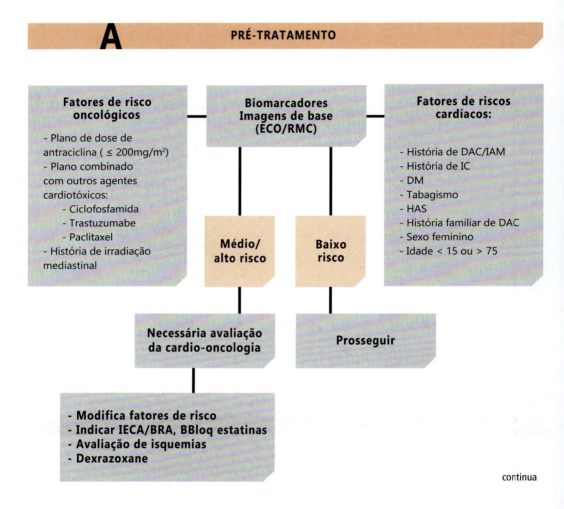

continua

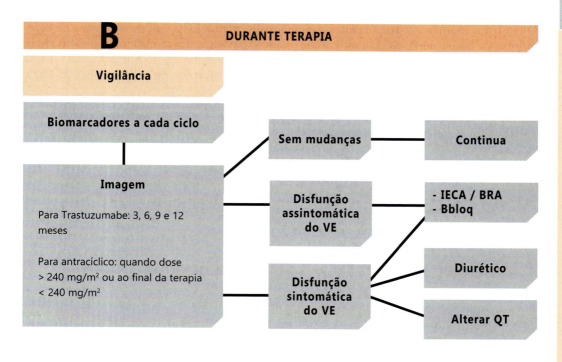

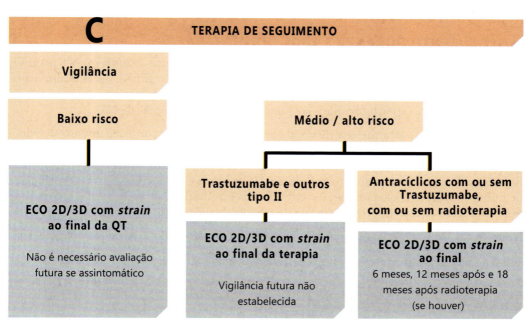

FIGURA 36.1 Fluxograma sugerido para triagem e detecção precoce da cardiotoxicidade.

ECO: ecocardiograma; DAC: doença arterial coronariana; IAM: infarto agudo do miocárdio; IC: insuficiência cardíaca; DM: diabetes melito; HAS: hipertensão arterial sistêmica; IECA: inibidores da enzima conversora de angiotensina; BRA: bloqueadores do receptor de angiotensina; Bbloq: Betabloqueador.

Fonte: Adaptado de Carine E. Hamo et al. Circ. Heart Fail. 2016;9:e002843.

Prevenção da cardiotoxicidade

Quanto aos exames, são importantes o eletrocardiograma (ECG), os de imagem e biomarcadores de base e seriados (Quadro 36.5) . Caso o paciente seja considerado de alto risco, pode-se considerar a introdução de fármacos cardioprotetores como inibidores da enzima conversora da angiotensina (IECA), bloqueadores do receptor de angiotensina (BRA) e betabloqueadores.

QUADRO 36.5 Exames solicitados para avaliação inicial pré-tratamento oncológico com rotina de avaliação inicial no paciente com câncer

Eletrocardiograma
Radiografia de tórax
Ecocardiograma ou ressonância magnética cardíaca
Dosagem de eletrólitos, perfil lipídico, função renal, hemograma e coagulograma
Dosagem de biomarcadores (troponina, BNP ou NT-proBNP)

⚘ MANEJO DO PACIENTE EM PROGRAMAÇÃO DE QUIMIOTERAPIA

Este manejo requer a realização de anamnese e exame físico detalhados em busca das alterações cardiovasculares prévias; a solicitação de ECG antes e durante a QT para identificar distúrbios de condução, arritmias e alterações no segmento ST; a realização de radiografia de tórax e de exames laboratoriais gerais como hemograma, eletrólitos, perfil lipídico, função renal e coagulograma; a avaliação basal da função cardíaca; a dosagem de biomarcadores (troponina I, BNP ou NT-proBNP).

⚘ SEGUIMENTO DURANTE E APÓS QUIMIOTERAPIA

Deve-se proceder à dosagem de biomarcadores como troponina I, BNP ou NT-proBNP. Recomenda-se que a fração de ejeção do ventrículo esquerdo (FEVE) seja avaliada por meio de uma imagem cardíaca (ecocardiograma transtorácico 2D, 3D, *strain* ou ressonância magnética cardíaca) após o término da QT ou se início de sintomas de IC.

Recomenda-se utilizar a mesma modalidade de imagem para acompanhamento devido à variação observador-dependente e diferentes métodos de avaliação da FEVE nos exames. A frequência e os intervalos dos exames de imagem e biomarcadores variam de acordo com os fatores de risco, com o tipo de quimioterapia utilizada e com a dosagem total planejada de quimioterápico. Deve também ser considerada a avaliação da função cardíaca após uma dose total cumulativa de 240 mg/m^2 de doxorrubicina (ou equivalente).

A Tabela 36.1 ilustra a relação entre cardiotoxicidade e dose cumulativa de antracíclicos.

TABELA 36.1 Cardiotoxicidade *versus* dose cumulativa de antracíclico

Dose*	Cardiotoxicidade relativa	Incidência de IC acrescida em > 5% quando excedida a dose cumulativa (mg/m^2)
Doxorrubicina (infusão rápida)	1	400
Epirrubicina	0,7	900
Daunorrubicina	~0,75	800
Idarrubicina	0,53	150

*Dose de equivalência de antraciclina considerando a doxorrubicina como referência.
Fonte: Adaptada de Anthracycline cardiotoxicity: clinical aspects, recognition, monitoring, treatment, and prevention. Ewer MS, Yeh ET, eds. Cancer and the Heart, 2013

⊕ CONDUTAS CARDIOPROTETORAS

O dexrazoxano é um quelante do ferro intracelular potente. Pode ser usado em pacientes metastáticos de alto risco, que receberam > 300 mg/m² doxorrubicina e se beneficiariam de administração de antraciclina adicional.

Recomenda-se a administração de 1.000 mg/m² quando for utilizada doxorrubicina na dose de 50 mg/m² (na proporção de 1:20) ou epirrubicina na dose de 100 mg/m² (na proporção de 1:10), procedendo-se à infusão durante 15 minutos cerca de 30 minutos antes do ciclo da quimioterapia.

Recomenda-se o uso de IECA e/ou BRA, associado a betabloqueadores e espironolactona quando tolerados, nos pacientes que apresentem queda de fração de ejeção do ventrículo esquerdo (FEVE) > de 10% e que apresentam FEVE <50%.

As estatinas, além da redução lipídica, exercem efeitos cardioprotetores por meio de mecanismos pleotrópicos. Estão associadas à redução do risco de hospitalizações por IC e reduz a queda da FEVE. O medicamento recomendado é a atorvastatina na dose de 40 mg.

A substituição por alternativas de agentes menos cardiotóxicos, tais como epirubicina em vez de doxorrubicina, ou formulações lipossomais, pode reduzir ainda mais os efeitos adversos cardíacos. O Quadro 36.6 traz os fármacos utilizados na cardioproteção.

QUADRO 36.6 Fármacos utilizados na cardioproteção

Dexrazoxane
Epirrubicina ou antracíclico lipossomal
IECA ou BRA
Betabloqueadores
Estatinas

IECA: inibidor do receptor de angiotensina; BRA: bloqueador do receptor de angiotensina II.

⊕ MODIFICAÇÕES DO ESTILO DE VIDA E CONTROLE DOS FATORES DE RISCO

São importantes as seguintes medidas: cessar o tabagismo e o abuso de álcool e drogas ilícitas; adotar dieta saudável rica em verduras e frutas; manter o índice massa corporal (IMC) < 25 kg/m²; controlar a hipertensão arterial; fazer o controle da dislipidemia (estatinas); fazer o controle do diabetes melito; praticar exercício físico regular.

⊕ PERSPECTIVAS

A maior compreensão dos mecanismos moleculares, celulares e genéticos poderá facilitar o desenvolvimento de abordagens terapêuticas orientadas especificamente e auxiliará na redução da toxicidade relacionada com o tratamento.

O desenvolvimento de estudos randomizados sobre prevenção da cardiotoxicidade, identificando os pacientes com maior benefício de condutas mais precoces, trará benefícios na morbimortalidade, além de melhor qualidade de vida aos sobreviventes de câncer.

♂ LEITURAS SUGERIDAS

- Cardinale D, Sandri M, Colombo A, Colombo N, Boeri M, Lamantia G, et al. Prognostic value of troponin I in cardiac risk stratification of cancer patients undergoing high-dose chemotherapy. Circulation. 2004;109:2749-2754.

- Cardinale D, Colombo A, Torrisi R, Sandri MT, Civelli M, Salvatici M, et al. Trastuzumab-induced cardiotoxicity: clinical and prognostic implications of troponin I evaluation. J Clin Oncol 2010; 28:3910-3916.

- Hamo CE, Bloom MW, Cardinale D, Ky B, Nohria A, Baer L, et al. Cancer therapy-related cardiac dysfunction and heart failure: part 2: prevention, treatment, guidelines, and future directions. Circulation: Heart Failure. 2016;9:e002843.

- Kalam K, Marwick TH. Role of cardioprotective therapy for prevention of cardiotoxicity with chemotherapy: a systematic review and meta-analysis. Eur J Cancer. 2013; 49(13):2900-2909.

- Kalay N, Basar E, Ozdogru I Er O, Cetinkaya Y, Dogan A, et al. Protective effects of carvedilol against anthracycline-induced cardiomyopathy J Am Coll Cardiol. 2006;48:2258-2262.

- Nohria A. Prevention os Cardiomyophaty in Patients with Cancer. Am Col Cardiol. 2016.

- Sandri MT, Salvatici M, Cardinale D, Zorzino L, Passeini R, Lentati P, et al. N-terminal pro-B-type natriuretic peptide after high-dose chemotherapy: a marker predictive of cardiac dysfunction? Clin Chem 2005;51(8): 1405-1410.

- Spallarossa P, Maurea N, Cabeddu C, Madonna R, Mele D, Monte I, et al. A recommended practical approach to the management of anthracycline-based chemotherapy cardiotoxicity: an opinion paper of the working group on drug cardiotoxicity and cardioprotection, Italian Society of Cardiology. J Cardiovasc Med (Hagerstown). 2016 May; 17(Suppl 1): S84-S92.

- Truong J, Yan AT, Cramarossa G, Kelvin KWC. Chemotherapy-induced cardiotoxicity: detection, prevention and management. Canadian Journal of Cardiology. 2014.

- Zamorano JL, Lancellotti P, Rodrigues MD, Aboyans V, Asteggiano R, Galderins M, et al. ESC Position Paper on cancer treatments and cardiovascular toxicity developed under the auspices of the ESC Committee for Practice Guidelines The Task Force for cancer treatments and cardiovascular toxicity of the European Society of Cardiology (ESC). Eur J Heart Fail 2017; Jan; 19 (1): 9-42.

ÍNDICE

A

ABCDE para prevenção cardiovascular em pacientes com LMC, 75
Acidente vascular encefálico em oncologia, 175
    acidente vascular encefálico hemorrágico, 177
        avaliação e tratamento, 178
    acidente vascular encefálico isquêmico, 176
        tratamento, 177
Acompanhamento do paciente, 220
Agentes alquilantes, 45
    formas de cardiotoxicidade, 46
        bussulfano e mitomicina, 48
        ciclofosfamida, 46
        cisplatina e carboplatina, 47
        ifosfamida, 47
Agentes quimioterápicos, 164
    associados ao prolongamento de QT, 154
Algoritmo, 115-116, 152
    ABCDE para prevenção de DCV em portadores de LMC recebendo terapêutica
    diagnóstico para amiloidose cardíaca, 115
    para diagnóstico em pacientes com suspeita de amiloidose, 116
    para terapia antitrombótica no câncer associado à fibrilação arterial, 152
Amiloidose cardíaca, 111
    diagnóstico, 113
        exames complementares, 114
    manifestações clínicas, 112
        amiloidose, 112
            de cadeia leve, 112
            hereditária (ATTRm), 112
            sistêmica senil ou selvagem, 112
    tratamento, 116
        transplante cardíaco, 117
        tratamentos emergentes - terapia direcionada para amiloidose, 117
            imunoterapia, 117
        tratamentos farmacológico e dispositivos cardíacos, 116
Análise de segurança cardíaca de ensaios clínicos, 18
AngioTC de artérias pulmonares positiva para EP, 200
Anticorpos monoclonais, 49
    apresentação clínica, 51
        alemtuzumabe, 52
        bevacizumabe, 52
        cetuximabe, 52
        imatinibe, 53
        lapatinibe, 53
        rituximabe, 52
        sorafenibe e sunitinibe, 53
        trastuzumabe e pertuzumabe, 52
        tratamento da cardiotoxicidade associada aos anticorpos monoclonais, 53
    fatores de risco para cardiotoxicidade por anticorpos monoclonais, 51
    fisiopatologia, 50
Antimetabólitos, 41
    diagnóstico, tratamento e profilaxia, 43
    fatores de risco, 42

fisiopatologia, 42
incidência, 41
quadro clínico, 42
reexposição ao 5-FU, 44
Antraciclinas, 11
definição, 12
diagnóstico, 12
fatores, 13-14
de risco, 13
protetores, 14
mecanismo de toxicidade, 11
tratamento, 15
Apresentações, 02, 142
clínicas mais frequentes da cardiotoxicidade, 02
de angina instável, 142
Arritmias, 149
fibrilação atrial, 149
fisiopatologia, 150
tratamento, 150
terapias antitrombóticas, 151
QT longo, 152
medicamentos que levam ao aumento do intervalo QT, 154
bradicardia, 155
dasatinibe, sunitinibe, pazopanibe, vorinostat, 155
nilotinibe, 155
trióxido de arsênico, 154
tratamento, 155
Ativação, 66-67
celular no ambiente tumoral, 67
da célula T no linfonodo, 66
Avaliação cardiológica e acompanhamento do paciente peritransplante de medula óssea (autólogo), 239
avaliação pré-transplante, 241
complicações cardiovasculares associadas ao transplante de medula óssea, 240
estresse cardiovascular associado ao transplante, 240
fatores de risco, 240
profilaxia primária de complicações cardiovasculares póstransplante de medula óssea, 240
Avaliação cardiovascular, 229, 231
durante a QT, 231
pré, pós e durante a quimioterapia, 229
avaliação cardiovascular, 229, 231-232
durante a quimioterapia, 231
pós-quimioterapia, 232
pré-quimioterapia, 229
detecção e tratamento da cardiopatia subclínica, 230
manejo, 230-231
da cardiopatia crônica, 231
dos fatores de risco para doença cardiovascular, 230
Avaliação do cardiopata crônico candidato à quimioterapia, 235
fatores de risco, 235
hipertensão, 236
insuficiência cardíaca, 237
isquemia miocárdica, 236
Avaliação, 243, 246
pelo algoritmo de Lee, 246
pré-operatória de pacientes oncológicos, 243

câncer, tratamento oncológico e implicações perioperatórias, 244
efeitos diretos do câncer, 244
    desnutrição, 244
    efeitos anatômicos do tumor, 244
    performance status, 244
efeitos do tratamento oncológico, 244
    quimioterapia, 244
    radioterapia, 245
    risco cardiovascular, 245
        escores de risco cardiovascular, 246
        etapas da avaliação cardiovascular, 246
medicações no perioperatório, 249
    ácido acetilsalicílico, 250
    betabloqueadores, 249
    estatinas, 250
    novos anticoagulantes, 250
    uso de anticoagulantes antagonistas de vitamina K, 250
pacientes de alto risco, 248
    pacientes com angioplastia recente, 249
situações especiais, 251
    estenose aórtica, 252
    hipertensão arterial (HAS), 252
    insuficiência cardíaca, 251
    profilaxia de endocardite infecciosa, 252

C

Características, 97, 102, 122, 195
    clínicas de pacientes com suspeita de TEP no departamento de emergência, 195
    das massas cardíacas na ressonância cardíaca, 97
    gerais da cardiopatia carcinoide, 122
    gerais das massas cardíacas benignas, 102
Cardiopatia carcinoide, 121
    apresentação clínica, 125
    classificação, 122
    definições, 122
    diagnóstico, 126
    fisiopatologia, 122
        fatores de risco para cardiopatia carcinoide, 125
    prognóstico e seguimento, 130
    tratamento, 128-129
        definitivo, 129
        inicial, 128
Cardiotoxicidade: definições e principais drogas, 01
    definição de cardiotoxicidade, 02
        classificação da cardiotoxicidade, 02
        fatores de risco para cardiotoxicidade, 03
    fisiopatologia e principais manifestações da cardiotoxicidade, 03
        arritmias, 06
        disfunção miocárdica e insuficiência cardíaca, 03
        doenças, 05, 07-08
            arterial coronariana, 05
            tromboembólica, 07
            tromboembólica, 07
            valvares, 05
            vascular periférica e acidente vascular encefálico, 08

hipertensão arterial, 06

pericardite, 08

Cardiotoxicidade, 01, 279

fisiopatologia, diagnóstico e manejo, 01

versus dose cumulativa de antracíclico, 279

CHA$_2$DS$_2$-VASc, 153

Classes de anti-hipertensivos disponíveis para uso clínico, 185

Classificações, 45, 86, 95, 122, 142, 177, 181, 206

anatômica de acidente vascular encefálico hemorrágico e principais etiologias, 177

clínica da dor torácica, 142

da cardiopatia carcinoide, 122

da lesão cardíaca induzida pela radição quanto ao tempo de aparecimento, 86

da pressão arterial de acordo com a medição casual ou no consultório, 181

das massas cardíacas e principais exemplos, 95

de risco e tratamento da embolia pulmonar, 206

dos agentes alquilantes, 45

Comparação entre, 127

escores ecocardiográficos, 127

exames de imagem na cardiopatia carcinoide, 127

Condutas preventivas durante o uso ITK, 37

Considerações gerais sobre síncope, 159

Contraindicações, 208, 210

ao uso de trombolíticos, 208

profilaxia farmacológica, À, 210

profilaxia mecânica, A, 210

Correlação entre dose cumulativa e incidência de IC, 12

D

Definição de cardiotoxicidade, 273

Diagnóstico de, 202-203, 222

cardiotoxicidade pelo método GLS, 222

tromboembolismo pulmonar em pacientes, 202-203

estáveis hemodinamicamente, 203

instáveis hemodinamicamente, 202

Diagnóstico diferencial de síncope, 157

Dislipidemia e síndrome metabólica, 189

alterações de perfil lipídico relacionadas ao tratamento do câncer, 190

associação entre dislipidemia e câncer, 189

estatinas e câncer, 190

tratamento de dislipidemias em oncologia, 191

Divisão didática dos inibidores de tirosina quinase, 27

Doença arterial periférica, 171

causas específicas de eventos tromboembólicos arteriais, 172

mecanismos associados a eventos arteriais, 172

tratamento, 173

Doença coronária, 141

· características e manifestações clínicas, 141

classificação, 143

diagnóstico, 144

fatores precipitantes, 143

fisiopatologia, 142

tratamento, 145

Doenças do pericárdio e câncer, 163

diagnóstico, 164

etiologia, 164

pericardite constritiva,169

tamponamento cardíaco, 167

tratamento, 166

derrame pericárdico, 167

pericardite aguda, 167

Dose cumulativa máxima associada à cardiotoxicidade, 14

E

Ecocardiograma, 217

ecocardiograma, 217

perspectivas das novas técnicas ecocardiográficas, 221

quando solicitar o ecocardiograma para o paciente com câncer, 219

Efeitos, 33, 50, 61, 124

cardiotóxicos dos inibidores da tirosina quinase e frequências relacionadas nas bulas das respectivas drogas, 33

colaterais dos anticorpos monoclonais, 50

das terapias anti-andorgênicas no eixo neuro-hormonal mantenedor do câncer de próstata, 61

de transdução de sinal induzidos pela ativação do receptor 5-HT, 124

Envolvimento cardíaco por neoplasias e eventos cardiovasculares, 93

Escala de, 160

EGSYS-U, 160

OESIL, 160

Escores, 128, 198, 204

de probabilidade clínica, 198

de prognóstico clínico ICOPER, 204

de Westberg, 128

PESI simplificado, 204

Esquemas medicamentos de profilaxia para encocardite infecciosa, 253

Esquematização dos principais ITK utilizados na prática clínica, 29

Estratégias de prevenção de cardiotoxicidade primária e secundária, 14

Eventos cardiovasculares de acordo com escores prognósticos, 75

Exames para, 88, 131

diagnóstico, 88

seguimento, 131

Exames solicitados para avaliação inicial pré-tratamento oncológico, 277

Exercício e câncer, 263

fisiopatologia, 264

recomendações, 264

F

Farmacogenômica da cardiotoxicidade induzida por quimioterápicos, 267

doxorrubicina, 270

farmacogenômica, 268

linhagem, 268

germinativa, 268

somática, 268

Fármacos utilizados na cardioproteção, 280

Fatores clínicos associados ao aumento do risco de eventos tromboembólicos em pacientes com câncer, 07

Fatores de risco, 03, 13, 22, 80, 87, 138, 172, 196, 230, 232, 276

atribuídos previamente ao tratamento oncológico, 276

de lesão cardíaca induzida pela radição, 87

para cardiotoxicidade, 03, 22, 232

associada ao trastuzumabe, 22

tardia, 232

para desenvolvimento de cardiotoxicidade por antraciclinas, 13

para doença cardiovascular a serem otimizados pré-tratamento oncológico, 230

para fenômenos tromboembólicos arteriais, 172
para tromboembolismo venoso, 196
Fatores relacionados à cardiotoxicidade por ITK, 32
Ferramentas para detecção de cardiotoxicidade, 05
Fisiopatologia da AL, 113
Fisiopatologia dos efeitos cardiovasculares adversos dos agonistas de GnRH, 62
Fluxograma, 248, 278
de avaliação pré-operatória, 248
sugerido para triagem e detecção precoce da cardiotoxicidade, 278
Fórmula de Fridericia, 153
Frequência da localização dos tumores neuroendócrinos, 121

G

Graduação da angina, segundo a Sociedade Canadense Cardiovascular, 142

H

HAS BLED, 153
HER2/ERBB2, 19
Hipertensão arterial sistêmica, 179
apresentação clínica, 183
classificação,181
definições, 181
diagnóstico, 183
fatores de risco, 183
fisiopatologia, 181
prognóstico e seguimento, 186
tratamento,184

I

Imagem ecocardiográfica paraesternal, 168
apical quatro câmeras, 168
no eixo transversal, 168
Imagem nodular, 103, 105-106
aderida a parede lateral do ventrículo esquerdo, 106
centrada no átrio esquerdo, 103
na região apical do septo interventricular (hemangioma), 105
Imunoterapia, 65
cardiotoxicidade, 67
fisiopatologia, 68
Incidência de, 04, 144, 150
eventos coronarianos associados a agentes quimioterápicos, 144, 150
IC associada a quimioterápicos, 04
Indicações, 129, 165, 230
cirúrgica na cardiopatia carcinoide, 129
de avaliação da função ventricular pré-QT, 230
de marcadores laboratoriais na pericardite, 165
Índice simplificado de severidade de embolia pulmonar segundo RIETE, 204
Inibidores de tirosina quinase, 25
apresentação clínica, 33
disfunção ventricular, 33
hipertensão arterial sistêmica, 33
prolongamento do intervalo QTc, 34
status performance oncológico *versus* cardiotoxicidade, 34
toxicidade vascular, 34

tromboembolismo venoso, 34
classificação dos inibidores de tirosina quinase, 26
  inibidores de tirosina quinase utilizados em, 26-27
    hematologia, 26
    oncologia clínica, 27
  mecanismo de ação dos inibidores de tirosina quinase, 28
diagnóstico, 35
fatores de risco para cardiotoxicidade por ITK, 32
fisiopatologia do dano cardíaco relacionado aos inibidores de tirosina quinases, 28
  toxicidade, 29-30
    alvo relacionada ou on-target, 29
    extra-alvo ou *off-target*, 30
mecanismos de prolongamento do intervalo QT, 31
prevenção, 35
prognóstico, 37
seguimento, 37
tratamento, 35
Insuficiência cardíaca aguda e crônica, 133
  insuficiência cardíaca aguda, 134
    apresentação clínica, 134
    investigação,134
    tratamento, 134
  insuficiência cardíaca crônica, 135
    apresentação clínica, 135
    investigação, 135
    tratamento, 136
      em relação aos antracíclicos – tipo I, 137
      para trastuzumabe – tipo II, 137
  insuficiência cardíaca diastólica e restritiva, 139
  profilaxia, 138
  seguimento, 138
  terapia de ressincronização e transplante cardíaco, 139
Intervalo QT no eletrocardiograma, 152
Investigação diagnóstica de pacientes hipertensos, 184
ITK, 36

L

Lesão, 16, 108
  de aspecto nodular no septo interventricular da região basal, 106
  nodular de aspecto infiltrativo na cavidade ventricular direita, 108
Lista de medicações antiandrogênicas, 61

M

Manejo, 21, 43, 81
  da cardiotoxicidade associada ao trastuzumabe, 21
  de pacientes, 43, 81
    com cardiotoxicidade aos 5-FU, 43
    em uso de trióxido de arsênio, 81
Manifestações clínicas cardiovasculares secundárias, 274
Massas e tumores cardíacos, 95
  investigação de massas cardíacas, 96
  metástases cardíacas, 108
  principais massas cardíaca, 99
    pseudotumores cardíacos, 99
      cistos pericárdicos, 101

hipertrofia lipomatosa do septo interatrial, 102
trombo, 100
vegetações, 101
tumores cardíacos malignos, 107
linfomas, 107
sarcomas, 107
tumores cardíacos primários, 102
fibroelastomas papilíferos, 103
fibromas cardíacos, 106
hemangiomas, 104
lipomas, 104
mixomas, 102
rabdomiomas, 106
tumores cardíacos primários benignos, 102
protocolo para investigação diagnóstica, 97
Mecanismos, 42, 178
associados a acidente vascular encefálico hemorrágico, 178
de cardiotoxicidade pelo 5-FU, 42
Medicamentos, 136, 154
associados ao prolongamento de QT, 154
utilizados no tratamento de insuficiência cardíaca, 136
Metas a serem atingidas em conformidade com as características individuais, 185
Métodos diagnósticos, protocolos de seguimento e novas perspectivas, 215
Miscelânea, 79
ácido retinoico (*all-trans retinoic acid* - ATRA), 82
lenalidomida, 80
talidomida, 79
trióxido de arsênio, 81
Modelo de fluxograma (ACC/AHA), 247
Monitoramento por meio de biomarcadores, 13

N

New York Heart Association - classes funcionais, 136

P

Paciente com diagnóstico de, 105, 109
CEC de base de língua, 109
lipoma, 105
Pacientes com risco de adquirir endocardite infecciosa grave, 253
Perfil hemodinâmico, 134
Prevenção em cardiotoxicidade, 273
avaliação inicial cardiológica no paciente com câncer, 276
condutas cardioprotetoras, 279
definições, 273
efeitos relacionados à quimioterapia, 274
manejo do paciente em programação de quimioterapia, 279
modificações do estilo de vida e controle dos fatores de risco, 280
perspectivas, 280
principais efeitos adversos ao sistema cardiovascular, 274
seguimento durante e após quimioterapia, 279
Principais, 20, 28, 181, 257
características da cardiotoxicidade tardia, 257
drogas relacionadas à hipertensão arterial em pacientes oncológicos, 181
fatores ligantes dos receptores de tirosina quinases, 28
mecanismos de ação dos inibidores HER, 20

Procedimentos
    a partir da admissão, 130
    cardiovasculares invasivos em pacientes oncológicos, 225
        angioplastia, 227
        considerações
            especiais para pacientes com trombocitopenia, 226
            sobre acesso vascular para pacientes com câncer submetidos a cateterismo cardíaco, 227
        recomendações especiais para pacientes oncológicos com plaquetopenia, 226
        valvoplastia aórtica por balão e implante percutâneo de valva aórtica, 228
Prognóstico do tumor está associado aos genomas somáticos e germinativos, O, 269
Proposta de fluxograma para avaliação de massas, 98-99
    infiltrativas, 99
    não infiltrativas, 98
Proposta de fluxograma para, 37, 98
    investigação de massas cardíacas, 98
    manejo inicial de pacientes em uso de ITK, 37
Proposta de rotina de seguimento de pacientes em uso de ITK, 38

Q

Quadro clínico da, 43, 136
    cardiopatia carcinoide, 126
    cardiotoxicidade, 43
Quimioterapia associada à, 236
    hipertensão, 236
    isquemia, 236
Quimioterápico associado à, 06, 173, 237, 275
    arritmia cardíaca, 275
    arritmias, 06
    disfunção ventricular, 237
    doença arterial periférica, 173
Quimioterápicos e cardiotoxicidade, 274

R

Radioterapia e coração, 85
    apresentação clínica, 87
    classificação, 86
    definição, 86
    diagnóstico, 88
    fatores de risco, 86
    fisiopatologia, 86
    prognóstico, 89
    tratamento, 88
Reavaliação a cada novo ciclo adicional, 220
Reexposição ao 5-FU, 44
Regimes terapêuticos oncológicos associados à cardiotoxicidade tipos I e II, 219
Relação da serotonina na estimulação de fibroblastos e na fibrogênese cardíaca, 125
Representação dos efeitos do, 30-31
    imatinibenos nos cardiomiócitos, 30
    sunitinibe nos cardiomiócitos, 31
Ressonância cardíaca, 100
Resumo dos mecanismos pelos quais a quimioterapia pode levar à hipertensão arterial, 182
Riscos, 205, 245
    cirúrgico estimado de acordo com o tipo de cirurgia, 245
    de mortalidade precoce, 205
Rotina complementar para avaliação da cardiopatia carcinoide, 127

S

Seguimento de sobreviventes de neoplasias, 260
Seguimento tardio do paciente sobrevivente de neoplasias, 255
    cardiotoxicidade tardia, 256
        cardiotoxicidade tardia relacionada à radioterapia, 256
        disfunção ventricular, 256
        síndrome metabólica, 256
    exames complementares para avaliação da cardiotoxicidade tardia, 257
        angiotomografia de artérias coronárias,258
        biomarcadores, 257
        cineangiocoronariografia, 258
        ecocardiograma, 258
        outros métodos, 259
        ressonância magnética cardíaca, 258
        teste cardiopulmonar, 259
    fatores de risco para cardiotoxicidade tardia, 257
    protocolos de seguimento de sobreviventes de neoplasias, 259
Sequência ponderada em, 101, 104
    double T2, 104
    T2, 101
Síncope, 158
    de origem cardiovascular, 158
    reflexa, 158
    relacionada à hipotensão ortostática, 158
Síncope, 157
    classificação e fisiopatologia, 158
    diagnóstico, 159
        avaliação inicial, 159
        exames, 159
            complementares, 159
            físico, 159
    epidemiologia, 158
    prognóstico, 160
Sugestão de manejo de pacientes com tromboembolismo, 174
Sumário das, 46, 186
    principais manifestações de cardiotoxicidade dos agentes alquilantes, 46
    recomendações para manejo da pressão arterial, 186
Suspensão do fármaco em caso de procedimento cirúrgico, 249

T

Taxanos, 55
    docetaxel, 56
    paclitaxel, 55
Terapia endócrina no câncer de mama e próstata, 59
    efeitos sobre o sistema cardiovascular, 62
    fisiopatologia, 60
    hormonioterapia e câncer de mama, 59
    terapia antiandrogênica e câncer de próstata, 60
    tratamento, 62
Terapias anti-BCR-ABL, 71
    classificação dos ITK anti-BCR-ABL, 72
        dasatinibe, 72
        imatinibe, 72
        nilotinibe, 73
        ponatinibe, 74

estratégias de prevenção e tratamento, 74
Terapias anti-HER2, 17
apresentação clínica, 22
diagnóstico, 22
fatores de risco para cardiotoxicidade anti-HER2, 22
fisiopatologia, 19
seguimento clínico, 20
tratamento, 22
Topografia da fibrose carcinoide, 123
Tratamento sintomático da insuficiência cardíaca, 129
Tromboembolismo venoso, 193
apresentação clínica, 194
aspectos fisiopatológicos, 196
avaliação prognóstica, 203
definição de grupos de risco, 205
marcadores de, 204
disfunção do ventrículo direito, 204
injúria miocárdica, 204
outros marcadores laboratoriais, 205
parâmetros clínicos, 203
diagnóstico, 197
escores de risco, 197
algoritmos diagnósticos, 202
exames complementares, 199
angiografia de artérias pulmonares, 201
angiorressonância de artérias pulmonares, 201
angiotomografia de artérias pulmonares, 200
cintilografia de ventilação/perfusão (V/Q), 201
D-dímero, 199
ecocardiograma, 201
ultrassonografia de membros inferiores, 199
epidemiologia, 193
fatores de risco, 195
profilaxia, 209
tratamento, 205
manutenção precoce (10 dias a 3 meses) ou tardia (> 3 meses), 207
recorrência, 208
tratamento, 206, 208
de trombose associada a cateter venoso profundo, 208
inicial (primeiros 10 dias), 206

U

Ultrassonografia doppler de membros inferiores revelando TVP, 199
Uso de, 251
dabigatran no perioperatório, 251
rivaroxaban no perioperatório, 251

IMPRESSÃO:

PALLOTTI
GRÁFICA

Santa Maria - RS | Fone: (55) 3220.4500
www.graficapallotti.com.br